怀孕280天全知道

Huaiyun 280 Tian Quanzhidao

岳然/编著

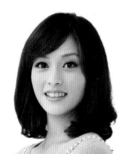

U0391046

中国人口出版社
China Population Publishing House
全国百佳出版单位

图书在版编目（CIP）数据

怀孕 280 天全知道 ／ 岳然编著． —— 北京：中国人口出版社，2013.10
ISBN 978-7-5101-2008-4

Ⅰ．①怀… Ⅱ．①岳… Ⅲ．①妊娠期-妇幼保健-基本知识 Ⅳ．① R715.3

中国版本图书馆 CIP 数据核字 (2013) 第 219545 号

怀孕 280 天全知道

岳然 编著

出版发行		中国人口出版社
印	刷	沈阳美程在线印刷有限公司
开	本	820 毫米 ×1400 毫米　1/24
印	张	12.5
字	数	300 千
版	次	2013 年 10 月第 1 版
印	次	2013 年 10 月第 1 次印刷
书	号	ISBN 978-7-5101-2008-4
定	价	39.80 元　（赠送 CD）

社	长	陶庆军
网	址	www.rkcbs.net
电子信箱		rkcbs@126.com
总编室电话		(010) 83519392
发行部电话		(010) 83534662
传	真	(010) 83515922
地	址	北京市西城区广安门南街80号中加大厦
邮政编码		100054

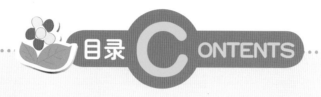

目录 CONTENTS

Part 1 第1个月
小种子发芽了

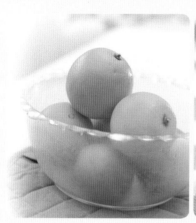
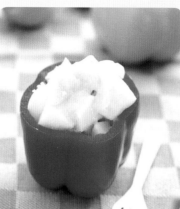
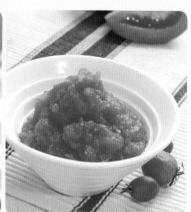

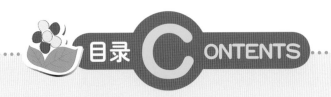

目录 CONTENTS

Part2 第2个月
我是可爱的小海马

Part3 第3个月
我变成了小小孩儿

Part4 第4个月 我会吮手指头了

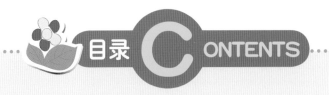

目录 CONTENTS

Part 5 第5个月
我听到爸爸妈妈的声音了

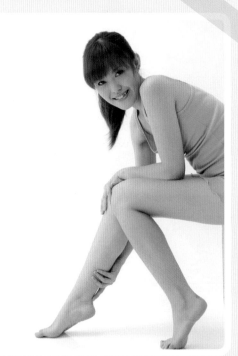

Part 6 第6个月 我是小运动健将

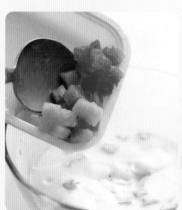
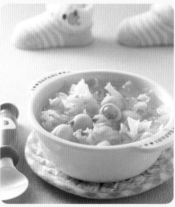
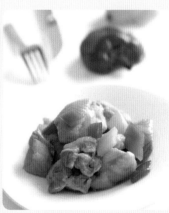

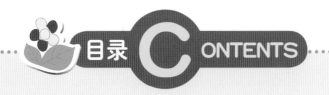
Part 7　第7个月
我会做梦了

Part 8　第8个月
我能感受初升的太阳了

Part 9　第 9 个月
我在飞快地长大

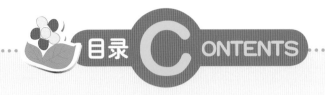

目录 CONTENTS

🌼 Part 10 第 10 个月
爸爸妈妈我来啦

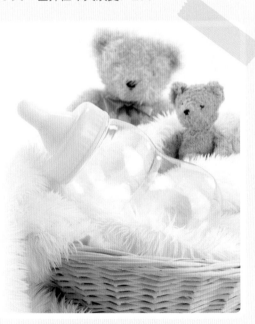

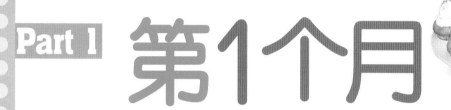

Part 1 第1个月

小种子发芽了

怀孕以后，孕妈妈的整个身体变化都会服从胎儿发育。孕早期，大量的激素在怀孕的刺激下产生，它们为今后胎儿的发育做着准备。激素同时会让孕妈妈乳房增大，变得柔软，乳头颜色变深；子宫变大，小腹略微加粗，有些孕妈妈体重增加迅速。

怀孕第一个月指从末次月经的第一天开始的4周。其实前两周妊娠尚未开始，到4周末一般仍没有任何感觉，也没有妊娠反应，就是去做妇科检查，也不会发现子宫有什么变化，到下个月这一切都会起变化。

1 孕前 体检不可少

孕前检查一般项目

孕前检查主要检测对象是生殖器官以及与之相关的免疫系统、遗传病史等。一般体检不能代替孕前体检，准爸爸妈妈们千万不要认为孕前检查可有可无哦！

既往史收集	向医生详细讲述以往疾病、手术史等。(此项不属于检查项目)
物理检查	身高、体重、视力、心肺听诊、腹部触诊、甲状腺触诊等，目的是发现有无异常体征。
血常规	主要目的是了解备孕女性是否贫血，血液是否有感染或病变。血常规检查也包括了血型检查，用于预测是否会因为母婴血型不合而引起新生儿溶血症。
尿常规	主要目的是对备孕女性泌尿道感染、结石、胆道阻塞、急慢性肾炎、TNB等疾病进行筛查，怀孕10个月对女性的肾脏系统来讲是一个考验，必须在怀孕前了解肾脏是否有能力承受代谢增加而加重的负担。
肝功能	主要目的是及时发现备孕女性是否是乙肝病毒携带者和病毒性肝炎患者。如果是，怀孕后会造成胎儿早产，肝炎病毒还可传播给孩子。此项检查也用于一般体检，如果以前体检过此项，此次可以不用重复检查。
血压、心电图、胸透检查	目的是了解心脏基本情况，发现是否有肺结核。胸透检查后必须3个月后才能怀孕，所以检查后必须做好避孕措施。若担心不能保证3个月内不怀孕同时觉得自己没有肺结核方面的疾病，可不必进行胸透检查。

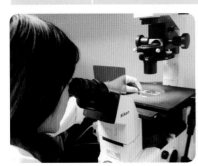
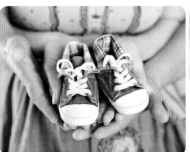
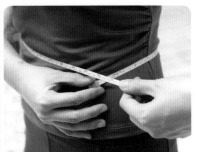

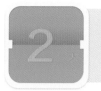

2 重视 遗传咨询

遗传咨询的意义

遗传病，是指遗传物质发生改变或者由致病基因所控制的疾病，通常具有垂直传递和终身性的特征。因此，遗传病具有由亲代向后代传递的特点。这种传递不仅是指疾病的传递，最根本的是指致病基因的传递。所以，遗传病的发病表现出一定的家族性。父母的生殖细胞（精子和卵细胞）里携带的致病基因，通过生殖传给子女并引起发病，而且这些子女结婚后还可能把致病基因传给下一代。

遗传咨询，1952年首先出现在美国，中国20世纪70年代以后才开展起来，是医务人员对遗传病患者及其家属对该遗传病的病因、遗传方式、防治措施、预后估计，以及提出的各项问题进行解答，并对患者的同胞子女再患此病的危险率做出估计，给予建议和指导。

可以认为遗传咨询、产前诊断和终止妊娠三者为防止遗传病患者出生的"三部曲"。有人把婚姻咨询和生育咨询也纳入遗传咨询的范畴内，这些工作对优生优育具有重大意义。

准爸爸妈妈在考虑怀孕时进行遗传咨询是控制遗传因素的重要一步。

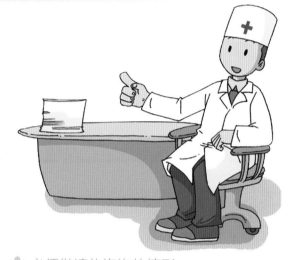

必须做遗传咨询的情形

已生育过一个有遗传病或先天畸形患儿的夫妇。

夫妇双方或一方，或亲属是遗传病患者或有遗传病家族史。

夫妇双方或一方可能是遗传病基因携带者。

夫妇双方或一方可能有染色体结构或功能异常。

夫妇或家族中有不明原因的不育史、不孕史、习惯流产史、原发性闭经、早产史、死胎史。

夫妇或家族中有性腺或性器官发育异常、不明原因的智力低下患者、行为发育异常患者。

近亲结婚的夫妇。

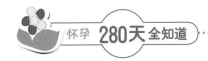
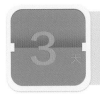

3天 准妈妈
孕前饮食禁忌

辛辣食物：辣椒、胡椒、花椒等调味品刺激性较大，多食可引起正常人便秘。若计划怀孕或已经怀孕的孕妇食用大量这类食品后，同样会出现消化功能的障碍。因此，建议您尽可能避免摄入此类食品。

酒：酒精是导致胎儿畸形和智力低下的重要因素。

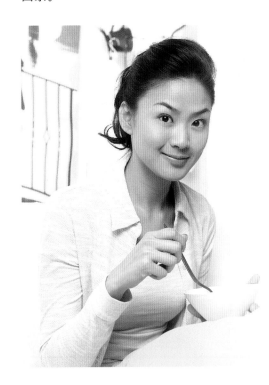

过多的糖：若经常食用高糖食物，常常会引起糖代谢紊乱，甚至成为潜在的糖尿病患者。

味精：味精的成分是谷氨酸钠，进食过多可影响锌的吸收，不利于胎儿神经系统的发育。

人参、桂圆：中医认为孕妇多数阴血偏虚，食用人参会引起气盛阴耗，加重早孕反应、水肿和高血压等；桂圆辛温助阳，孕妇食用后易动血动胎。

腌制食品：这类食品虽然美味，但内含亚硝酸盐、苯并芘等，对身体很不利。

各种"污染"食品：应尽量选用新鲜天然食品，避免食用含食品添加剂、色素、防腐剂的食品。水果等要洗净后才食用，以避免农药残留。

含咖啡因的食品：备孕的女性不要过多饮用咖啡、茶以及其他含咖啡因的饮料和食品。某些国外专家研究认为，咖啡因作为一种能够影响到女性生理变化的物质可以在一定程度上改变女性体内雌、孕激素的比例，从而间接抑制受精卵在子宫内的着床和发育。

胡萝卜：胡萝卜含有丰富的胡萝卜素、多种维生素以及对人体有益的其他营养成分。妇女过多吃胡萝卜后，摄入的大量胡萝卜素会引起闭经和抑制卵巢的正常排卵功能。因此，欲生育的妇女不宜多吃胡萝卜。

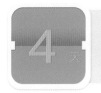

4天 合理补充叶酸

什么是叶酸

叶酸是一种水溶性维生素，因为最初是从菠菜叶子中分离提取出来的，故得名"叶酸"。

叶酸的作用

有助于预防神经管缺陷（也叫作"神经管畸形"），包括脊柱裂和无脑儿等非常严重的出生缺陷。而神经管缺陷是中国常见的新生儿先天畸形。

有助于降低宝宝其他类型的出生缺陷的风险，如唇腭裂和某些类型的心脏缺陷。

预防孕妇贫血，孕妇的身体需要叶酸来制造正常的红细胞。

对于DNA和细胞的基本结构都非常重要。因此，获得充足的叶酸，对快速增长的胎盘和宝宝都特别重要。

服用含叶酸的多种维生素，会减少孕妇患先兆子痫的风险。

富含天然叶酸的食物

由于叶酸遇光、遇热就不稳定,容易失去活性,所以人体真正能从食物中获得的叶酸并不多。例如：蔬菜储藏 2 ~ 3 天后叶酸损失 50% ~ 70%；煲汤等烹饪方法会使食物中的叶酸损失 50% ~ 95%；盐水浸泡过的蔬菜，叶酸的成分也会损失很大。因此，人们要改变一些烹制习惯，尽可能减少叶酸流失，还要加强富含叶酸食物的摄入。

绿色蔬菜：菠菜、龙须菜、花椰菜、油菜、小白菜、青菜、西红柿、胡萝卜、南瓜、蘑菇等。

新鲜水果：橘子、草莓、樱桃、香蕉、柠檬、桃子、李、杏、杨梅、海棠、酸枣、石榴、葡萄、猕猴桃、梨、胡桃等。

动物食品：动物的肝脏、肾脏、禽肉及蛋类，如猪肝、牛肉、羊肉、鸡肉、蛋黄等。

豆类、坚果类食品：黄豆、豆制品、核桃（包括核桃油）、腰果、栗子、杏仁、松子等。

谷物类：全麦面粉、大麦、米糠、小麦胚芽、糙米等。

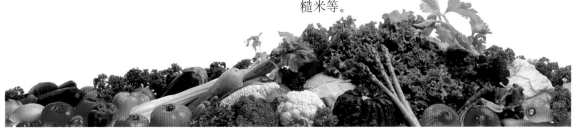

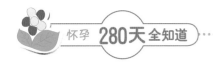
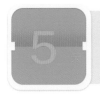

5 需要的 维生素及食物来源

维生素A：维持视觉、促进生长发育、加强免疫等作用。但摄入过多可能会导致胎儿畸形。

来源：动物肝脏、胡萝卜、黄绿蔬菜、蛋类、牛奶等。

维生素C：能帮助人体内铁的吸收，对胶原质的形成很重要，而胶原质是人体组织细胞、血管、骨骼等发育和修复所必需的物质。

来源：莓类、绿叶蔬菜、番茄、土豆等。

维生素D：促进钙和磷的吸收，强化骨骼及牙齿；调节发育；帮助吸收维生素A。

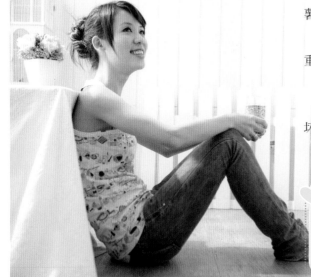

来源：肝、鱼肝油、乳品（脱脂奶除外）、蛋、鱼等。

维生素B6：制造抗体和红细胞的必需物质。

来源：小麦麸、动物肝脏、大豆、甘蓝菜、糙米、蛋等。

维生素B12：能促进红细胞的形成和再生，防止贫血，维持神经系统的正常功能。

来源：肝脏是最好的来源。

维生素E：能抵抗自由基的侵害，对生育是必要的。

来源：棉籽油、大豆油、玉米油、豌豆、红薯、禽蛋等。

维生素K：促进血液正常凝固及骨骼生长的重要维生素。

来源：酸奶酪、深绿蔬菜、海藻类、鱼肝油等。

维生素P：防止维生素C被氧化而受到破坏，增强维生素C的效果。

来源：橙、柠檬、杏、樱桃及荞麦粉。

贴心小贴士

服用时应注意相关禁忌，不清楚时应遵医嘱。

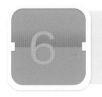

6 需要的 矿物质及食物来源

锌：胎儿缺锌可导致体重增长缓慢，严重者甚至会引起胎儿发育停滞或先天畸形。

来源：小米、萝卜、大白菜、牡蛎、牛肉、羊排、仔鸡、熏鲜鱼、茶叶等。

铁：形成血红蛋白所必需的，孕期需每日补铁至少28毫克。

来源：海带、黑木耳、紫菜、芝麻酱、猪肝、牛奶、鸡肝、鸡蛋黄、带鱼、黄酱、酱油、萝卜干、香菜、豆腐、腐竹、豌豆、绿豆、豇豆、毛豆、小白菜、大头菜、柑橘、核桃仁等。虽然动物肝富含铁，吃肝补铁没有问题，但同时肝还富含维生素A，过量摄入会引起出生缺陷。

钙：胎儿骨骼和牙齿等发育所必需。

来源：鱼类、牛奶、乳酪、海藻类及绿色蔬菜等。

碘：碘为甲状腺生长所必需的元素。孕妇对碘的需求比平时增加30%～100%。

来源：海带、紫菜、发菜、海参、海蜇、海鱼等。为防止孕期水肿和妊高征，孕妇常需要减少盐的摄入，从而无法通过使用碘盐的方式满足对碘的基本需求。

镁：镁可预防早产。

来源：绿叶蔬菜、黄豆、花生、玉米、芝麻、核桃、苹果、麦芽和海带等。

锰：锰缺乏会导致畸变。

来源：谷类和蔬菜。

铬：铬能促进胰岛素的分泌，每天大约需要50微克，一般不会缺乏。

来源：肉类、海参、鱿鱼、海鳗、条虾、豆类、硬果、菌藻类。

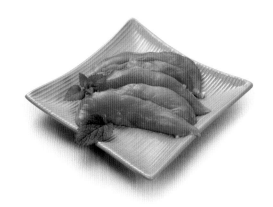

贴心小贴士

有时，维生素与矿物质一起补充，才能起到更好的吸收效果。

警惕有害元素铅、铝、汞、铜的摄入。

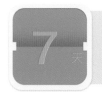

7天 远离反营养物质

反营养物质是一个全新的概念，是指食物生产、加工过程中残留或加入的一些物质，如果这些物质的摄入量高，不仅妨碍营养吸收，而且还会增加慢性病的危险。没有健康的身体，宝宝怎能茁壮成长呢？因此需要知道日常生活中常见的几种反营养物质。

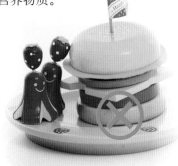

人造化学制剂

在很大程度上只要与健康无关，人造化学制剂就被准许进入人类的食物链当中。它们的反营养作用从来没被当成一个问题。据来自北极监测与评估计划（Arctic Monitoring and Assessment Programme，Amap）的科学家介绍，如今在北极地区的一些村庄，因为孕妇血液中富含人造化学制剂，出生的女孩数是男孩的两倍。科学家测量了孕妇血液中与人体激素相似的人造化学制剂并推断它们能够在妊娠前诱导性别的改变。

杀虫剂

食品上的标签并不会把所有实情告诉你。除非只吃有机食品，否则你吃的食品当中有三分之一都会含有微量的杀虫剂。有机磷类杀虫剂也被证实具有致癌性。还与抑郁、记忆力下降、突发攻击性行为以及帕金森症有关。

转基因食品

转基因食品对于人类健康的长期影响尚未明了。基因工程学家的主要目标之一，就是让大豆、玉米等农作物提高对某种类型除草剂的抵抗力。换句话说，就是在农作物上喷除草剂，在杂草全部死光的同时，作物被污染，产量会提高，但是可靠性仍值得我们去研究。

煎炸食物

煎炸的破坏作用取决于油脂的类型、煎炸的温度和时间。氧化得最快的是那些对人体有益的多不饱和脂肪酸，煎炸后变为反式脂肪酸。

煎炸的另一危险是——丙烯酰胺。这种物质在淀粉类食物经高温 >120℃烹调后产生，具有致癌性和毒性。

准妈妈
孕前保健

孕前保健是帮助准妈妈安全度过孕期的基础，如果你想有一个健康的宝宝，注重孕前保健是非常关键的。孕前保健都包括哪些方面呢？

❀ 心理方面

如果在没做好心理准备的情况下，小宝贝的到来会让人手忙脚乱，因此，备孕最好选在共同生活一段时间后，性生活协调，情绪稳定，精力充沛，并在思想上充分做好担负做父母责任的准备上，物质上亦为抚育下一代创造一定条件的基础时，充满期待才能让孕育的宝宝更健康。

❀ 身体方面

职场妈妈要在工作和最佳怀孕年龄之间做出选择。女性的最佳生育年龄有限，工作升职的可能无限，我们应在工作到达一个相对平稳期时，开始考虑生育大事。

❀ 生活方面

停止减肥，如果体重过轻，就会导致出生率降低。

远离生活中的噪声、有害物质污染，尽量不用电热毯，不在备孕前装修，不染发，不用彩妆。

不吸烟、酗酒，尽量减少吸二手烟的机会。

不要在高温的环境中生活和工作。

勿食生猛海鲜。如孕妇经常食入生的或不熟的肉就有可能感染弓形虫，从而发生流产、早产、死胎及先天畸形等。

远离辐射，电脑能少用就少用，运行中的微波炉、正使用的电吹风都要远离。

坚持有规律的、适度的有氧运动。

营养均衡，改掉偏食的习惯。

远离宠物，以免被宠物身上的寄生虫感染。

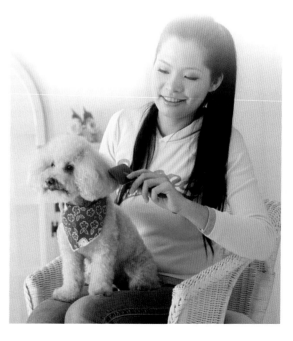

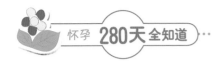

 准爸爸
需要做的身体准备

控制体重

脂肪过多或过少都可能扰乱性激素的正常产生，这将会使男性精子数量降低并且使异常精子所占百分比升高。所以，男性也要将体重控制在正常范围内，才最可能产生大量高质量的精子。

适度的夫妻生活

过多的射精和长时间的节欲都会影响精子的质量。房事每2～3天一次是比较理想的。房事过多，可导致慢性前列腺充血，发生无菌性前列腺炎，直接影响到精液的营养成分、数量、黏稠度、酸碱度等，诱发不育。另外，房事过频，妻子频繁地接触丈夫的精子和黏液，容易激发女性体内产生抗精子抗体，导致女方免疫性不孕。

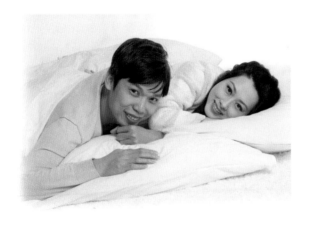

禁烟戒酒

大量饮酒不仅会伤肝脏，研究表明也会损伤精子，从而使生殖能力下降。使睾酮水平降低并降低精子的质量和数量。吸烟会影响男人的生殖能力，会引起男性的勃起障碍，每天抽1～2包香烟的男性，精子可能会畸形，其游动的速度也可能比非吸烟者慢很多。

少穿紧身的裤子

专家强调，别穿太紧的长裤，当然也不要穿太紧的内裤。过紧的裤子、合成材料以及过高的温度都被证明能够影响男性的生殖能力。

少洗热水浴

经常洗热水浴是可以使精子数量降低的。在40℃以上的热水中待上半个小时以上就会降低男性的精子数量。桑拿、蒸汽室和旋流温水浴也应该避免。

运动

加强身体运动，运动的方式应以耐力训练为主，不求运动量和运动强度，贵在长期坚持不懈，达到逐渐减肥、强体之目的。运动项目可多种多样，如散步、游泳、减肥操、器械训练等，每天运动至少要30分钟。

10天 准爸爸需要做的营养准备

我们往往关注的是女性的营养及保健问题，却常常忽视了男性的孕前营养，国外最新的一项研究结果表明：丈夫的饮食习惯和生活方式对生育一个健康宝宝也起着至关重要的作用。

第一，要保证充足的优质蛋白质。蛋白质是细胞的重要组成部分，也是生成精子的重要原材料，合理补充富含优质蛋白质的食物，有益于协调男性内分泌机能以及提高精子的数量和质量。

富含优质蛋白质的食物有：深海鱼虾、大豆、瘦肉等。海产品不仅污染程度低，还含有促进大脑发育和增进体质的营养元素，但不能超量摄入。

第二，要合理补充矿物质和微量元素。最常见的就是锌、硒等元素，它们参与了男性睾酮的合成和运载的活动，同时帮助提高精子活动的能力以及授精等生殖生理活动。

各种植物性食物中含锌量比较高的有豆类、花生、核桃、芝麻等；各种动物性食物中，牡蛎、鸡肝、蛋类、羊排、猪肝等含锌也较多。含硒较高的食物有：海带、墨鱼、虾、紫菜等。

第三，要多食水果蔬菜。水果蔬菜中含有的大量维生素是男性生殖生理活动所必需的。

一些含有高维生素的食物，对提高精子的成活质量有很大的帮助。如维生素A和维生素E都有延缓衰老、减慢性功能衰退的作用，还对精

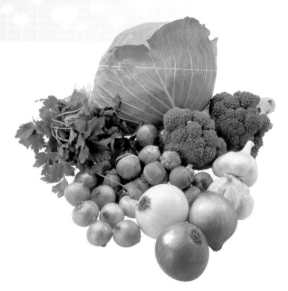

子的生成、提高精子的活性具有良好效果，增加维生素C的含量可以增加精子数量和精子活力。富含维生素C的食物有橘类水果、草莓、猕猴桃、绿叶蔬菜、花椰菜等。

第四，要适量摄入脂肪。性激素主要是由脂肪中的胆固醇转化而来，胆固醇是合成性激素的重要原料，脂肪中还含有精子生成所需的必需脂肪酸。肉类、鱼类、禽蛋中含有较多的胆固醇，适量摄入有利于性激素的合成。

第五，选择富含精氨酸的食物。精氨酸是精子形成的必需成分，并且能够增强精子的活动能力，对男子生殖系统正常功能的维持有重要作用。富含精氨酸的食物有鳝鱼、海参、墨鱼、章鱼、木松鱼、芝麻、花生仁、核桃等。

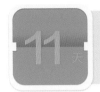

11 天 学会
计算排卵日

女性的排卵日期一般在下次月经来潮前的14天左右。卵子自卵巢排出后在输卵管内能生存1～2天，男子的精子在女子的生殖道内可存活2～3天。为了保险起见，我们将排卵日的前5天和后4天连同排卵日在内共10天称为排卵期。

测定排卵日期的方法很多，而女性能够自己掌握的方法有：

🌸 月经周期推算法

按月经周期推算排卵期的方法又称为日历法。

推算方法是从下次月经来潮第1天算起，倒数14天或减去14天就是排卵日，排卵日及其前5天和后4天加在一起称为排卵期，只适用于月经周期正常的女性。

例如，某女的月经周期为28天，本次月经来潮的第1天在1月2日，那么下次月经来潮是在1月30日（1月2日加28天），再从1月30日减去14天，则1月16日就是排卵日。排卵日及其前5天和后4天，也就是1月11～20日为排卵期。

🌸 基础体温测定法

在准妈妈经较长时间睡眠后醒来（一般在清晨），尚未进行任何活动及说话前所测得的体温，为基础体温。正常情况下，育龄妇女的基础体温，于月经前半期较低，排卵期更低，排卵后24小时至几天内可突然或缓慢上升0.3℃～0.6℃。测量基础体温最好从月经来潮第1天开始，坚持每天测量，并用坐标纸记录，以便观察分析。

🌸 观察宫颈黏液法

月经周期中期随着内分泌的改变，黏液增多而稀薄，阴道的分泌物增多称"湿润期"。接近排卵期黏液变得清亮，滑润而富有弹性，拉丝度高，不易拉断，出现这种黏液的最后一天 ±48 小时之间是排卵日，因此，在出现阴部湿润感时即排卵期，也称"易孕期"。

🌸 尿LH试纸检测法

通常在月经后第11～12天用尿LH排卵检测试纸进行测试。测试时将试纸箭头所指的一端浸入尿液中，保持30秒钟后取出，其后按照说明书上的提示，根据试纸显示的颜色确定测试结果。当出现微弱阳性后，每隔6～8小时检测一次，若测到强阳性，预示将要排卵。

排卵一般在出现强阳性的24～48小时内，此时连续两天同房，妊娠率高。但尿LH峰持续时间仅在24小时左右，排卵前能检测到。在预计快排卵时检测，效果最好。

12天 染色体决定胎儿性别

除了上述方法外，还有一些检测排卵的方法，如B超检查法、血LH的测定、阴道脱落细胞的涂片检查、孕激素水平测定、子宫内膜诊断性刮宫和病理学检查等，均需到医院检查。

生男生女并非由女方决定，而主要由男方的性染色体决定。性染色体，顾名思义是决定性别的染色体。人类的生殖细胞中，有23对即46条染色体，其中22对为常染色体，1对为性染色体，女性的性染色体为XX，基因型可用46, XX表示；男性的性染色为XY，基因型为46, XY。生殖细胞要经过两次减数分裂，23对染色体变成23条，卵子所含性染色体只有X一种，而精子可分别含X或Y性染色体。当精子与卵子结合后，受精卵的染色体又恢复成23对。若含X染色体的精子与卵子结合，受精卵为XX型，发育为女胎；若含Y染色体的精子与卵子结合，受精卵为XY型，发育成男胎。所以，生男生女取决于参加受精的究竟是X精子，还是Y精子。而精子与卵子的结合是随机的，是不以人们的意志为转移的，这样才能维持人类两性比例的大体平衡，这也是一种自然界的生态平衡，这个平衡决不容破坏，否则，必然造成不堪设想的社会问题。

进行胎儿性别鉴定，目的不是为了迎合人们生男生女的意愿，而是为了优生。因为有些遗传病是与后代性别有关的，如血友病、假肥大型进行性肌营养不良等疾病只传给男孩，如果已知某家系中有这种遗传疾病，那么该家庭成员怀孕时，就应做产前诊断，如是男孩，则应立即停止妊娠，以免患儿出生给家庭和社会带来负担，以确保每个家庭都能生一个聪明可爱的孩子。

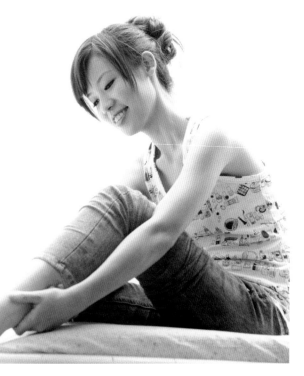

13 心情
愉快很重要

❀ 夫妻双方保持乐观和平静的心绪

当夫妻双方决定要孩子以后，作为妻子，要努力调整自己的情绪，以一种积极、乐观的心态面对生活。在准备怀孕的日子里，要保持轻松愉快的心情，可以多参加一些有趣且有意义的活动，尽量减轻工作和生活所带来的心理压力。

无论什么事都不要生气，多想想与老公结婚前的快乐生活，不要吃味重的食品，清淡保养就好，多看些胎教用品，老公也要及时陪伴，轻音

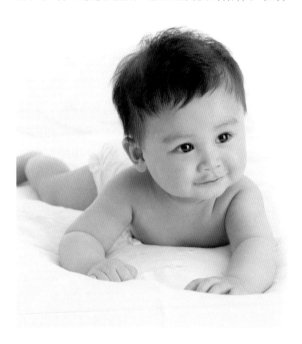

乐时常在家播放，娱乐心情，多与家人在自己家聚会，勿沾烟酒辐射，尽量不用手机电脑，看电视离远些，辐射服则忘穿，杂志可以多看。

要相信，只有你保持积极、乐观、快乐的心情才会孕育一个同样健康、乐观、活泼的孩子。因此，所有想当妈妈的人都应以平静自然的心态来迎接小宝宝的诞生。

❀ 摆正对宝宝的态度

不同的夫妻抱有不同的态度。态度不同，对孕期的影响也是不一样的。

既然结婚成家，有宝宝也是自然的，准妈妈要顺其自然，心态平和。

如果是计划外怀孕，准妈妈总是感觉很无奈，在要与不要之间摇摆，或者虽然留下宝宝，但对宝宝心生怨恨，不能发自内心地爱孩子，这种心理状态是非常错误的。准妈妈要时刻提醒自己端正态度，因为腹中的宝宝可是会感觉到准妈妈的细微情绪变化的。

如果夫妻双方准备要宝宝，也是在积极的备孕后如愿以偿的，自然是欣喜万分，准妈妈比较能够以乐观的心情迎接新生命的到来，能够以正确的态度对待孕早期和孕晚期的各种不适，自然，腹中的宝宝也会感觉到这种喜悦和爱从而生长发育得更好。

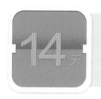

14天 判断怀孕的7种方法

在受孕的第一个月，准妈妈一般感觉不到胎儿已经在自己体内"安家落户"了。不过，有一些重要的征兆会提醒准妈妈，自己可能怀孕了！以下7种方法可以帮助准妈妈判断自己是否怀孕。

❀ 月经停止

月经停止是怀孕最显著也是最早的信号。一般来说，月经过了一个星期还迟迟不来，准妈妈最近有过性生活，而又未采取避孕措施，就应该考虑怀孕的可能。

需要注意的是，卵巢机能不佳，内分泌不正常，工作忙碌、心理压力大等，也可能导致月经迟迟不来。准妈妈可以采用早早孕试纸自我检测，也可以去医院请医生诊断。

❀ 基础体温升高

基础体温也是用来判断怀孕的一个指标。正常情况下，基础体温曲线在女性排卵后，由于孕激素的作用比排卵前升高 0.3℃～0.5℃，直至月经前 1～12 天或月经的第一天开始下降。若基础体温上升后，月经到期未来，基础体温便可持续不降，如长达 16 天之久，则受孕的可能性较大。

❀ 恶心、呕吐

有些准妈妈在月经过期 2 个星期左右时，胃口就开始发生改变。经常在早晨起床后，有恶心、反酸、食欲不振、挑食等情况。有些人不想吃甚至呕吐，有些人则很想吃些酸味的东西。这些症状称为早孕反应，它往往意味着准妈妈已经怀孕了。

❀ 乳房变化

在怀孕初期，乳房会增大一些，有一种饱满和刺痛的感觉。奶头周围淡红色的乳晕颜色加深，乳晕上小颗粒明显突出。

❀ 尿频

怀孕初期，许多准妈妈都会有尿频的情形，这是增大的子宫压迫膀胱引起的。

❀ 倦怠嗜睡

怀孕时，准妈妈虽然身体健康却总感到疲惫、乏力，没有兴趣做事情，整天昏昏欲睡。

❀ 对气味敏感

油漆味、油烟味、饭菜味常常会使准妈妈不舒服，出现恶心症状。

15天 胎教准备

想要让宝宝继承你的聪明才智，就要注意主观努力和社会环境的影响，同时后天的教育及营养等因素也起到相当大的作用。

准爸妈良好的心理素质可为胎教打下基础

精卵结合，不仅输入了父母的遗传信息，也输入了父母的心理素质信息。美好的期望，能为胎教打下好的基础。

准妈妈要怀着期盼的心理来迎接新生命的降临

实践证明，盼望子女的母亲所生的孩子要比厌恶子女的母亲所生的孩子强壮得多。

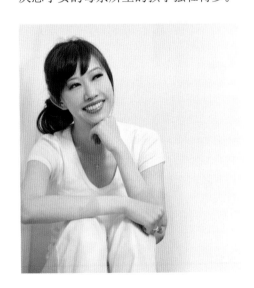

准妈妈在孕前要积极参加胎教学校

准妈妈在怀孕前就可以参加"胎儿大学"，学习孕期保健知识和胎教知识，学做一个称职的准妈妈。准妈妈在孕前多学一些胎教实践方法，是非常必要的。准妈妈还要合理调整居室中的色彩搭配，可以在房间内适当放置几盆花卉、盆景，在墙壁上贴几张自己喜欢的胎儿照片或风景画，也可以在阳台上种植花草，饲养金鱼，使居室充满活力，让准妈妈容易消除疲劳。

孕前哼唱有利于优生

当你打算要孩子时就应开始相应的准备工作。诸如增加营养、戒烟戒酒、积极从事体育锻炼等，但切莫忘记勤于唱歌。因为，哼唱在增强体质方面与营养、运动等有异曲同工之妙，专门从事声学研究的俄罗斯学者波波夫认为：通过唱歌发出声音可引起声带振动，而振动可以净化身体，增强心、肝、脾、肺、肾等器官的功能。其中，对肺功能的锻炼特别强，从而为未来的胎儿奠定良好的营养基础。同时，唱歌可以优化人的心境，提供给胎儿一个优越的发育环境，使其先天充足，日后自然健康聪慧。

16天 猜猜 宝宝会像谁

即将做父母的准爸爸妈妈们常常会闭上眼睛描绘未来宝宝的模样。这里，遗传学家告诉年轻的父母，宝宝的形象就在你们的影子中。

身高：子女的身高有35%来自父亲的遗传，35%来自母亲，其余30%来自后天环境的影响。若父母中的一方身材较矮，子女的身材往往偏矮。

肤色：一般来说，肤色的遗传有"相乘后再平均"的特征，如父母皮肤都较黑，子女就不可能有白皮肤；若一方白一方黑，则子女的肤色中庸。

少白头：此属于隐性遗传，遗传概率比较低。

秃顶：属于一种特殊伴性遗传，而且只遗传在男性身上。所以，如果父母是秃顶，儿子有50%是秃顶；若母亲的父亲是秃顶，儿子为秃顶的概率则为25%。

肥胖：肥胖的体质是最容易遗传的。如果父母都肥胖，约53%的子女会成为胖子，若只有一方肥胖，则遗传概率大约有40%。

双眼皮：双眼皮属显性遗传。若父母中有一方是双眼皮，子女双眼皮的概率就比较高。另外，像大眼睛、高鼻子、大耳垂、长睫毛等都属于明显的显性遗传。

青春痘：如果父母双方都曾患过青春痘，那么，子女遗传的可能性约为一般人的20倍。

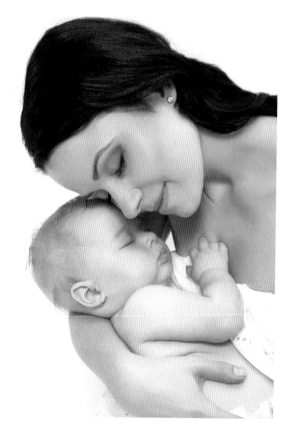

下颚：下颚形状是属于明显的显性遗传，所以父母任何一方有下巴突出的情况时，子女很可能遗传到这种相貌特征。

声音：一般来说，男孩的声音大小、高低像父亲，女孩则像母亲。

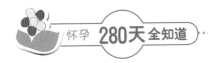

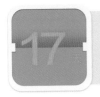

17 哪些特点会遗传

孩子除了在纯物质方面的遗传，如身高、肥胖、肤色、声音、秃头、双眼皮等继承你们的特点外，智商、情商、财商、性格、脾气也都会有所遗传，成长过程中在后天影响下才有可能改变。

寿命：寿命是有遗传基础的。寿命的长短有家族聚集的倾向性。如果你的家族中有长寿的先例，那么你的孩子长寿的可能性是很大的。

表情：科学家研究发现，人的面部表情更多源于基因而不是模仿，消极的表情比积极的表情更容易遗传。

害羞：父母积极的培育和主流文化的影响是决定孩子是否成为害羞者的两个主要因素，但还有迹象表明，害羞部分是由遗传带来的。

爱吃肉：英国癌症研究中心的科学家发现，孩子喜欢吃大鱼大肉的饮食习惯是从父母那里遗传的，但吃蔬菜和甜点的习惯则是后天培养的。

酒瘾：男士酗酒不但影响自身健康，还有可能把酒瘾传给下一代。丈夫如果大量喝酒，妻子怀孕后生下的孩子可能爱哭闹、智力弱，长大后也易酒精成瘾。

双胞胎或多胞胎：同一家族中往往会一次又一次地出现双胞胎。这种女人体内会携带一种基因，使她在排卵期产生的卵细胞加倍。虽然男人携带这种基因可能不会让他生出双胞胎，但他却可以把它遗传给女儿。

左撇子：在双亲都是左撇子的家庭，子女是左撇子的概率是50%。更有趣的是：95%的右撇子头发的"头旋"都是顺时针方向旋转的，而左撇子和左右手都很灵活的人，"头旋"顺时针和逆时针旋转的各占一半。

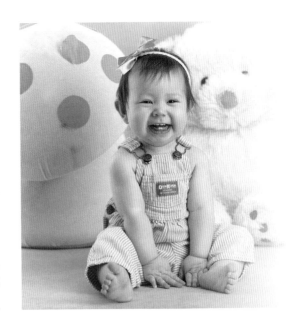

18 学会计算预产期

在预产期前后两周内分娩都属正常，计算好预产期有利于产妇做好准备工作。

计算方法

预产期计算法是：最后那次月经月数上加9或减3，日子加7。举例：最后一次月经是2012年2月1日

日期 1 + 7　　月份 2 + 9　预产期为：——11月8日（2012年）

末次月经是2012年4月15日

日期 15 + 7　　月份 4 － 3 预产期为：——1月22日（2013年）

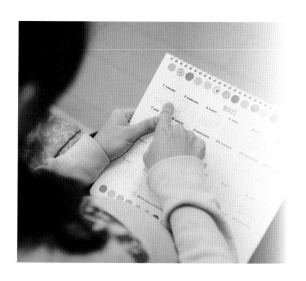

其他方法

胎动计算公式

初产妇预产期 = 胎动出现日期 +22周。

经产妇预产期 = 胎动出现日期 +24周。

体温曲线

将基础体温曲线的低温段的最后一天作为排卵日，从排卵日向后推算264～268天，或加38周。

孕吐时间

反应孕吐一般出现在怀孕6周末，故计算公式为：预产期 = 早孕反应出现日期 +34周。

子宫底高度

如果末次月经日期记不清，可以按子宫底高度大致估计预产期。如妊娠4月末，子宫高度在肚脐与耻骨上缘当中（耻骨联合上10厘米）。

贴心小贴士

预产期不是精确的分娩日期，可以提醒你胎儿安全出生的时间范围，但不要把预产期这一天看得那么精确。到孕37周应随时做好分娩的准备，但不要过于焦虑，如到了孕41周还没有分娩征兆出现，有条件的应住院观察或适时引产。

19天

准妈妈和胎儿的变化

准妈妈变化

怀孕周数的计算方法是以末次月经第一天算起。实际上，排卵、受精发生在末次月经第14天左右，也就是说，这个月的前半个月还没有受精，而称之为真正意义上的怀孕是在着床以后，也就是说第3周才是怀孕的开始，准妈妈外观上无任何变化，一般亦无自觉症状，常被年轻的父母忽略。

虽然大部分人没有怀孕的自觉症状，但也会出现个体差异。少数人在怀孕3周左右出现怕冷、发热、倦怠、睡不醒等症状，常误以为感冒了。子宫也无增大的表现，跟平时一样，约梨子般大小。基础体温从排卵开始持续为高温期。子宫内膜受到卵巢分泌的激素影响，变得肥厚松软而且富有营养，血管轻轻扩张，水分充足。准妈妈要特别注意加强营养，丰富的营养会给脑细胞和神经系统一个良好的成长环境。

胎儿变化

孕3周

卵子是人体内最大的细胞，直径可达200微米，在输卵管中的寿命仅12～36小时。精子全长约600微米，分为头部、颈部和尾部，像蝌蚪一样靠尾部运动。精子在良好的宫颈黏液环境中能存活3～5天，但是受孕通常只能发生在性生活后的24小时。这时精子和卵子已经结合在一起形成受精卵，受精卵长0.2毫米，重1.505微克。

受精卵经过3～4天的运动到达子宫腔，在这个过程中由一个细胞分裂成多个细胞，并成为一个总体积不变的实心细胞团，称为桑葚胚。这时，胎儿已经从一个受精卵分裂成12～16个细胞，驻扎在准妈妈的子宫腔。

孕4周

受精后第5天，也即怀孕20天左右，桑葚胚继续分裂增殖为胚泡，胚泡侵入子宫内膜，这个过程叫植入，也叫着床。着床开始于受精后第5天末或第6天初，完成于第11天左右。着床后的胚胎慢慢长大，这时大脑的发育已经开始，受精卵不断地分裂，一部分形成大脑，另一部分则形成神经组织。

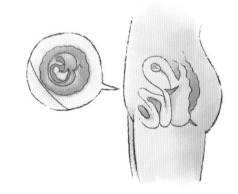

20天 宫外孕怎么及早发现

宫外孕也叫异位妊娠，是指受精卵在宫腔外着床发育，以输卵管异位妊娠最为多见。宫外孕的主要原因是由于输卵管狭窄或输卵管的纤毛运动微弱，受精卵无法到达子宫腔内，而在子宫以外的地方着床。异位妊娠发病急，病情重，如果处理不当，有可能会危及生命。

如果孕妈妈出现以下这些症状，不能掉以轻心，一定要及时去医院检查：

停经

多数病人在发病前有短暂的停经史，一般在6周左右。

阴道出血

多为点滴状，深褐色，量少，不超过月经量。腹痛伴有阴道出血者，常为胚胎受损的征象。

晕厥与休克

是腹腔内急性出血和剧烈疼痛所致，出血愈多愈快，其症状出现愈迅速愈严重。可引起头晕、面色苍白、脉细、血压下降、冷汗淋漓，继而发生晕厥与休克等现象。

腹泻

宫外孕患者也会出现腹泻症状，如果不仔细分析病情，很容易被认为是消化不良或肠道急症。

腹痛

此为输卵管妊娠破坏时的主要症状，其发生率在95%，常为突发性下腹一侧有撕裂样或阵发性疼痛，并伴有恶心呕吐。

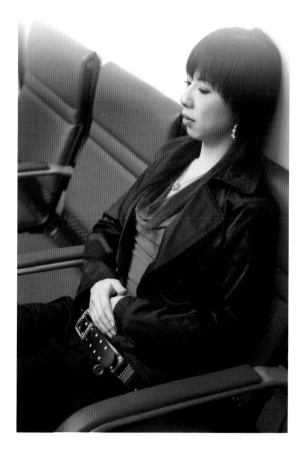

21天　准妈妈
应了解的数据

为了更好地在怀孕过程中照顾自己，同时为了胎儿的健康，准妈妈应了解以下数据：

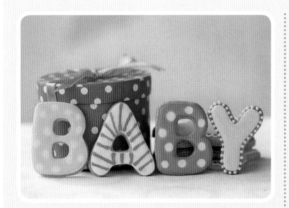

胎儿在母体内生长时间：40周，即280天。

药物流产适宜时间：停经后49天。

人工流产适宜时间：停经后3个月内。

中期引产适宜时间：妊娠14～18周内。

自然流产发生时间：怀孕5个月内，大多数发生在怀孕3个月内。

妊娠反应出现时间：妊娠4周左右。

妊娠反应消失时间：妊娠12周后。

初次产前检查时间：停经后3个月内，一般在1个月内或出现早孕反应时。

产前检查间隔时间：怀孕5个月内，1～2月一次；6～7个月时每月检查一次；8个月后每2周检查一次；最后一个月每周检查一次；有特殊情况则随时检查。

孕期体重增加范围：整个孕期体重增加以8～9千克为宜。

自觉胎动出现时间：妊娠16～20周。

胎动最频繁时间：妊娠28～38周。

胎动正常次数：每12小时30～40次，不应低于20次。

早产发生时间：妊娠28～37周内。

胎心音正常次数：每分钟120～160次。

过期妊娠：超过预产期天数14天。

临产开始的标志：规律且逐渐增强的子宫收缩，持续30秒或30秒以上，间歇5～6分钟。

产程分期：第一产程，初产妇的宫颈较紧，宫口扩张较慢，需11～12小时；经产妇的宫颈较松，宫口扩张较快，需6～8小时；第二产程，初产妇需1～2小时，不应超过2小时；经产妇通常数分钟即可完成，但也有长达1小时者，不应超过1小时；第三产程，需5～15分钟，不应超过30分钟。

22天 准妈妈的职场权利

身为职业妇女，一旦怀孕，会在工作中受到某种约束，那么，怀孕妇女应享有的权利是什么呢？

孕妇享有不被辞退的权利

一般而言，怀孕妇女在妊娠期间可能发生的劳资问题，大约分为怀孕解雇和产后解雇。但是《劳动法》第29条规定：女职工在孕期、产期、哺乳期内的，用人单位依据《劳动法》第26、27条的规定（见下）不得解除劳动合同。

孕妇享有不被降低工资的权利

在我国，工资分配实行男女同工同酬，不得在女职工怀孕期、产期、哺乳期降低其基本工资。

有适当减轻工作或不从事夜班工作的权利

《女职工劳动保护条例》规定：女职工怀孕期间不得延长劳动时间，一般不得安排其从事夜班劳动。怀孕女职工不能胜任原劳动的，应当根据医务部门的证明，予以减轻劳动量或者安排其他劳动。

劳动工作时间有产检的权利

怀孕女职工在劳动期间内进行产前检查，应算作劳动时间，即按出勤对待，不能按病假、事假、旷工处理。

享有各种假期的权利

产假："女职工产假为90天，其中产前休假15天。难产的，增加产假15天。多胞胎生育的，每多生育一个婴儿，增加产假15天。"

上班期间哺乳假："有不满一周岁婴儿的女职工，其所在单位应当在每班劳动时间内给予其两次哺乳（含人工喂养）时间，每次30分钟。多胞胎生育的，每多哺乳一个婴儿，每次哺乳时间增加30分钟。女职工每班劳动时间内的两次哺乳时间，可合并使用。哺乳时间和在本单位内哺乳往返途中时间，算作劳动时间。"

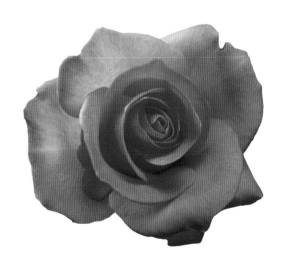

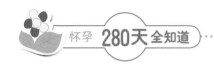

23 怀孕的好处(一)

❀ 体验创造生命的幸福感

十月怀胎,虽然怀孕的过程有些辛苦,但是随着宝宝在你身体里一天天长大,那样的幸福除了你谁也无法感受得到。有了这种幸福感作为推动力,你会为了宝宝心甘情愿地注意营养、避开禁忌、做好产前检查,做一个健康的准妈妈。

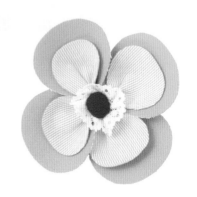

❀ 股骨头会更"坚强"

美国的专家在对9704位女性进行了平均长达10年的追踪后得出结论:没有生过孩子的女性,上了年纪之后在骨盆部位发生骨折的概率要高于生过孩子的妈妈。

研究显示,女性每生育一次,就有助于降低股骨骨折风险。

因为在女性怀孕过程中,体位发生自然改变,身体的施力点产生了变化,影响到股骨支撑的力学结构,最终强化了产妇的股骨支撑,因而让妈妈们拥有更加强壮的股骨。

❀ 生过孩子更"聪明"

怀孕能令大脑有正面的转变,生过孩子的妈妈记忆力和学习能力会加强,变得更聪明。美国弗吉尼亚州金斯剩教授带领的研究小组对动物进行了一组研究,研究结果显示,那些生过两窝或更多小鼠的鼠妈妈,在记忆和技巧测试的成绩较那些没有生过小鼠的妈妈好。研究人员检查老鼠的脑部,特别是负责记忆和学习的海马部分时发现,怀孕多次的雌鼠脑中类淀粉前驱蛋白质含量较低,而这种蛋白质与人类的老年痴呆症有关。

❀ 减少乳腺问题

母乳喂养能降低患乳腺癌的概率,这一说法可是被众多临床资料所证实的。此外,没有生过孩子的女性发生乳腺增生及其他良性乳腺病的可能性也高于经历过怀孕的妈妈们。

❀ 告别痛经

一些在生孩子前被痛经所困扰的妈妈,当产后"老朋友"再次报到后却惊喜地发现,痛经的苦恼减轻甚至消失了。

24 怀孕的好处（二）

预防生殖器疾病

准妈妈体内高水平的孕激素对女性生殖器官具有很好的保护作用，而怀孕期间暂停排卵也能令身体各项技能进行一下调整和缓冲。怀孕能预防以下疾病：

子宫肌瘤：怀孕能减低子宫肌瘤的发生概率。

子宫内膜异位：因为如果患病女性每月的周期性排卵中止，这种疾病的"进展"也会因此被强有力地遏制。

子宫内膜癌：怀孕后，排卵终止，子宫内膜也就暂停了它的周期性剥脱出血，发生癌变的机会也同时减少了。

卵巢癌：怀孕会在女性体内产生一种抵抗卵巢癌的抗体，它能有效地阻止卵巢癌的发生。

感觉更灵敏

怀孕后，孕妇体内雌激素含量升高，使嗅觉变得更灵敏。

推迟更年期

女性怀孕以及哺乳期内，由于激素的作用，卵巢暂停排卵，这段时间可减少一二十个卵子的排出，自然，生育过的女性更年期的到来也就相应推迟了。

宝宝做纽带，更易安然度过"七年之痒"

当新婚时的甜蜜日趋平淡，很多丈夫和妻子会经历"七年之痒"。如果这时正在共同养育宝宝，就会不一样了。宝宝是夫妻之间最稳固的纽带，在照顾宝宝、陪伴宝宝成长的过程中，夫妻俩齐心协力，更容易找到共同关心的话题，夫妻间的感情会更加融洽。

拉一张 怀孕清单

🌸 怀孕到生产所需的生活费

"未来妈妈"的营养必须保证，需要根据不同妊娠阶段，搭配水果、蔬菜、海产品、各种坚果、粗粮、动物蛋白、乳制品、叶酸片等，每个月花费应在 2000 ~ 3000 元。

🌸 怀孕期间的体检费用

怀孕 3 个月 100 元／次。

怀孕 4 ~ 5 个月 30 元／次。

怀孕 5 月以上 30 元／次。

怀孕 6 ~ 7 月 30 元／次 +B 超费用 30 元。

怀孕 8 月 ~ 9 月 20 元／次（每周一次）。

🌸 孕期学校：

从怀孕 3 月至 6 月，每月两次，一次花费学费 100 元，总计 1000 元。

胎教投入：500 元左右。

🌸 准妈妈的日常用品

孕妇专用的各种日用品，防辐射服、内衣、孕妇裤、平底鞋等，2000 元左右。

🌸 生产阶段：

去医院的交通费：50 ~ 100 元。

产前检查：3000 元左右。

公立医院：门诊费 + 住院费 + 治疗费 =5000 元左右。

另外：为新生儿拍照（300 元左右）、印脚印（300 元左右）、制作胎毛笔（800 元左右），共计约 1400 元。

如果是剖宫产，门诊费 + 住院费 + 治疗费 + 药费 + 其他费用 =7000 元左右。

如果是高龄产妇，有生育危险且有消费能力，可选择进专门的妇幼私立医院，提前半个月进入医院 。

🌸 宝宝用品

奶瓶、奶粉、纸尿裤、浴盆、毛巾、小衣服、小抱袋等。注意选择舒适度高、安全性高的用品。

🌸 月子保姆

为了更好、更科学地做好月子，也为了双方老人的健康着想，有条件的家庭还需要准备请月嫂的钱，以便在月子里尽快调整好身体和心理状态，让小宝宝遇到的问题得到专业护理。

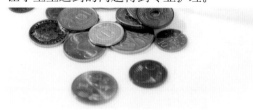

26天 **孕早期
准妈妈的菜谱**

🌸 红枣乌鸡

【原料】乌鸡一只，淮山50克，枸杞子15克，红枣20克，陈皮、生姜两片、调味料适量。

【做法】淮山、枸杞子、陈皮分别用清水浸洗，红枣去核，乌鸡斩成大块汆水，全放入瓦煲内，加水煮约三小时，调味即成。

功效：补益气血、滋补肾气、益肝明目。

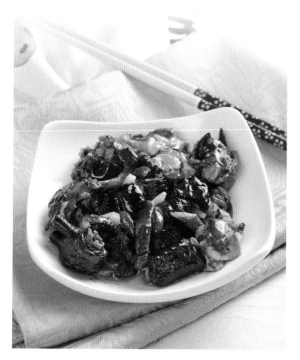

🌸 冷拌蜇皮

【原料】海蜇皮 250 克，黄瓜丝 100 克，熟鸡肉丝 25 克，熟火腿丝、青尖椒丝、红尖椒丝各 10 克。

【调料】盐、白糖、蒜末、醋、酱油、香油、味精各适量。

【做法】①将白糖、蒜末、醋、盐、酱油、味精、香油调成味汁。②将海蜇皮洗净，用盐腌透后切粗条，焯水，过凉；将所有材料一起放入碗中，浇上味汁拌匀，装盘即可。

🌸 孜然鱿鱼

【原料】鱿鱼、甜面酱、孜然粉、辣椒粉、香菜、胡萝卜、葱、姜各适量。

【做法】①鱿鱼洗干净，去肠子、眼睛等，改刀。②葱切段，姜切片，香菜切段，胡萝卜切丝。③锅中加油烧热，下葱、姜段炒香，下鱿鱼迅速翻炒至卷曲。④加甜面酱炒，要迅速，否则易煳锅。⑤加入孜然粉、辣椒粉搅拌均匀，装饰香菜、胡萝卜丝即可。

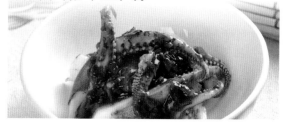

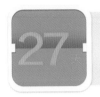

27天 宝宝血型早知道

血型是人类的一种遗传标记，又是可遗传的，父母各传一个基因给子女，组成子女的血型，因此子女的血型可根据父母来推测。子女的血型既可以和父母相同，又可以和父母不同。

🌸 父母和子女血型搭配列表

双亲血型（O+O）子女血型（O）子女不存在血型（A、B、AB）

双亲血型（O+A）子女血型（A、O）子女不存在血型（B、AB）

双亲血型（O+B）子女血型（B、O）子女不存在血型（A、AB）

双亲血型（O+AB）子女血型（A、B）子女不存在血型（O、AB）

双亲血型（A+A）子女血型（A、O）子女不存在血型（AB、B）

双亲血型（A+B）子女血型（AB、A、B、O）

双亲血型（B+B）子女血型（B、O）子女不存在血型（A、AB）

双亲血型（B+AB）子女血型（B、A、AB）子女不存在血型（O）

双亲血型（A+AB）子女血型（A、B、AB）子女不存在血型（O）

双亲血型（AB+AB）子女血型（AB、A、B）子女不存在血型（O）

要准确知道胎儿的血型，需要去医院。如果没有特殊情况最好在宝宝出生后再检查，如果怀疑胎儿溶血，检查时间为：第一次在妊娠16周，第二次在妊娠28～30周，此后每2～4周复查1次。

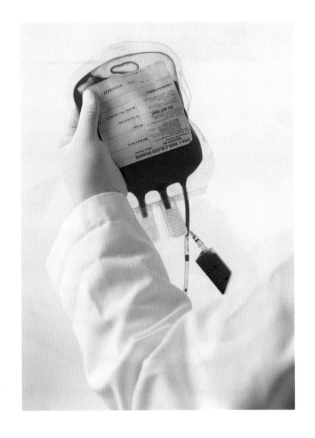

28 写给 准爸爸的话

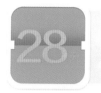

面对怀孕这件事，有心理压力的不仅是准妈妈，准爸爸也一样。比如，担心妻子教育孩子的能力与经验；担心成为母亲后的妻子将情感转移到孩子身上，完全地忽略掉自己；担心因为照顾妊娠期的妻子而承担过多的家庭事务，从而影响自己的事业发展；担心妻子因为妊娠与分娩在形体与性格上都发生太大的变化。

父亲是个神圣的称号，准爸爸同样需要慢慢进入父亲的角色，关心妻子，承担起责任。准爸爸孕前心理准备非常重要。

在太太怀孕期间，广泛涉猎孕产知识、陪太太做产检、接送太太上下班、帮太太按摩、一起购买婴童用品，做好享受胎动的喜悦。

加大对妻子的容忍度，保持夫妇间和谐的心理状态，要做好安抚妻子心情变化的准备，多一些理解和体谅。

善于安排适宜的生活节奏，减少外出应酬次数。准妈妈的心比较敏感，情绪波动对备孕不利，准爸爸最好陪在准妈妈身边。

主动戒掉危险因素。如抽烟、酗酒，彻夜玩游戏等。

主动承担家务，学习做几道拿手菜，让准妈妈在体贴的关怀下，更放松、更喜悦地备孕。

训练自己的恒心、耐心、爱心和毅力，有了宝宝后，就有了一生的牵挂，宝宝需要你，你做好付出的准备了吗？

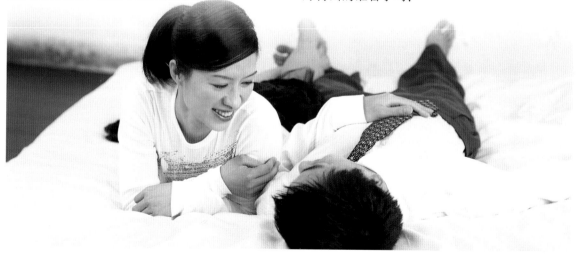

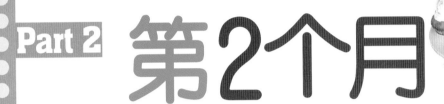

Part 2 第2个月
我是可爱的小海马

停经 5 周左右时，用试纸可查出尿妊娠试验呈阳性，结合妇科内检一般即可确定妊娠。孕 6 ~ 7 周时有些孕妈妈开始出现早孕反应，开始症状较轻，有些轻微的乏力、尿频、乳胀、恶心等症状，并逐渐加重，10 周左右大部分孕妈妈的症状减轻或消失，少数孕妈妈到孕 3 月时症状会消失。

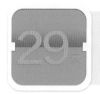

29 准妈妈和胎儿新变化

准妈妈变化

单从外形上，看不出准妈妈的腹部有什么变化，子宫也只比未怀孕时大一点，如鹅卵一般大小。可是准妈妈的身体情况却有了不小的改变：身体慵懒发热、乳房发胀、乳头时有阵痛、颜色变暗，排尿次数也较平时大为增加。而且这时的准妈妈常会感到恶心、心情烦躁，并开始出现孕吐的症状，在严重的时候，某些准妈妈甚至还出现头晕、鼻出血、心跳加速等症状。

不过，面对这些不适，准妈妈大可不必担心，因为它是孕初期特有的现象。以上种种变化，准妈妈应该感到高兴才是，因为这表明了，你确实已经怀上自己的宝宝了。

胎儿变化

孕5周

胎儿形成内、中、外三胚层胚盘，外胚层出现一条脊索；内胚层形成原始的消化管和呼吸道原基；中胚层为骨骼和肌肉的原基；最外层将形成皮肤、汗腺、乳头、乳房、毛发、指甲、牙釉质和眼的晶状体。

神经系统、心血管系统开始发育。

心脏开始成形，刚开始有了搏动，每分钟可达70次左右。

身体是二等分的，头部大，占身长的1/2。

头部直接与躯体相连，手脚几乎看不到。

刚刚能用肉眼看到，形状似小海马。

此时胎儿称为胚芽，长为0.4厘米，重量0.8克。

孕6周

胚芽表面覆盖着绒毛组织，这种绒毛深植于厚软的子宫内膜中，吸收母体的营养，以供胚芽发育，不久就会形成胎盘。胎儿通过胎盘吸收母体的营养成分，排出代谢产物。

形成了与母体相连的脐带。

形成一个羊水腔，也可称为羊膜囊，内含羊水。

脑和呼吸系统开始发育。

血液循环系统的器官原型已经出现。

肝脏开始发育。

能够看到嘴和下巴的雏形。

胚芽长至0.5~0.8厘米，体重增至1克左右。

孕7周

形成2毫米左右的胚盘。

神经系统和循环系统的基本组织开始分化。

80%的脑和脊髓的神经细胞开始形成。

小胚胎长约0.8厘米。

孕8周

心脏开始划分心室。

肾和心脏的雏形开始发育。

开始长出肢体的幼芽。

脖子和下颌的小皱痕已出现。

小胚胎长约1.2厘米。

30天 开始有呕吐感了，难受就吃点儿清淡的

也许，这是第一次来自宝宝的问候，是你从翻江倒海的孕吐和欣喜若狂的期盼中感受到的。大多的妊娠反应从妊娠4～7周开始，反应的时间、症状、程度因人而异。一般表现为恶心、食欲减退、空腹时要吐、头晕乏力，不能闻油烟或异味。

建议早孕反应强烈的孕妈妈早晨可吃些干粮，如饼干、烤馒头片，不吃稀粥和汤菜。要少吃多餐，以清爽可口为主。

孕早期的清淡食谱

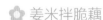

🌸 姜米拌脆藕

原料 嫩脆藕250克，生姜15克，香菜茎10克。

调料 香油5～10滴，盐1小匙，白糖、白醋各少许。

做法 ①将嫩脆藕去皮，切成薄片，用清水冲洗干净。生姜去皮切末，香菜茎洗净切末备用。②锅中加适量水，用旺火烧沸，投入藕片氽一下，迅速捞出，放到凉开水中浸凉。③将藕片、姜末放到一个比较深的碗里，加入盐、白糖、白醋拌匀，静置5分钟。④加入香菜末、香油，再次拌匀，盛入碟中，即可食用。

🌸 番茄调味酱

原料 番茄2个，青蒜、芝麻、青椒各适量。

调料 植物油、葱花、盐各适量。

做法 将番茄洗净，用烤箱烤软，去皮，做成番茄酱。芝麻入锅炒香；锅中加入适量植物油，爆香葱花，下入切碎的青椒和青蒜略炒，加入番茄酱、盐同时煸炒片刻即成。

贴心小贴士

每个月如期而至的月经不再出现了；由于体内激素分泌的失衡，少数孕妈妈这时会出现恶心、呕吐等孕吐症状。

怀孕经验交流

网友小微：我刚开始怀孕的时候，吐得特别厉害，吃不好，睡不香。后来听说孕早期妊娠反应越严重、呕吐越厉害的孕妈妈，流产的可能性就越小。所以和我一样反应特别严重的孕妈妈朋友，不要因为呕吐厉害而担心会危害到宝宝的健康。

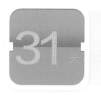

31 天 每天吃些水果好处多

别忘了，现在家里每天都要备些新鲜的水果。适当吃些水果，不仅能增加孕妈妈的营养，帮助消化、补充维生素和矿物质，而且水果还有一些特殊的食疗作用，对孕妈妈的身体健康很有帮助。

吃水果的好处

水果补能量

水果中富含各种优质的营养素，其中以维生素、蛋白质与矿物质、纤维素最为显著，而糖类与水分也是水果中最为优越的营养成分。在吃不下饭的时候，可以吃个苹果，以达到补充热能与消除饥饿的作用。

水果补水分

水果中富含的维生素与水分，具有充分解渴的作用。感觉缺水的时候，吃些水果，可以消除干渴，同时还能润泽身心。

最适合孕妈妈吃的水果

柑橘

柑橘品种繁多，有甜橙、南橘、无核蜜橘、柚子等。富含柠檬酸、氨基酸、碳水化合物、脂肪、多种维生素、钙、磷、铁等营养成分。但孕妈妈每天吃柑橘不应该超过3个，总重量在250克以内。

柿子

柿子适合孕妈妈食用，尤其适用于妊娠高血压综合征的孕妈妈。但吃柿子应该点到为止，以一餐一个为宜。

秋梨

秋梨有清热利尿、润喉降压、清心润肺、镇咳祛痰、止渴生津的作用，可治疗妊娠水肿及妊娠高血压。它还具有镇静安神、养心保肝、消炎镇痛等功效。

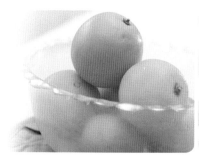
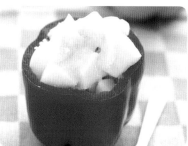
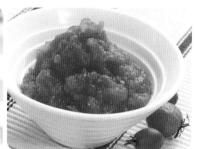

32天 宝宝还小，进补重质不重量

由于呕吐反应，很多孕妈妈担心会影响腹中胎宝宝的营养摄取。其实，如果你在孕前身体状况和营养状况良好就不必担心，胎宝宝可以从母体血液中优先获得自己所需的营养。而且此时的胎宝宝尚小，所需营养素的量也较少。

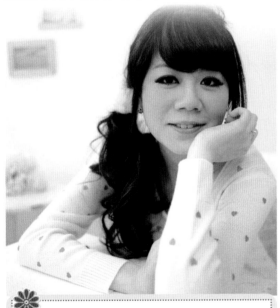

🌼 怀孕经验交流

每天各种营养元素的摄入量，钙保持在1000～1200毫克；摄入铁保持在28毫克左右；摄入锌保持在20毫克左右；摄入维生素C不能多于1000毫克，保持在130毫克左右。

🌸 进补重质不重量

孕妈妈如果挑食，很可能会引起胎宝宝发育过程中的营养不均衡；而孕妈妈吃得太多，超出了自己和胎宝宝实际所需的能量，这不仅加重了自己的负担，还增加生出巨大儿的可能性。为自己，也为胎宝宝增加营养的孕妈妈们，饮食前请用心思考，一人吃不一定等于两人补，为了宝宝的健康，请一定控制好饮食的质与量。

🌸 品种多样，缺啥补啥

没有一样食品可以保证全方位的营养。如果孕妈妈每天食用好几个水果，这会导致血糖升高，可能患上糖尿病；而有的孕妈妈主食摄入不足，一天才吃100～150克米饭，这样又容易造成能量不足，从而导致其他营养物质不能很好地被利用。

只有多样化摄入才能获得完全平衡的营养，其中包括足够的主食，一定的荤菜、奶制品、豆制品以及油。而对于缺少某种营养物质的孕妈妈来讲，可以缺啥补啥。

💛 贴心小贴士

你可能已经开始对酸味食物感兴趣了，注意尽量不吃山楂和山楂制品。

给工作孕妈妈的营养提神食谱

孕妈妈工作的时候经常会感到疲劳，怎样既能保证营养，又能赶走疲劳呢？下面就来掌握一下一日三餐的抗疲劳饮食策略吧。

早餐：远离"高克I"食物

想要一整天都保持在最佳状态，早餐就最为重要。如果你习惯于只吃两片白面包就打发了，那有可能很快就会感觉到疲劳了。因为精致的白面包或土司等碳水化合物，就是所谓"高克I"食物，食用后，会使血糖迅速升高、随之人体将释放大量的胰岛素，又令血糖急速下降，从而让人产生疲倦感。

让准妈妈充满活力的早餐：富含纤维的全麦类食物，并搭配质量高的蛋白质类食物，如牛奶、蛋类，配上1杯牛奶或果汁。这些食物含有丰富的B族维生素，能持续提供充沛活力。

午餐：提神饮食

午饭过后，常常觉得昏昏欲睡，其实，这往往是食物惹的祸。如果午餐中吃了大量米饭或马铃薯等淀粉食物，同样也会造成血糖迅速上升的危险，从而产生困倦感。

提神醒脑的午餐：午餐应该多吃些蔬菜水果补充维生素，有助于分解早餐所剩余的糖类及氨基酸，从而提供能量。

贴心小贴士

最近你每天下半夜可能睡不好，所以中午一定要补个觉。

晚餐：愈简单愈好

晚餐千万不要吃太多，因为一顿丰盛、油腻的晚餐会延长消化的时间，导致夜里依然兴奋，从而影响睡眠质量。

晚餐不宜吃的食物：含咖啡因的饮料或食物会刺激神经系统；酒精，会让睡眠状况很难进入深睡期；产气食物，如豆类、洋葱等，肚子胀满了气，令人不舒服也睡不着；还有辛辣的食物，会造成胃灼热及消化不良等，干扰睡眠。

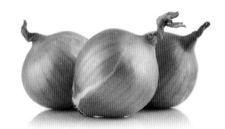

贴心小贴士

吃点儿大蒜或者洋葱，能提神。因为其所含的硫化丙烯，具有清醒提神的功效。

34 多吃点儿润燥的食物，防止便秘

孕妈妈能坚强面对剧烈的妊娠反应，却对难以启齿的孕期便秘束手无策。怎么办？不妨尝试一些通便和防便秘的食物。

防便秘食物

圆白菜：圆白菜营养丰富，具有抗氧化、防衰老的功能，富含维生素、叶酸和膳食纤维，多吃可促进消化、预防便秘，提高人体免疫力。

生菜：常食生菜能改善胃肠血液循环，清除血液中的垃圾，排肠毒，防止便秘。

竹笋：竹笋具有低脂肪、低糖、多纤维的特点，有促进肠道蠕动、帮助消化、消除积食、防止便秘的功效。

红薯：红薯富含有利于胎宝宝发育的多种营养成分，同时其所含的食物纤维能有效刺激消化液分泌和胃肠蠕动，促进排便。

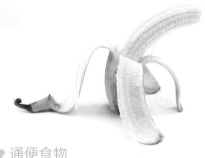

通便食物

玉米：玉米中膳食纤维含量很高，能刺激胃肠蠕动，加速粪便排泄，对妊娠便秘大有好处。

黄豆：黄豆含有非常优质的蛋白质和丰富的膳食纤维，有利于胎宝宝的发育，并促进孕妈妈的新陈代谢。同时，丰富优质的膳食纤维能通肠利便，利于改善孕妈妈的便秘。

马铃薯：马铃薯有助于胎宝宝的发育，保护孕期健康。同时马铃薯具有降低胆固醇和通便的作用，对改善孕期便秘很有帮助。

芋头：孕妈妈常吃芋头，可以促进肠胃蠕动，帮助母体吸收和消化蛋白质等营养物质。还能清除血管壁上的脂肪沉淀物，对孕期便秘、肥胖等都有很好的食疗作用。

贴心小贴士
孕妈妈放松压力可以安排自己的日程，让自己有时间去做放松的事情。比如，锻炼、沉思、按摩疗法、深呼吸锻炼甚至看书或者听轻松音乐等都可以让自己放松。

贴心小贴士
为了避免流产和交叉感染，从检查确认怀孕开始到第三个月禁止性生活。

孕妈妈的健康小零嘴

怀孕了，肚子特别爱"咕噜噜"地叫个不停。可为了肚子里的胎宝宝，孕妈妈不得不放弃自己心爱的"垃圾"零食。那饿了的时候拿什么解馋或者填肚呢？其实，在怀孕的时候，也有很多食物既可以解馋，而且还是营养丰富的健康食品呢。

🌸 坚果

坚果可以让你饿得不那么快，但因为坚果的热量和脂肪含量比较高，因此，每天应将摄入量控制在28克左右。

🌸 干果

干果方便、美味，可以随身携带，随时满足你想吃甜食的欲望。可以选择像杏脯、酸角一类的干果。

🌸 麦片

不要选择那些口味香甜、精加工过的麦片，最好是天然的，没有任何糖类或其他添加成分在里面。可以按照自己的口味和喜好在煮好的麦片粥里加一些果仁、葡萄干或是蜂蜜。

🌸 脱脂牛奶

孕妈妈每天应该摄取大约1000毫克的钙，只要3杯脱脂牛奶就可以满足这种需求。

🌸 全麦面包

把每天吃的精粉白面包换成全麦面包，你就可以保证每天20～35克纤维的摄入量。同时，全麦面包还可以提供丰富的铁和锌。

🌸 香蕉

香蕉可以快速地提供能量，帮你击退随时出现的疲劳。而且在你时常被呕吐困扰的时候，香蕉很容易为你的胃所接受。

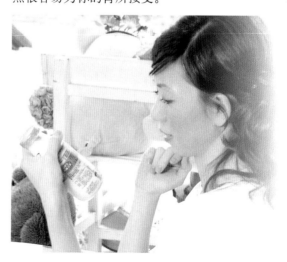

贴心小贴士

宝宝的心脏开始跳动了，但是你还感觉不到。

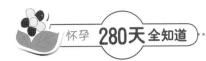

36天 宝宝的器官开始分化，
可以开始胎教了

虽然胎宝宝在这个时候还很小很小，头和脸占身体的比例最大，像个小蝌蚪，但他所有的主要内脏器官均已开始发育，你已经可以开始进行胎教了。

🌸 孕早期的胎教重心

制订计划： 对于新生命的即将降临，多少会改变孕妈妈和准爸爸的生活步调。再加上即将面对的孕期种种不适，夫妻双方可讨论孕期与产后1年内是否需继续工作，制订未来的生活计划，让孕妈妈可以安安心心地为迎接宝宝而做准备。

情绪胎教： 因为孕妈妈与胎宝宝拥有共同的血液循环，当孕妈妈情绪不稳定，胎宝宝也会受到影响。还有重要的一点是夫妻要和睦。研究表明，夫妻相处不和谐，对胎宝宝的负面影响比疾病的影响还要大6倍。

营养胎教： 孕妈妈的营养对胎宝宝的发育有相当大的影响。所以建议孕妈妈除了营养均衡之外，不妨多食用富含叶酸的深绿色蔬菜，补充水分，保持体内电解质与矿物质的营养平衡。

贴心小贴士

从现在开始，你可能会经常感到"烧胃"，坚持少吃多餐会减轻这种症状。

🌸 胎宝宝希望被关注

准爸爸孕妈妈必须明白：胎宝宝不是一个无感觉的事物，而是一个有各种感觉的、鲜活的生命，他的感觉经过不断的外界良性刺激会得到更好的发展。因此，不管你以何种方式关注他，每天早起与他打招呼也好，在他躁动时轻轻地抚摸他也好，一定要让他感觉到你每时每刻都在爱他。

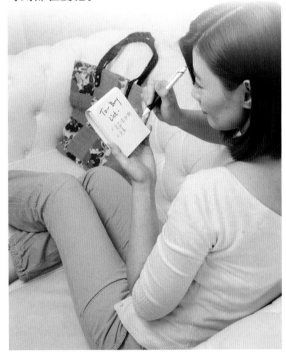

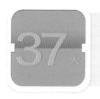

37 初步的了解
——胎教教什么

人类的大脑在胎宝宝时期就能感受强烈的感情，能对各种各样的知识形成印象，这些感受和印象能持续影响孩子的一生。因此，孕妈妈的健康、营养、文化修养、情绪状况等都是胎宝宝发育的土壤，是胎教重要的前提。

认识胎教

胎教，广义讲是指在妊娠期间，孕妈妈除了要重视自身的健康和营养外，还要重视周围环境的影响，努力培养积极的心理状况和情绪体验，以便让胎宝宝在胎内环境中受到良好的感应，使他们出生后健壮而聪明。

狭义胎教是指通过一定的手段，如与胎宝宝对话、抚摸孕妈妈的腹部、听舒缓优美的音乐、适当的运动、愉悦的情绪等对胎宝宝进行早期教育。

胎教包括对话胎教、情绪胎教、营养胎教、运动胎教、音乐胎教、环境胎教等。

随时都是胎教好时机

人在轻松的环境下，学习东西会非常快，胎宝宝也是一样。只要孕妈妈感到舒适，并且感到胎宝宝在醒着，就可以随时把自己听到、看到的一切与宝宝分享。但要注意的是，如果听胎教音乐，时间不可太长，每次控制在30分钟以内。

贴心小贴士

刚开始施行胎教时，时间要更短一些，毕竟胎宝宝最需要的是休息。

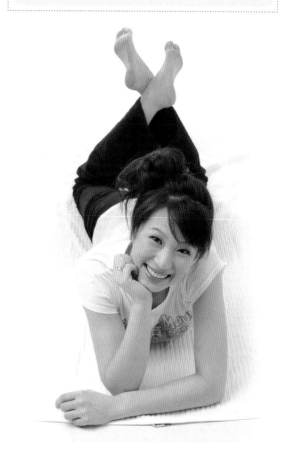

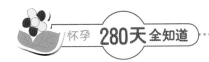

胎教日记怎样写

胎教日记可以单独写，也可以和怀孕日记一起写，重点是记录下胎教过程中的一些重要内容和数据，也可以写下自己的一些感受。

❀ 可以用的表格方式

做一张表格，依自己的实际情况列上怀孕期间每天或定期发生的事情。如营养餐、饮料、语言胎教、音乐胎教、运动胎教、孕检备忘等。

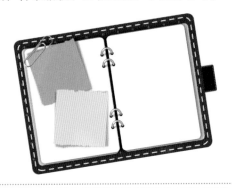

贴心小贴士

贵在坚持，除了美好记忆还可能有重大作用。

有时候，因为这样或那样的事情，孕妈妈经常忘了记日记，但不要就此放弃。因为胎教日记除了美好记忆以外还有重大的作用，它是孕期甚至产后妈妈和宝宝就医的重要参考。一些你随手记下来的小细节会帮助医生对症下药，甚至可以在一些严重问题发生时起到挽救生命的作用。

❀ 也可以像小学生一样记流水账

也可以像小学生一样，在日记的每一页这样开始：

___年___月___日星期___天气 ___

然后，写今天我做了什么事情、见到了谁、说了些什么、将来我要怎么样等。

6:30起床，摸着肚子向小宝宝问了声早，然后洗脸、刷牙、准备早餐。

7:30打开胎教音乐，小宝宝轻轻蠕动了一会儿。丈夫吃过早餐后，笑眯眯地亲吻了我，并且和小宝宝说再见。

8:00我也要上班了，上车后总是有人积极地为我们让座，我都有点儿不好意思了。

10:00工作有点儿忙，一上午我都没注意小宝宝有没有踢过我。

12:00午餐时间，我和同事一边吃饭，一边询问她怀孕的经验，原来这里面学问还真不少呢，就在这时，小宝宝踢了我肚皮两下，好开心啊！

……

贴心小贴士

宝宝的眼睛开始发育了。

39 胎教读物的选择

适合孕妈妈阅读的书籍，丰富多样。但总的来说，应当是能让心情安逸、带来美好感受的读物。考虑到孕妈妈的身体因素，这个时期阅读的书籍最好是散文、诗歌一类的，可以随读随放，长短由心，不受太多的时间限制。这里先给孕妈妈们推荐几种类型的读物，作为一个参考：

✿ 有声读物类

《世界经典音乐童话绘本》—— 一套集中了世界著名歌剧和音乐故事的图画书，插图非常精美，和这些经典音乐配合得也是恰到好处。

《小书房经典童话绘本》——儿时的童话，经典的重温。

✿ 文学类

《城南旧事》——来自城南的驼铃声，让我们和一个女孩共同走过了一个如梦时代……书中素淡的文字如一方青花瓷器，历经岁月的洗练，却显得越发清新温婉、光可鉴人。

《小木屋系列》 ——这是一部如西部牧歌一样令人心驰神往的作品，女主人公就是作家本人的生活，没有华丽的装扮，没有不凡的经历，却是每个女孩都会向往的理想生活。因为那小小的木屋里，是一个充满了爱与温情的世界。

✿ 诗歌童谣类

《梦里花香》——两岸三地的诗人，在这里汇成了一片梦中的花田。

《童谣三百首》——小老鼠，上灯台，偷油吃，下不来……一首首熟悉的童谣，像妈妈儿时在摇篮边的哼唱，如此亲切，令人难忘。

✿ 亲情绘本类

《艾特熊和赛娜鼠》——一只温柔的大熊，一只被惯坏了的小鼠，互相依偎、相依为命。画美，故事亦美得让人泪眼涟涟。

《活了100万次的猫》 ——有一只100万年也不死的猫，它死了100万次，又活了100万次。有100万个人宠爱过它，有100万个人在它死的时候哭过，可是它连一次也没哭过……

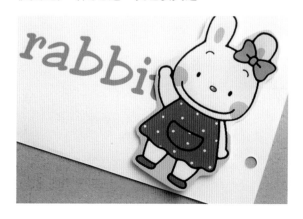

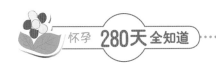

听什么
胎教音乐最好

用不同的音乐进行胎教，会起到不同的效果。

🌸 欢快明朗音乐

如《江南好》《春风得意》等，听着这些曲子，心情自然而然就欢快了起来。

🌸 平静放松音乐

如民族管弦乐曲《春江花月夜》《塞上曲》《小桃红》以及琴曲《平沙落雁》等。

🌸 解除忧郁音乐

如《喜洋洋》《春天来了》及约翰·施特劳斯的《春之声圆舞曲》等。这类作品其曲调优美酣畅、起伏跳跃，旋律轻盈优雅，使人心情平静。

🌸 消除疲劳音乐

如《假日的海滩》《锦上添花》《矫健的步伐》等。这类作品清丽柔美、抒情明朗，在疲劳的生活中多听听这些音乐，会让人舒适无比。

🌸 催眠音乐

有些乐曲有着非常好的催眠效果，如二胡曲《二泉映月》、古筝曲《渔舟唱晚》，此外还有《平湖秋月》《军港之夜》以及德国浪漫派作曲家门德尔松的《仲夏夜之梦》等。

🌸 促进食欲音乐

如果有时候胃口不好，可以听听下面的音乐。如《花好月圆》《欢乐舞曲》等。这些作品充满生活热情，令人心情愉快、食欲大增。

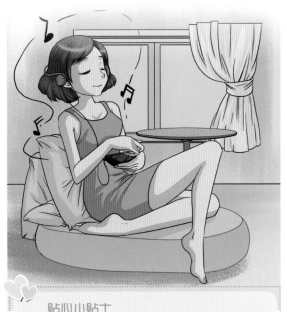

贴心小贴士

到现在，大多数孕妈妈已经有较明显的妊娠反应了。

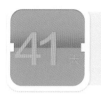

好心情是胎教的前提

别让宝宝替你的坏情绪埋单

在日常生活中，语言和大的声响都属于外来刺激，不会伤及胎宝宝。但是孕妈妈长期的情绪烦躁，会对胎宝宝造成伤害。

特别是孕早期，是胚胎各器官分化的关键时期，母子间虽没有直接的神经联系，但孕妈妈的情绪引起的内分泌变化可以通过胎盘直接影响胎宝宝的大脑发育。如果孕妈妈情绪不佳，就可能阻碍胎宝宝上颌骨的融合，造成腭裂、唇裂等畸形。

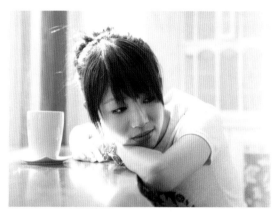

后果不堪设想

如果孕妈妈受到惊吓、忧伤、恐惧或其他严重的精神刺激等，会引起胎宝宝加速呼吸和身体移动。如吵架时，有5%的胎宝宝心率加快，80%以上的胎宝宝胎动增强。这样有可能引起子宫出血、胎盘早期剥离，造成胎宝宝死亡。即使胎宝宝顺利出生，也比正常婴儿瘦小。并且婴儿往往身体功能失调，特别是消化系统容易发生紊乱，易躁动不安，易受惊吓。

愉快情绪最关键

愉快的情绪，可以使人血液中氧气充足，孕妈妈和胎宝宝都处于放松、安静的状态。在这种环境下，胎宝宝就会更愿意接触外面这个他毫不知情的世界，对一切充满好奇心与期待。因此，孕妈妈应尽量避免情绪激动、精神紧张，遇到不开心的事情多往积极的方面想，或是做做深呼吸、记日记；或是到空气好的地方散散步，就会发现情绪是很容易调节的。

贴心小贴士

宝宝现在已经有绿豆芽那么大了，心脏还是小到看不见，但是已经每分钟70下左右的频率跳动了。

贴心小贴士

情绪稳定不仅仅是孕妈妈一个人的事情，所有的家庭成员都应尽力为其创造一个平静、舒适、愉快的妊娠环境。

胎教
不是教出神童来

胎教，从一开始就要有一个正确的目的。很多父母从一开始就抱有功利性的目的，希望通过胎教，让宝宝出生以后就是一个神童。这样的想法虽然可以理解，但却是错误的。胎教是通过一系列的良性刺激帮助宝宝健康发育，并不是非要让宝宝学会什么。

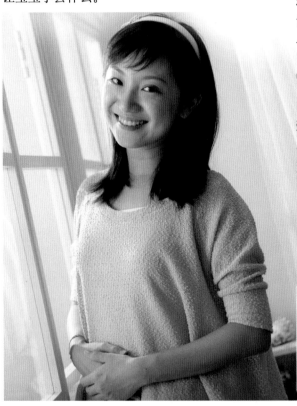

下面是几种常见的急功近利的错误胎教方式：

 选择一些孕妈妈不喜欢的胎教素材

比如孕妈妈对世界名曲完全没有感觉甚至厌恶，那么选择胎教音乐的时候就没有必要非要听世界名曲。孕妈妈一看名著就头疼，那可以选择一些既适合宝宝，妈妈又喜欢的读物。

胎教时间过长、量过大

胎教不是上学，这节课学语文，下节课学数学，课程安排得满满的，这样对胎宝宝反而非常不利。正常的胎教频率应该是每次几分钟到十几分钟，每天两三次就足够了。

怀孕经验交流

亲爱的妈妈，在这个时期，我的神经系统和循环系统的基础组织最先开始分化了，大约长5毫米，重量1克。也就是苹果那么大，我看起来很像个小海马哟。

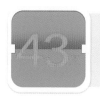

43 妙招 教你除口腔怪味

怀孕后，常常觉得嘴里有一股怪味，要想去除孕期口腔异味，应该用下面这些方法。

清洁舌苔：当嘴巴出现怪味时，在刷牙后可以顺便清洁一下舌苔，并彻底清除残留在舌头上的食物，有助于消除口腔内的异味，并可恢复舌头味蕾对于味道的正确感觉，而不至于对食物口味越吃越重。

时常漱口、喝水：孕妇可以时常漱口，将口中的坏气味去除，也可以准备一些降火的饮料，或茶水、果汁等，以除去口腔中的异味，并且同时注意饮食前后的口腔卫生，让难闻的口气无处可躲。

避免食用辛辣、生冷食物：为了顾及孕妇口味的改变和爱好，各式酸、甜、苦、辣的食物，孕期都可以酌量食用，但应避免食用太多麻辣或过于生冷、不够新鲜的食品。

变换食材、烹饪法：孕妇可以尽量选择好看又好吃的食物，促进食欲。如尝试将各种肉类食品用可口的调味料略微腌过，或排除较油腻的猪、牛肉，改食用鸡肉、蛋类或鱼类，以减少恶心反应；不时变换饭菜的花样，改变色香味及食物的形态，以提高饮食的兴趣；在食物中拌入适量番茄、洋葱、蒜、香菜等，加重食物的味道，避免苦的味道而加强酸或甜味；采取少量多餐的饮食原则，在用餐时保持愉快的气氛。随时注意

口腔卫生保健，正确规律的刷牙对于孕妇来说非常重要。

定期检查牙齿：怀孕之前检查一下牙齿是非常必要的，应尽量避免在孕初期和末期做牙齿治疗。孕中期时，如果状况稳定，可进行一些牙科治疗。

追踪特殊病史：很多疾病会引发味觉改变或口臭，如上呼吸道、肺部发生感染的时候，患糖尿病，肝或肾有问题者，因此孕妇若有特殊疾病史，或发生口气及味觉显著改变的情形，应由医师鉴别诊断。

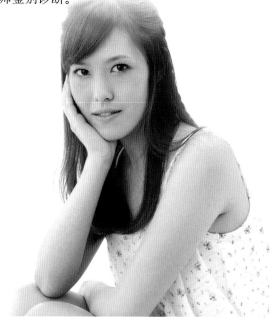

44 孕妈妈 使用精油需谨慎

对于在怀孕初期(1~3个月)有严重害喜症状者,譬如说闻到油腻的味道、香烟的味道,就会有强烈的反胃感的孕妈妈们,则建议使用橙叶及甜柳橙这两款精油。至于晨吐严重的孕妈妈,则建议使用苦橙、檀香木这两种。滴于手帕或棉球上,放在枕头套内,对于减轻晨吐、预防或降低恶心的感觉都相当有帮助。

在怀孕4~6个月时,建议孕妈妈们做一些精油按摩,加强全身皮肤的紧实度,使皮肤弹性保持在最佳状况。

在怀孕7~10个月时,腹围明显增大,有些孕妈妈会有静脉曲张的状况。这时孕妈妈不妨试试看以精油按摩小腿,从脚踝处开始顺势往大腿处按摩,帮助淋巴液流动,减缓腿部水肿。

紧接着,终于要迈入最后阶段了,阵痛的痛楚真是让孕妈妈晕头转向!可以使用鼠尾草或茉莉精油,滴一些在精油灯上,可帮助孕妈妈达到舒缓放松的效果。

贴心小贴士

以现代科学的角度来看流传下来的民间习俗,不难看出中国人对生育的重视态度!事实上,其出发点都是来自对孕妈妈及胎儿健康的保护,毕竟怀胎十月可不是件容易的事!

🌸 孕妈妈避免使用的精油种类

孕妈妈应避免使用薰衣草、罗勒、牛膝草、茉莉、杜松、樟树、茴香、马郁兰、西洋雪松、玫瑰、迷迭香、百里香、艾草、山金车、白桦、快乐鼠尾草、丝柏、薄荷、冬青这些种类的精油。

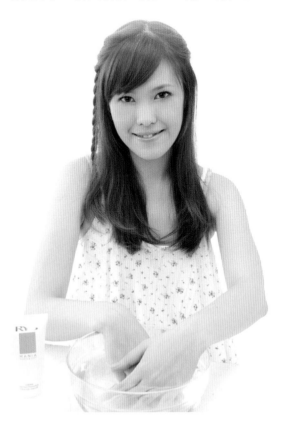

45 流产是什么原因

引起自然流产的原因到底是什么，临床上很难找到确切的原因。因为流产多是回顾性的诊断，流产前，不可能做一些有关流产的检查，一旦流产了，再寻找原因就不那么容易了。

❀ 导致流产的内、外因

遗传因素：由于染色体的数目或结构异常所致的胚胎发育不良，是流产最常见的原因。

外界不良因素：大量吸烟（包括被动吸烟）、饮酒、接触化学性毒物、严重的噪声和震动、情绪异常激动、高温环境等。

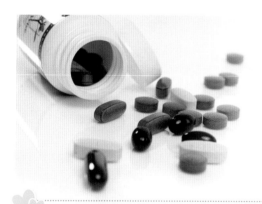

> **贴心小贴士**
>
> 这个阶段氧供应对宝宝的发育帮助很大，可以每天练习20～30分钟腹式呼吸。

❀ 怎样预防流产

除胚胎发育异常造成的流产外，其他流产都可用以下方法预防：

对于有过流产史的夫妇，应及时到医院检查，查清引起流产的原因，要做遗传学检查（夫妇双方），做血型鉴定包括Rh血型系统。

患有慢性病的人，应在怀孕前积极治愈疾病。即使怀孕后仍要在医生的监护下，观察胎宝宝的发育情况。如医嘱不宜怀孕，应采取避孕措施或终止妊娠。

孕妈妈应避免接触有毒有害化学物质，如苯、砷、放射线等。怀孕早期应少去公共场所，预防疾病感染。如果孕妈妈患了病，要及时在医生的指导下服药，不可随便自行用药。

怀孕的前3个月不要同房，也不要过于精神紧张或情绪激动，注意饮食和休息，生活规律有节。

男方要做生殖系统的检查，有菌精症的要治疗彻底后再使妻子受孕。

> **贴心小贴士**
>
> 自然流产的多数是不合格的孩子，这是大自然自有的法则，自然流掉总比生一个有缺陷的孩子好。孕妈妈不要对自然流产太计较，积极迎接下一个宝宝才是对的心态。

46 好习惯
减少流产危险

除了先天因素以外，不良的生活习惯也是导致流产的重要原因，所以要特别注意。

🌸 远离电脑、电视、手机、微波炉等无处不在的电磁辐射

电脑和电磁辐射、光照不足及铅污染对人体均可产生不利的影响。怀孕早期的孕妈妈，如果每周用电脑20小时以上，流产率和胎宝宝致畸率将大幅度增加。因此，每天用电脑的时间尽量控制在2小时以内，并注意做好防护措施。

🌸 指甲油的危害

指甲油以及同类化妆品往往含有一种名叫酞酸酯的物质。这种酞酸酯若长期被人体吸收，不仅对人的健康十分有害，而且最容易引起孕妈妈流产及生出畸形儿，尤其是男孩，更容易受"伤害"。

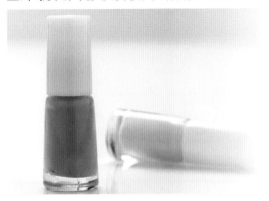

贴心小贴士
胎宝宝的听觉开始发育了，可以放胎教音乐了。

🌸 小心香熏导致流产

喜欢"香香"的孕妈妈可要注意了，现在的你最好不要喷香水，也不宜用香熏了。对孕妈妈而言，香水中的有毒成分会影响胎宝宝的正常发育；对哺乳期的妈妈来说，香水的有害化学成分会通过乳汁损害婴儿的健康。

刺激性香熏：油桂、肉桂、丁香、牛至、香薄荷、百里香。

过敏性香熏：油桂、马鞭草、肉桂、闭鞘姜、洋茴香、依兰。

光毒性香熏：油橙、柠檬、青柠、欧白芷、佛手柑、小茴香。

🌸 噪声、剧烈的音乐会导致流产

噪声可影响孕妈妈中枢神经系统的机能活动。孕妈妈受噪声影响还可使胎心加快、胎动增加，对胎宝宝极为不利。高分贝噪声可损害胎宝宝的听觉器官，并使孕妈妈的内分泌功能紊乱，诱发子宫收缩而引起早产、流产、新生儿体重减轻及先天性畸形。

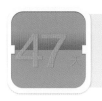

47 异常 妊娠早预防

妊娠初期这段时间里，孕妈妈都处于不稳定的状态，因此，需要格外注意。当你偶尔出现阴道出血或腹痛等症状时，应及早就医。

阴道出血的原因

宫外孕：在宫腔外着床的，不能正常发育。体内雌、孕激素的比例发生变化，造成蜕膜分离，导致不规则的阴道出血及腹痛。

流产的征兆：一旦怀孕早期有出血等流产现象，在确定了宫内胎后医生会开安胎药。

着床位置不当：有的胚胎着床在子宫颈或子宫角，不能正常生长发育而导致流产。

胎盘着床位置太低：如果胎盘附着在子宫下段，甚至胎盘边缘达到或覆盖子宫颈内口，随着妊娠月份的增加，在孕期会有无痛性的阴道出血。

宫颈炎症：有些宫颈糜烂在活动过多、夫妻同房后会有少量的阴道出血。

 怀孕经验交流

终止异常妊娠后多久可以再怀孕

一般来说，宫外孕流产后需要修养近一年才能开始继续怀孕；而葡萄胎要彻底查明原因，对症治疗以后，至少需要2年才能怀孕。

宫外孕

正常妊娠情况下，受精卵是在子宫内膜上着床、生长发育的。如果它在子宫体腔以外的地方生长发育，就是异位妊娠，俗称"宫外孕"。

发生宫外孕时，即使是输卵管破裂，只要治疗及时，就不会对母体产生很大的影响。但如果治疗不及时，就会因大量出血导致危险。

葡萄胎

葡萄胎是指实际上没有胎宝宝或胎宝宝发育不正常的情形。胎盘底部的微细绒毛产生异常，子宫内形成葡萄形状的水泡，并充满子宫。

利用超声波检查，在妊娠5～6周时就能够准确诊断出是否是葡萄胎，确诊后需要进行2～3次刮宫术，手术后要严格进行护理。

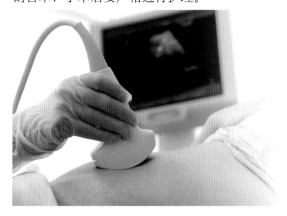

48 天

漂亮乳房，
从孕期开始打造

孕妈妈的乳房开始变得敏感、膨胀，并且无端感到酸痛。怎样才能保证让日益变大的乳房不走样？怎样才能让日后哺乳过后的乳房恢复原来的"傲慢"？一切都要从孕期开始。

🌸 孕早期乳房护理

从怀孕后6~7周开始，乳房逐渐膨胀起来，乳头也会渐渐变大，乳晕颜色由于色素沉淀的增加而日益加深。孕妈妈开始能够感到乳房的不适：发胀、有刺痛感或者触摸时感到疼痛，走路时也能感到有些沉重。

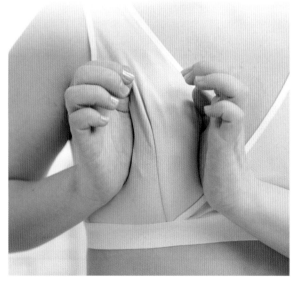

护理： 可以采用热敷等方式来缓解乳房的不适感。

胸罩： 这个阶段，一定要选用松紧度适宜的，最好是可调节的胸罩。既要很好地托起乳房，又要避免胸罩过紧摩擦乳头，产生不适。并且随着乳房和胸围的增长，进行适当的调节。

🌸 怀孕后也要定期自检

可以采用触摸法，在床上躺平，右臂高举过头，可在右肩下垫一软垫，使右侧乳房呈水平状态。左手四指并拢用指端掌面顺时针按压，检查乳房各部位是否有肿块或其他变化。然后用同样的方法检查左侧乳房，并比较左右乳房有何不同。

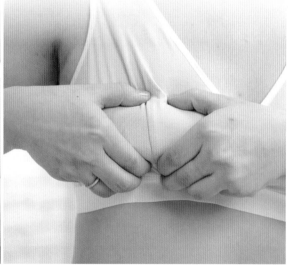

49天 孕妈妈 行为禁忌

孕妈妈因体形改变，重心也比较不稳，因此应尽量避免拿高处的东西。最好能将家中常用的物品放置在与孕妈妈肩膀同高的高度，避免因重心不稳跌倒而发生意外。

不可以开玩笑突然拍孕妈妈的肩膀。早些年代，因为怕孕妈妈受到惊吓，导致流产，因而有此一说。怀孕期间，孕妈妈的情绪容易紧张、烦躁，根据医学报告，孕妈妈紧张时所分泌出的肾上腺素，会对胎儿有不好的影响。

家有孕妈妈不能随便整修房子，也不能搬家

从现代的科学角度来说，搬家或是房屋装修，都会付出更多的劳动力及心力，且需要搬动重物，对重心不稳的孕妈妈来说，发生意外的概率也相对提高。

孕妈妈长期待在嘈杂的环境中，或听嘈杂的音乐，将来宝宝会爱哭

科学研究报告指出，音乐的确能刺激宝宝的脑部发育，不过律动性太强的音乐，譬如摇滚乐、电子音乐等节奏快的音乐，会使胎儿兴奋、紧张、不舒服。医生建议最好能选择更接近自然的音乐，以轻柔旋律为主较佳。

晒衣服造成流产

孕妈妈因为体形改变的关系，加上怀孕后期，肚子明显隆起，重心改变，自然有许多行动上的限制，譬如说不适合踮脚尖拿东西、抱太重的物品等。

孕妈妈可以开车吗

现在开车上班的孕妈妈实在太多了，不过，开车时间不宜过长，最好不要超过一小时。因为开车时需要耗费相当大的精神，维持同一坐姿太久，容易造成腰部酸痛，对孕妈妈及胎儿的健康易造成不良的影响。不过，对于怀孕后期，肚子明显隆起的孕妈妈们，医生则建议改搭大众交通工具或由家人接送比较安全。

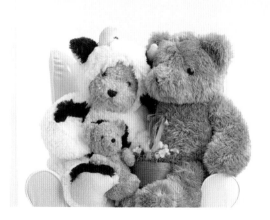

清洁
敏感部位要讲究方法

准妈妈在清洁敏感部位时更讲究方法，保护自己和胎儿。

🌸 外阴

准妈妈除了清洗全身以外，最重要的是外阴部位的清洗，一定要每天清洗。此部位最好用清水洗，尽量少用洗剂，避免坐浴，也不要冲洗阴道。大便后最好也要清洗肛门，可有效防治痔疮。洗好澡后，可穿上宽松的长衫或裙子，风干后，再穿衣服。

🌸 乳房

洗澡时，注意用温水冲洗乳房，动作要轻柔，不可用力牵拉乳房及乳头，不可用力搓揉，应以一手往上轻托乳房，另一手指腹顺时针方向轻揉。准妈妈可在浴后抹些橄榄油，以使乳房皮肤滋润而有韧性，这样分娩后才经得起婴儿吸吮。

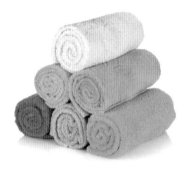

🌸 肚脐

可在每次洗澡前，用棉花棒蘸点乳液来清洗污垢，等其软化后再洗净。如果无法一次清除干净，不要太过勉强，以免因为用力过度而造成破皮出血，反而容易引起感染，造成严重伤害。

🌸 颈部耳后

颈部、耳后是污垢容易堆积的部位，爱清洁的人常使劲搓，但要注意颈部容易生长小的丝状疣，一旦搓破，会引起感染。应用手指指腹轻轻向上来回搓揉。

🌸 腋下

腋下汗腺丰富，洗澡时不宜用澡巾大力搓。可抬起胳膊用温水冲洗，把沐浴液揉出丰富泡沫后清洗，再以指腹按揉。

🌸 腹股沟

淋浴时应该用温水冲洗腹股沟，并用两个手指指腹从上向下抚摩轻搓腹股沟。肥胖者则要拨开褶皱仔细搓洗。

总之，清洗力道要轻，在安全的基础上，做到身体洁净，心情愉快。

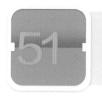

51 缓解孕期疲劳

处于早孕期间的准妈妈们还没有过多的感受孕育宝宝的快乐，就被随之而来的孕期不适症状所困扰，孕期疲劳就是其中最为常见的一种。准妈妈如何缓解孕期疲劳呢？

无论如何疲倦难当，都不要想到以咖啡、浓茶、可乐、糖果、甜腻的蛋糕来振奋精神。它们带给准妈妈的短暂兴奋一过，血糖会直线下降，反而会比之前更加疲倦。况且，它们对腹中胎儿的伤害是难以预计的。

量力而行。准爸爸此时要特别理解和照顾准妈妈，现在准妈妈正经历着未曾感到过的不受控制的疲倦，做任何事，都要量力而行，不要勉强她。

✿ 应对孕期疲劳，准妈妈可以采取以下对策

泡澡、泡脚

准妈妈身心疲惫时不妨泡在浴缸里，借由促进血液循环的作用，让紧绷的肌肉恢复柔软性，走出疲惫的状态。准妈妈在泡澡时要注意水温以30℃～35℃为佳，而且泡澡的时间以15～30分钟为宜。准妈妈进出浴缸时要放慢动作，浴室内最好增添防滑垫以防滑倒。

饮食调理

饮食上的调理可以有针对地缓解疲劳。

想象

想象自己喜欢去的地方，例如公园、海边、小溪、高山、一望无际的草原等。把思绪集中在美好的景色上，可以使人精神饱满、心旷神怡。

聊天

聊天是一种排解烦恼，交流体会的好方法。聊天不仅可以释放和减轻心中的种种忧虑，而且可获得最新信息。聊天是一种有益心理健康的好方法。同时，在轻松愉快的聊天中也许你就忘却了身体的不适。

按摩

闭目先养神片刻，然后用手指尖按摩前额、双侧太阳穴及后脖颈，每处16下，可健脑养颜。

听胎教音乐

经常选择一些优美抒情的音乐或胎教磁带听，可调节情绪。

发展兴趣

动手制作一些小玩具或学习插花艺术，以自寻乐趣。还可以为即将出生的宝宝做一些小衣物。

散步

去洁静、安全、鸟语花香的公园或其他场所散步。

52天 和老板沟通

准妈妈应该在什么时间、用怎样的方式告诉老板自己怀孕了呢？建议你综合考虑自己的身体与工作情况，提前和单位的相关负责人谈话，告诉他你怀孕了。如果你很早就知道自己怀孕了，可以在肚子还不明显之前，先做些"铺垫工作"。比如在办公桌上摆放小宝宝的图片，让他们渐渐感觉到你有要宝宝的计划。

在你准备好和相关负责人谈话时，你应该告诉他：你怀孕了，打算休产假；你想要得到法定产假工资；如果可能，还可以谈谈你对工作安排的建议。

准妈妈一定要掌握主动权，合理地处理好怀孕与工作、老板、同事的关系，以保证自己获得最大的利益。劳动关系不是简单的经济关系，还有一份态度和人际关系在里面。准妈妈可以按照下面的步骤来妥善安排好怀孕与各方面的关系。

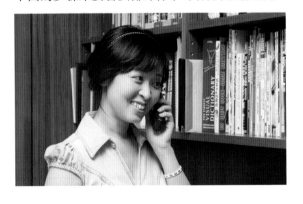

规划

如果怀孕已被列入人生计划的一部分，那么在怀孕前，就要有比较从容的心态和时间来调整自己的工作。

告知

你怀孕了，你的老板更多考虑的是你的工作任务怎么办。所以你应适时告诉他，让他有时间来消化和解决问题。

了解

应该主动向单位的人事部门了解自己的产假期限，还有相关报销制度和福利等，做到心中有数，考虑好如何应对。

关系

和同事形成好的人际关系会使你的孕期更加顺利。抱重物之类的事会有人热情地代劳，会有人帮你接电话，尽量避开你吞云吐雾。

交接

将自己的工作细节记录下来，列出工作明细表，这样代理人会很快接手工作。如果有可能，要让代理人尽早进入你的工作流程。

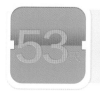

53天 开始
胎教

🌸 胎教基本原则

胎教要从孕妇自我情绪调整和人为地对感官进行刺激两方面进行。但注意夫妇双方不要对早孕反应过于敏感和紧张，这种情形非常不利于胚胎早期健康地形成，也不利于胎儿的身心健康发育。

🌸 胎教基本内容

主要是进行情绪调整，对胎儿进行感官良性刺激。除了孕妇的个人情绪调整以外，我们可以按照胎儿感觉机能发育的顺序，给予胎儿适当超前的良性感官刺激。

在妊娠第二个月胎儿的听觉器官已经开始发育，而且神经系统也已初步形成。因此从这个月的月末开始，可以给母亲和胎儿放一些优美、柔和的乐曲。每天放1~2次，每次放5~10分钟。这不仅可以激发愉快的情绪，也可以对胎儿的听觉给予适应性的刺激作用，为进一步实施的音乐胎教和听觉胎教开个好头。

🌸 胎教重点

多散步、听音乐，避免剧烈运动，不与狗猫接触，美化净化环境，排除噪声，情绪调节稳定，无忧无虑，停止房事，以防流产。

🌸 胎教指导

营养胎教，消食开胃。害怕孕吐的准妈妈可以尝试一些凉拌菜，如凉拌土豆丝等。并且利用柠檬汁、醋等帮助准妈妈改善胃口。

情绪胎教，悲伤或恐惧的情绪，会使血液中对胎儿神经系统、血管组织有害的化学物质有所增加。因此要调整好自己的情绪。

音乐胎教，优良的乐性声波能刺激大脑皮层，促使其脑神经元的轴突、树突及突触发育，使胎儿获得兴奋和抑制的平衡。

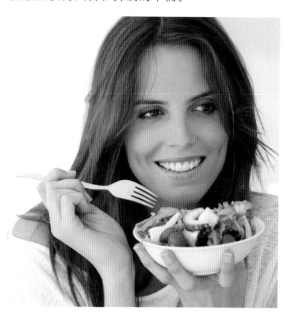

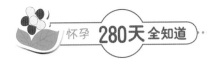

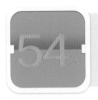

54 备齐证件，办准生证

怀孕后前三个月需办事宜：办理准生证

合法结婚且无子女（含亲生子女、养子女、继子女）的夫妻要求生育第一个子女的，应在生育前到村（居）委会及有关单位索取《一孩生育证发放登记表》，由男女双方单位填写各自婚育证明情况并签字盖章后，到乡（镇）、街道办事处计生办登记领取一孩生育证。

在辖区内的管理人口（包括市行政区之间、婚姻迁移、省内和跨省流动异地居住），可在夫妻任一方户籍地或现居住地乡（镇、街道）人民政府计生部门登记、办理一孩生育证。

应携带以下材料：（1）《一孩生育证发放（证明）登记表》（到女方户籍所在地或现居住地乡（镇）办事处人民政府计生部门领取）；（2）夫妻双方身份证；（3）夫妻双方户口簿（女方为流入人口的仅提供《流动人口婚育证明》）；（4）结婚证（再婚的还需提供原离婚判决书或调解书、协议书，离婚证）；（5）夫妻近期2寸免冠合影照三张。以上手续齐全即时办理一孩生育证。

各地政策略有不同，详情请到当地计生部门询问。

办理准生证实行首接责任制：流动育龄夫妻双方户籍所在地、现居住地乡(镇)、街道均有责任为其办理第一个子女生育服务证(登记)，户籍所在地要为流出人口办理婚育证明或出具婚育情况证明材料；可依据当事人承诺：信息核实确实存在困难，受理地可依据当事人的承诺，为其办理；流程全部公开，条件、程序、时限、需要提交的证明材料目录等进行公开，使群众了解服务内容和流程。

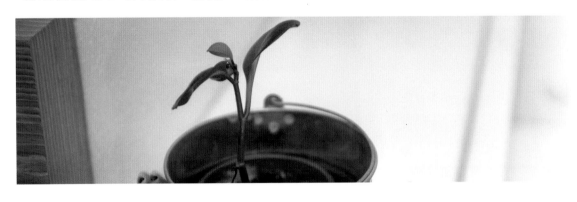

55 准爸爸 如何保护准妈妈

准爸爸要赶快让自己进入角色，要做大量看似琐碎却非常重要的工作。

❀ 收拾干净猫狗的粪便

猫狗粪便可能会导致孕妇出现弓形虫病。因为猫狗粪便中可能会有弓形虫，而弓形虫病能够造成死胎或胎儿流产。

如果不得已妻子需要自己倒垃圾的话，一定要戴上一次性橡胶手套，而且盛垃圾的器皿用后要用开水浸泡5分钟。

❀ 彻底清理花园

原因和上一个基本相同。猫咪喜欢把粪便埋起来，注意绵羊和羊羔不仅可能携带弓形虫，而且还能携带鹦鹉热衣原体。

❀ 妥善处理生肉

孕妇可能会因为接触生肉或者是半熟的肉而感染弓形虫。你要负责保证自己和妻子在处理生肉之后洗手，并且避免食用熏肉。

❀ 做饭时要保持警惕

一定要保证所有的肉制品都是完全熟的，而且在吃的时候必须是热的。水果、蔬菜和沙拉在吃之前一定要洗干净。

❀ 蛋类食物也要处理好

由于孕妇免疫系统相对脆弱，所以更有可能会通过食物传染上沙门氏菌。健康专家建议孕妇避免吃类似"自制"蛋黄酱的食物。在烹饪鸡蛋的时候要注意以下事项：

一个中等大小的鸡蛋至少需要煮7分钟，才能给孕妇食用。

煎蛋时要把鸡蛋两面都煎熟；如果是荷包蛋，要等蛋白完全成为不透明的固态，蛋黄也变成固体才能吃。

鸡蛋要与其他食物分开储藏，不食用过期的和破壳的鸡蛋。

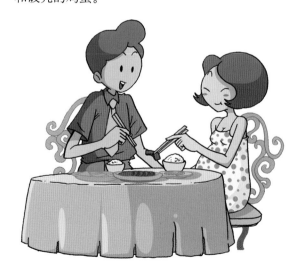

推荐食谱

🌼 糯米莲藕

原料 莲藕1节约500克，糯米150克。

调料 蜂蜜1勺。

做法 ①将糯米洗净，用水浸泡6小时以上。②莲藕洗净。③选莲藕大头的一端切开一小段，冲净藕孔，把糯米灌满藕孔，盖严大头的一端，用牙签扎牢。④放入蒸锅，大火蒸40分钟。⑤取出凉凉，切片后码盘，淋匀蜂蜜即可。

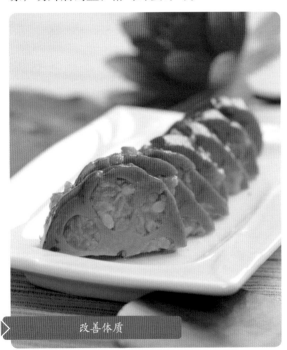

改善体质

🌼 酸菜鲫鱼汤

原料 鲫鱼1条约500克，酸菜150克。

调料 葱白5克，姜3克，鸡精少许，盐适量。

做法 ①将鲫鱼去鳞和内脏，洗净备用。将酸菜用清水淘洗几遍后，切成3厘米见方的片备用；葱、姜洗净，葱切段、姜切丝备用。②锅内加入油烧热，放入鲫鱼将两面煎黄后加入酸菜、葱段、姜丝和适量清水，先用大火烧开，再用小火煮20分钟左右。③加入盐、鸡精，调匀即可。

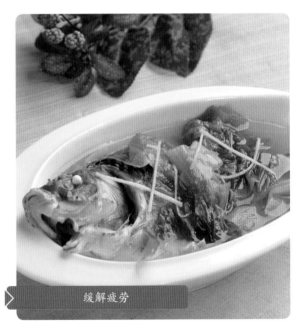

缓解疲劳

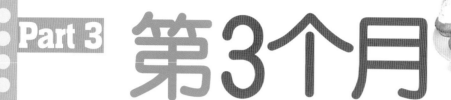

Part 3 第3个月

我变成了小小孩儿

这时的孕妈妈外观还没有变化，除了不来月经外，几乎和以前没什么不同，只是这时往往是早孕反应最剧烈的时期，容易心烦、抑郁，有时睡觉小腹有不适感。

你的乳房仍然很胀，阴道分泌物增多，但没有痒痛等不适。早孕反应到接近孕12周时逐渐减轻。尿频、便秘是这个时期最常见的症状。

检查发现子宫如拳头大小，从腹部不易摸到，当憋尿时偶尔可摸到。孕3月末，你自己可以在耻骨上方摸到子宫，尤其早晨有尿时更易摸到，医生用多普勒仪可听到胎心音。

在50～70天时是早孕反应最重的时期，流产也最容易在此期间出现，你要注意防范。

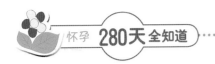

准妈妈和胎儿——新变化

准妈妈变化

孕三月，准妈妈的子宫已如一个拳头般大小，增大的子宫压迫周围组织，准妈妈会感到下腹部有一种压迫感。下腹部也有些微的隆起，但外观上仍不明显。准妈妈的妊娠反应会在这段时期开始加重，这是妊娠反应最难的阶段，要多喝水，尽量不要空腹。除恶心外，胃部情况也不佳，同时，胸部会有闷热等症状出现，而腰部也会感到疼痛，腿、足水肿。

与此同时，准妈妈的身体会有明显的变化。阴道的分泌物比平时略增多，颜色通常为无色，或橙色或淡黄色，有时为浅褐色，并时而出现外阴瘙痒及灼热症状。增大的子宫压迫膀胱底部，会引起排尿频繁，总有排不净的感觉。妊娠12周左右，子宫超出盆腔进入腹腔，对膀胱压力减轻，尿频现象会好转。因压迫直肠，加之精神忧虑不稳定，容易出现毫无原因的便秘或腹泻。乳房胀痛，进一步长大，乳晕和色素沉着更明显。大多数子宫后倾的人开始转为前倾子宫。

胎儿变化

❀ 孕9周

怀孕进入第九周，此时胎儿的雏形已具备，不再称为"胎芽"，而是称为"胎儿"。胎儿经由胎盘上的脐带吸收氧气和营养。能区分头与身体，人形已经可以分辨出来了。受孕后的第43

天，胎儿的软骨、骨骼、性腺、膝盖和脚踝开始形成和发育，然后眼睛、舌头、手指开始发育，胎儿开始出现自发性的动作。除了身体的器官继续新生，也有器官隐去，就是原先胚胎具有的小尾巴，在第9周后半期就消失大半了。

❀ 孕10周

胎儿成长加快，可看见胎儿眼睛、耳朵、鼻子、嘴巴的外观，随着脑袋越长越大，耳朵会移到两边合适的位置，眼睛结构就位，身体所有部分已经初具规模，包括胳膊、腿、眼睛、生殖器以及其他器官。

❀ 孕11周

孕11周是胎儿全面快速发育的时期，胎儿的骨骼细胞发育加快，肢体慢慢变长，四肢指端清晰可见，骨骼变硬，头显得格外大，单是头部就占了身长的二分之一。

心脏、肝脏、胃肠更加发达，肾脏也发达起来，输尿管已经形成，可由胎音器听到胎儿心跳。

❀ 孕12周

这周末新的身体结构将会全部成形。头、颈、躯干、四肢关节活动更加明显，表示神经肌肉协调系统已经建立。此时胎盘基本形成，胎儿与准妈妈的联系进入稳步发展阶段，发生流产的机会相应减少。

58天 健康又美味的清淡饮食

有些孕妈妈口味比较重，一般来说，重口味的食物含有较多的盐分和香料，容易造成孕妈妈血压升高、水肿，因此建议孕期还是选择较清淡的食物为佳。

吃太多盐的危害

如果食物中盐分和碱类含量过多，会增加孕妈妈肾脏的负担，引起血压增高、水肿等。因此，孕妈妈在整个孕期，尤其在怀孕中期、后期，食物要尽量清淡一些；在必要的情况下，还要采用无盐膳食。

少吃盐的调味方法

女性在怀孕期间容易患水肿和高血压，所以主张孕妈妈不宜多吃盐。但一点儿盐都不吃对孕妈妈也并非有益，只是适当少吃些盐才是必要的。那么，有没有一个既能少食盐又能刺激孕妈妈食欲的两全其美的调味方法呢？

炒菜时不宜先放盐，出锅前放盐可以用较少的盐产生较重的咸味。

充分利用酸味。如用醋拌凉菜等，因为酸味能刺激胃酸分泌，增强食欲。也可以食用柠檬、橘子、番茄等果蔬。

对于鱼和肉类，最好烧得时间稍长一些，使之色、香、味俱佳，以增进食欲。

贴心小贴士

从现在开始，外部的碰触已经会伤害胎宝宝了，孕妈妈要注意保护腹部了。

用蘑菇、紫菜、玉米等有天然风味的食品制成各种不加盐而味美诱人的膳食。

肉汤中含有丰富的氨基酸，可以诱发强烈的食欲，因而在制作各种菜肴时，应充分利用肉汤。

少用酱油，尤其是在拌凉菜时不宜使用。

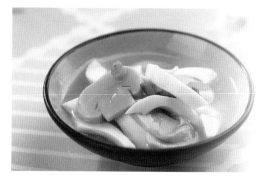

怀孕经验交流

亲爱的妈妈，现在我基本的细胞结构已经形成，血液循环已开始建立，身体所有的部分都已经初具规模。我已经做好了生长发育的准备，不久就会迅速地长大，会让妈妈大吃一惊的。

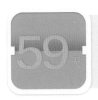

59天 孕妈妈 的开胃食谱

因为妊娠反应，怀孕初期的孕妈妈往往面对一桌的佳肴却没有胃口，但孕妈妈这时所需要的营养却在增加。如何既让孕妈妈胃口大开，又使她吃得有营养呢？下面介绍几道能让孕妈妈胃口大开的小菜。

❀ 白萝卜泡菜

原料 白萝卜半根约250克，生姜5片，小黄瓜2根。

做法 白萝卜去皮、刨丝；生姜切片；小黄瓜洗净、切片。依个人喜好加入糖（或蜂蜜）、粗盐以及醋等调料，拌匀即可。

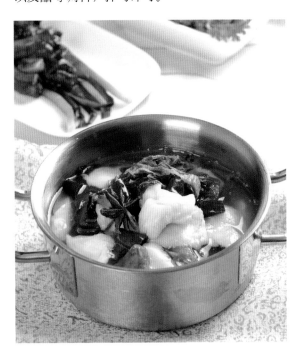

❀ 酸菜鱼

原料 草鱼1条（600～1000克），鸡蛋清1个。

调料 泡辣椒末25克，花椒10余粒，姜片、姜粒、蒜片、蒜粒、葱花、葱段各少许，料酒4小匙，淀粉1大匙，盐、鸡精、胡椒粉各适量。

做法 ①将鱼宰杀洗净，头剖开，用刀取下两扇鱼肉，斜刀改成薄片，鱼骨切成块。酸菜洗净切薄片。鸡蛋清与淀粉调成蛋清淀粉备用。②鱼片加盐、姜片、葱段、料酒腌渍片刻，再用蛋清淀粉拌匀。③锅置火上，放油烧至五成热，放入鱼片滑至断生捞起。④锅内留底油，下花椒、酸菜、姜片炒香，加适量清水，放入料酒、盐、鸡精、胡椒粉熬出味，再下鱼头、鱼骨煮入味捞起盛盆内。⑤再下鱼片煮1～2分钟，连鱼带汤倒入盆内，撒上姜粒、蒜粒和葱花。⑥另起锅，下少许油烧至五成热，均匀淋于盛鱼的盆内即可。

> **贴心小贴士**
>
> 你可能会需要稍微大一点儿的胸罩了，整个孕期你可能需要买上几个不同型号的胸罩。

多吃安胎食物，平安度过危险期

这个月结束后，大多数孕妈妈的妊娠反应会逐渐消退，最初的危险期也将平安度过，一切顺利的概率就大大提高了。在这之前，你还是要多多注意，饮食可以多吃些安胎的食物，让最后这一个月的危险期平安度过吧。

❀ 黄豆芽——促进胎宝宝组织器官建造

蛋白质是胎宝宝细胞分化、器官形成的最基本物质，黄豆芽中富含胎宝宝所必需的蛋白质。

❀ 鱼类——避免胎宝宝脑发育不良

鱼体中含有的DHA是一种必需脂肪酸，这种物质在胎宝宝的脑细胞膜形成中起着重要的作用。此时胎宝宝脑细胞分裂、增长特别迅速，需要的营养物质多，是补充DHA和EPA的良好时机。

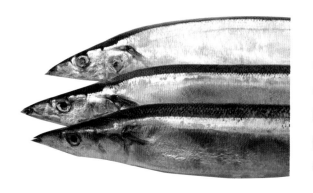

❀ 苹果——促进脑发育并预防胎宝宝畸形

苹果中含有丰富的锌，而锌有利于胎宝宝大脑皮层边缘部海马区的发育，有助于胎宝宝后天的记忆力。孕妈妈如果缺锌，还会造成流产或死胎等严重后果。每天吃1~2个苹果，即可以满足胎宝宝对锌的需求量。

❀ 葵花子——降低流产的危险性

如果孕妈妈缺乏维生素E，容易引起胎动不安或流产后不容易再孕。孕期多吃一些富含维生素E的食物，如每天吃两勺葵花子油，即可满足所需，有助于安胎，降低流产的危险性。

❀ 核桃和芝麻——安胎并促进胎宝宝脑发育

核桃和芝麻具有补气养血的功效，具有安胎的作用，每天吃2~3个核桃或冲1~2杯芝麻糊喝即可。

怀孕经验交流

胎毛笔是毛笔的一种，以初生婴儿第一次剪下来的头发制成，古时候不少父母都会为新生宝宝制笔以做纪念。相传古时一书生上京赴考，用胎毛笔答题，竟高中状元，故又称状元笔。胎毛笔的历史，可追溯至唐代。

把早孕反应通通吃掉

挑食、偏食及轻度恶心、呕吐……早孕反应还在继续，怎么办？把它们通通吃掉！

醋蛋汤

原料 鸡蛋2个约120克，白糖30克，米醋100毫升。

做法 ①将鸡蛋磕入碗内，用筷子搅匀，加入白糖、米醋调匀，备用。②将锅置火上，加清水适量，用旺火煮沸，淋入调匀的鸡蛋液，煮沸即可。

功效：此汤每日1次，连服3天，能缓解妊娠呕吐。

糖醋胡萝卜

原料 胡萝卜250克，白糖25克，米醋13毫升，精盐、香油各适量。

做法 ①将胡萝卜用刀刮去皮，切细丝。将胡萝卜丝放小盆内，撒上精盐拌匀。②把盐渍的萝卜丝用清水洗净，沥干水，放入碗内，加入白糖、醋、香油拌匀放入盘内即可。

功效：增进食欲，缓解孕妈妈妊娠呕吐。

姜汁甘蔗露

原料 甘蔗1根约500克，生姜50克。

做法 ①将甘蔗去皮、榨汁约1茶杯；生姜去皮洗净、榨汁。②将甘蔗汁、姜汁一同放入盅内，隔水炖热温服。

功效：健胃开脾，适用于胃气上逆的妊娠呕吐。

绿豆粥

原料 绿豆50克，粳米250克，冰糖适量。

做法 在砂锅内放入适量清水，放入洗净的绿豆、粳米，用旺火烧沸，转用文火熬成粥，然后加入冰糖，搅拌均匀即可。

功效：清肝泻热，和胃止呕，可防治呕吐苦水或酸水或肝热反胃的妊娠呕吐。

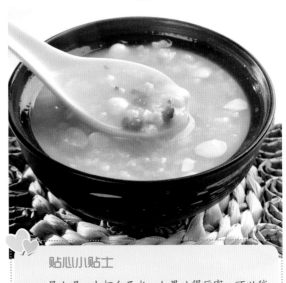

贴心小贴士

早上喝一大杯白开水，如果吐得厉害，可以稍微加一点儿盐防止脱水和电解质失衡。

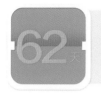

62天

预防贫血，从饮食开始

很多孕妈妈之前一直很健康，从来没有过贫血的记录，可这时候也出现轻度的贫血了。

🌸 贫血的类型

造成孕妈妈贫血的原因很多，常见的如下：

生理性贫血：由于生理上的变化，到了孕晚期，血浆的增加量是红细胞增加量的3倍多，因此血液被稀释了，孕妈妈会出现生理性贫血。这属于正常的孕期现象，不用过多担心。

缺铁性贫血：约50%的孕妈妈会有此情形，如果膳食中铁的供给量少，又没有额外的补充，长时间铁的摄入不足，会发生缺铁性贫血。

巨幼红细胞性贫血：主要是由营养不良、叶酸缺乏引起，占95%，仅有5%的是因为维生素B12缺乏引起的。

疾病引起的贫血：如果孕妈妈患有某些疾病，也可能会造成孕期贫血。

🌸 孕妈妈贫血的危害

严重贫血对母体造成最严重的影响是引发心脏衰竭。对胎宝宝来说，贫血的直接后果就是造成胎死宫内、早产、分娩低体重儿。由于胎宝宝先天铁储备不足，出生后很快就会发生营养性贫血。贫血还会影响胎宝宝脑细胞的发育，使宝宝以后的学习能力低下。

🌸 预防缺铁性贫血的方法

多吃铁含量高的食物：从孕前及刚开始怀孕时，就要多吃瘦肉、家禽、动物肝及血、蛋类等富铁食物。

多吃有助于铁吸收的食物：水果和蔬菜不仅能够补铁，所含的维生素C还可以促进铁在肠道内的吸收。

🌸 预防叶酸缺乏性贫血的方法

服用叶酸增补剂：从孕前3个月开始服用叶酸增补剂，直到怀孕后3个月为止。

多吃叶酸含量高的食物：如绿叶蔬菜及鱼、蛋、谷、豆制品、坚果等。

按时做产前体检。至少要在妊娠中期和后期检查两次血色素。多次反复化验血能够及早发现贫血，采取相应的措施纠正贫血。

💕 贴心小贴士

贫血吃补铁的食物，但是不能吃活血的食物，不然容易流产。

巧吃鸡蛋，
宝宝更聪明

鸡蛋是妈妈孕期当中不可缺少的营养饮食，它含有的卵黄素、卵磷脂、胆碱，对神经系统和身体发育有利，有益智健脑、改善记忆力、促进肝细胞再生的作用。

❀ 吃鸡蛋的好处

鸡蛋中含有重要的微量元素，如钾、钠、镁、磷，特别是蛋黄中的铁质含量高，但所含的铁是非血色素铁，单独吃鸡蛋补铁，铁的生物利用率较低。贫血的人可与一些维生素C、含有铁的蔬菜、肉类搭配着吃，能很好地提高鸡蛋中铁的吸收量。

鸡蛋中的磷也很丰富，但钙相对不足，所以，将奶类与鸡蛋共同食用可营养互补。鸡蛋中维生素A、B族维生素也很丰富。维生素、铁、钙、钾等人体所需的矿物质，可分解和氧化人体的致癌物质，具有防癌作用。

❀ 最营养的食用方法

鸡蛋的吃法多种多样，就营养的吸收和消化来讲，煮蛋为100%，炒蛋为97%，嫩炸为98%，老炸为81.1%，开水、牛奶冲蛋为92.5%，生吃为30%～50%。由此来说，煮鸡蛋是最佳的吃法，但要注意细嚼慢咽，否则会影响吸收和消化。

吃的时候最好吃整个鸡蛋，蛋白中的蛋白质含量较多，而其他营养成分则是蛋黄中含得更多。

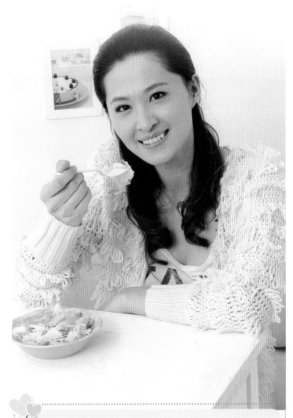

贴心小贴士

现在开始就应该检查一下自己平时穿的衣服，最好全部是纯棉的，至少贴身衣物应是纯棉的。

64天 宝宝成长迅速，
手和脚开始形成

✿ 第9周

胎宝宝的五官逐渐形成，头部约占身体的
1/4。同时，上肢和下肢的末端出现了手和脚，
但手指和脚趾是连在一起的，好像鸭掌。他的胳
膊已经长出，在腕部两手呈弯曲状，并在胸前相
交。胎宝宝的腿在变长，而且脚已经长到能在身
体前部交叉的程度了。

✿ 第10周

胎宝宝已经很像个小人儿了，他的身长约有
4厘米，体重达到5克左右。现在，他基本的细胞
结构已经形成，身体所有的部分都已经初具雏
形，包括胳膊、腿、眼睛、生殖器以及其他器
官。但是这些器官还处于发育阶段，都没有充分
发育成熟。

✿ 第11周

胎宝宝身长达到4.5~6.3厘米，体重达到10
克。生长速度加快了，已经在子宫内开始做吸
吮、吞咽和踢腿的动作，他维持生命的器官也已
经发育成熟。

✿ 第12周

到这个月末，胎宝宝身长大约有9厘米，仍不
如你的手掌大。可是，他从牙胚到指甲，身体的
雏形已经发育完成。手指和脚趾已经完全分离，
一部分骨骼开始变得坚硬，并出现关节雏形。

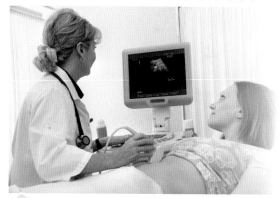

贴心小贴士

胎宝宝已经具备许多感受和知觉的能力。他会
因你的碰触而动动身子，也会因为你僵硬紧绷的身
体而跟着紧张起来。所以，孕妈妈可以通过说话、
抚摸等方式与宝宝做接触。这有利于你对宝宝的认
同与接受，并且也有助于宝宝出生后的亲子互动。

贴心小贴士

胎宝宝的手腕已经成形，脚踝开始发育，手指
和脚趾清晰可见。

65天 绘声绘色地 给宝宝讲故事

小家伙的变化很大，是个真正的胎宝宝了。他的小脸将日渐清晰，内脏逐步发育，他甚至有了听力……你对他真切的爱与关怀，将烙在他的记忆中。

在讲故事时，孕妈妈可以把胎宝宝当成一个大孩子，娓娓动听地述说，亲切的语言将通过语言神经的震动传递给胎宝宝。

故事书的选择

幼儿画册是较为合适的胎教书，书中色彩丰富、富于幻想，语言也多为儿语，能给孕妈妈以幸福感和希望。

讲你感兴趣的给他听

在现实生活中，熟悉的事物讲起来会更轻松，更容易带有色彩。比如说，你喜欢动物，就给胎宝宝讲动物故事；如果你喜欢植物，不妨给胎宝宝讲讲世上美丽的花花草草吧。

用心感受，充满感情地朗读

要充满感情地朗读，因为胎宝宝在认真地听，在用心地感受。孕妈妈在朗读的同时，故事必须是经过你的大脑，不一定依原文念给他听，胎宝宝听到的是你理解了的，这样你才能把故事形象地传输给他。

讲与他有关的故事

让他参与，胎宝宝一直希望受到关注，如果故事的主人公是这个小家伙，他是不是更开心？

贴心小贴士

胎宝宝的身长达到40毫米，从形状和大小来看，都像一个扁豆荚。现在宝宝的体重大约有10克。

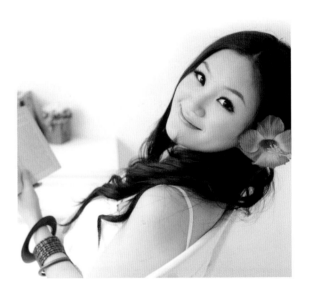

66 意念胎教：想象宝宝的样子

第三个月了，静下心来，想象宝宝在肚子里面的样子，甜甜地睡着；想象过几个月自己的样子，小腹慢慢地隆起，手脚浮肿；想象他降临时候的样子，第一声啼哭宣布了你生命的延续。

意念胎教

意念是胎教的一种重要手段。意念从某种意义上来说就是想象力，想象力每个人都有。孕妈妈可以运用这种力量，将美好的愿望、祝愿传递给胎宝宝，在胎教过程中起作用。

有关研究表明，如果孕妈妈经常想象小宝宝的形象，则这种设想的形象在某种程度上与将要出生的胎宝宝较相似。因为孕妈妈与胎宝宝具有心理和生理上的联系，孕妈妈的想象是通过自己的意念构成胎教的重要因素，并转化渗透到胎宝宝的身心之中。

同时，孕妈妈在做胎宝宝的形象构想时，情绪达到最佳状态，这能促进良性激素的分泌，使胎宝宝面部结构及皮肤的发育良好。

想象胎宝宝的样子

胎宝宝还只是一个"小芽儿"，没有关系，你也可以想象一下他的模样。让自己安静下来，认真地观察自己或准爸爸小时候的照片，想象胎宝宝的模样，在心里勾勒出小家伙的形象。想象

一下，他长得像谁？他的性格是什么样的？你希望他将来成为一个什么样的人？当那些想象中的画面一一出现时，你身上的每一个细胞都会变得兴奋而充满活力。

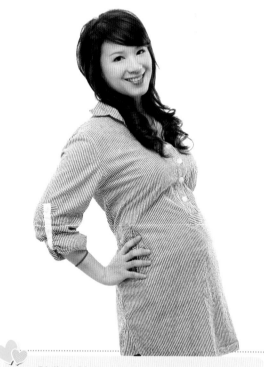

贴心小贴士

从现在开始，胎宝宝的大脑进入快速发育期，一直到出生，是胎教的最好时机。

关于
幸福的一课

什么是幸福？当你被孕吐折磨得几近发狂的时候，你可能忽略了去想这个问题。

认识幸福

关于幸福，每个人都有自己的答案，于是关于幸福，也就没有答案。有人曾说：幸福不是靠谁给的，珍藏每一丁点儿的小快乐，我们就会距离幸福更近一些。

科学家把幸福进行了分类：目标幸福、竞争幸福、合作幸福、亲缘幸福、肉体幸福、智力幸福、节奏幸福、冒险幸福、信仰幸福和喜剧幸福。仔细想一想，你现在就握有好几种幸福，难道不是吗？

幸福，因为有你而完整

当一个生命体在体内形成、渐渐成长是什么感觉？摸摸肚子，有一个心跳和你一起呼吸，这才是真正的心连心的感觉。没有什么比在母亲的子宫里更安全的感觉，他在你身体里一天一天地长大，身为女人，感到一种责任。从女人演变成

你会了母亲的角色，因为每一次呼吸、每一个动作，甚至每一句话都关乎着另一个小生命。

怀抱婴儿的妈妈是幸福的。妈妈和婴儿之间紧密联系的一个重要组成部分，就是后叶催产素。在婴儿第一次靠在妈妈的胸前时，这种激素就在妈妈的大脑中倾泻而出，并主要负责产生母乳。但它不仅在哺乳时才分泌出，恋人间温柔的触摸和性高潮时也会充斥整个身体。动物实验结果表明，这种后叶催产素可能也决定着人与人之间的感情联系。

怀孕的幸福

女人一生中有很多美好的时光，而孕育宝宝的过程，一定是美好中的美好。

母爱不仅使人感到幸福，也令人盲目。研究表明，在看着疼爱的孩子时，妈妈负责社会和判断能力的大脑区域变得钝化，于是总会认为自己的孩子可爱，认为自己的孩子是最漂亮的。这种有趣的盲目还会加深作为妈妈的幸福感。

贴心小贴士
胎宝宝开始对触摸有反应了，可以经常抚摸肚皮来促进宝宝发育。

贴心小贴士
什么是幸福？幸福就是：猫吃鱼，狗吃肉，奥特曼打小怪兽。

68天 妈妈多动脑，胎宝宝受益

在怀孕期间，很多孕妈妈都会感到特别疲惫，容易犯懒，什么也不想干，甚至连问题都不愿想。实际上，这有可能会让胎宝宝失去一个长心智的良机。

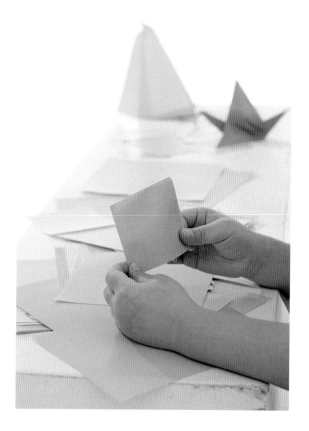

 多动脑，有利于胎宝宝大脑的发育

医学研究表明，大脑细胞分裂增殖主要是在胎宝宝期完成的。它有两个高峰期：第一个高峰期是怀孕的2~3个月，第二个高峰期是怀孕的7~8个月。

孕妈妈与胎宝宝之间是有信息传递的，若孕妈妈始终保持旺盛的求知欲，则可使胎宝宝不断接受刺激，大脑神经和细胞的发育也得到促进。因此，孕妈妈勤于动脑，会给胎宝宝带来良好的影响。

数独游戏

数独游戏在9×9的方格内进行，分为3×3的小方格，被称为"区"。数独游戏首先从已经填入数字的格子开始：每个格子只允许有1个数字，最后保证每个区、每一列、每一行，都是1~9这9个数字，不能重复。即每个数字在每一行、每一列和每一区都只能出现一次。

玩转魔方

将一个打乱的魔方复原一面应该是非常简单的，但是要完全复原（六面），还是要下一番功夫。关键是要掌握一套公式。如果你想挑战自己，去相关的网站搜索一下，会非常容易找到攻略的。

开始
准备胎教卡片

69天

孕妈妈可以利用彩色卡片引导胎宝宝学习数字、文字、图形等，通过深刻的视觉印象将卡片上描绘的图像、形状与颜色传递给胎宝宝。除此之外，还可以观看一些美好、有益、有趣的景观与图片，将信息传达给腹中的胎宝宝。

🌸 现在仅仅是准备教材

斯瑟蒂克将这些卡片称为"闪光卡片"，她是从怀孕第5个月开始做的。我们不妨借鉴一下她的经验，在孕早期将这些"教材"准备好。

🌸 鲜艳的纸，清晰的字

纸以浅色（纯白、淡黄、淡粉、淡蓝等）为宜，尺寸约15厘米见方；写字的笔可以是深色，可以是彩色，也可以是黑色。这样会让写上去的字显得清晰，能在胎教过程中强化孕妈妈的意念和集中注意力，并促进孕妈妈获得明确的视觉感。

🌸 简单的内容

数字、拼音、大小写的英文字母、汉字，都是卡片的内容，有图片辅助最好，这在不久的将来都将用得上。

贴心小贴士

猜物品

1.一头猪说："加油啊！"——打一种小食品，3个字。

2.打猎打到一头很出名的猪，你说了句话。——打一样珍贵的物品，3个字。

3.老鼠对马说："我昨天跟猫约会呢！"——打一种小食品，两个字。

（答案1：薯条；答案2：野猪林（也作：珠宝）；答案3：薯片（鼠片）。）

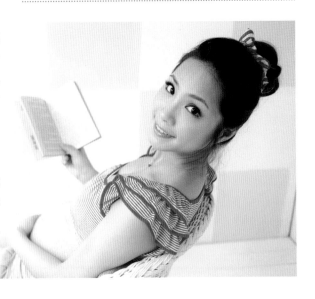

70天 阅读时间：猜猜我有多爱你

市面上有许多供孕妈妈选择的绘本读物，是孕妈妈进行胎教的好教材。比如，著名的《猜猜我有多爱你》，这本书里有一只小兔子和一只大兔子，一个是宝宝，而另一个是母亲，它能很好地将你想对胎宝宝的爱以另一种方式传达出来。

栗色的小兔子要上床睡觉了，他紧紧抓住栗色的大兔子长长的耳朵不放。

他要栗色的大兔子认认真真地听他说。

他说："猜猜我有多爱你？"

"噢，我想我猜不出来。"大兔子说。

"我爱你有这么多。"小兔子说着，使劲儿把两只手臂张得大大的。

大兔子的手臂更长，她也张开手臂，说："可是，我爱你有这么多。"

小兔子想：嗯，这真的是很多。

小兔子又把双臂高高地举起来："我的手举得有多高，我就有多爱你。"

"我爱你，像我举得这么高。"大兔子说。

这真的很高，小兔子想：要是我的手臂可以和妈妈一样长，该多好啊。

小兔子又有了个好主意，他脚顶着树干倒立起来，"我爱你，从我的手一直到我的脚指头！"

"而我爱你，从你的脚趾头一直到我的脚趾头。"大兔子说着，把小兔子举起来，一下子举过了她的头顶。

小兔子咯咯地笑："我爱你，和我跳得一样高！"他跳来，又跳去。

大兔子微笑着："可是，我爱你和我跳得一样高。"她说着往上一跳，耳朵都碰到树枝了。

跳得可真高，小兔子想：要是我也能跳得和妈妈一样高，该多好啊。

小兔子大叫道："我爱你，一直穿过小路，到远远的河那里。"

大兔子说："我爱你，一直穿过了小河，到山的那一边。"

小兔子想，那真是好远啊。

他快要睡过去了，什么也想不起来了。

这时，他看看树丛前方，无边的黑夜之中，再没有什么比那天空更遥远了。

"我爱你，一直到月亮上面。"小兔子说着，闭上了眼睛。

"噢！那可真远，"大兔子说，"真的是非常、非常远了。"

于是，大兔子轻轻地把小兔子放在用树叶铺成的床上，躺在小兔子的旁边，带着微笑，小声说道：

"我爱你，从这儿一直到月亮上，再从月亮那儿回到这里来。"

（[英]山姆·麦克布雷尼）

71

孕期
瑜伽好舒服(一)

不少孕妈妈从怀孕后就停止运动,或是从孕前就没有运动的习惯,但医生与专家们均表示,适度地运动不仅可改善部分伴随怀孕而来的身体不适、帮助身体放松,同时也有助于生产。

很多运动做起来其实并不难,做完后还能使人产生愉悦、舒适的感觉,鉴于此,这里介绍下适合孕妈妈进行的运动,瑜伽是第一种要让孕妈妈认识的运动。

曾有人说,你从几岁开始练瑜伽,你的外表就会停留在那个年纪,不会变老。无论这句话是真是假,练瑜伽的好处确实多多!

以下是瑜伽的各项优点:

🌸 通过呼吸使身心放松,并稳定情绪

呼吸顺畅不仅有助于心肺循环,也能够转移对身体其他不适的注意力。对孕妈妈来说,心情放松、情绪稳定还有胎教的效果。

🌸 锻炼肌耐力

怀孕、生产与照顾宝宝都需要体力,而练瑜伽能够锻炼肌耐力,良好的肌耐力能帮助身体维持在好的状态,例如当背肌有力量,可以协助支撑肚子,较不容易产生腰酸背痛;大腿力量若足够,可以帮助稳定骨盆。

🌸 学习控制肌肉

在练瑜伽的过程中,透过呼吸时放松肌肉,吐气时用力(使肌肉收缩),可以学习如何运用肌肉,这在生产时特别重要,可帮助孕妈妈待产时放松,并在适当的时刻用力。

请教过医生后再做!

孕妇瑜伽虽是温和的运动,但没有做过瑜伽的孕妈妈不适合做,建议每一个孕前做过瑜伽的孕妈妈在咨询过妇产科医生后再练瑜伽。

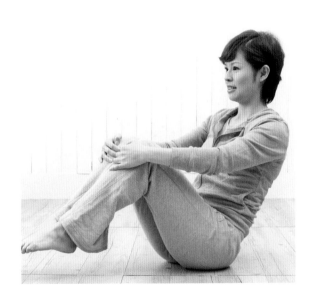

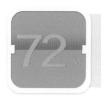

72 孕期
瑜伽好舒服（二）

🌸 孕妇瑜伽的特点

有很多人怀孕之后，因为肚子变大，还有激素的影响，使得身体的姿势不正确，或是在不运动的情形之下，体力逐渐变差，这些改变包括：

怀孕后脊椎、骨盆都会受到影响，使得站姿、坐姿不正确。

腰部与膝盖承受的压力变大，例如膝盖容易过度伸展。

胸部变大，再加上下背的肌肉力量弱，胸部前侧的肌肉又紧绷，容易产生驼背。

子宫变大，压迫到肠胃，甚至顶到横膈膜，会产生胸闷等现象。

因此，一般瑜伽的目的在于增强体力，但孕妇瑜伽的目的主要在放松身心、使身体保持在舒适的状态，并维持体力，以及正确的姿势而非挑战身体极限，同时也会避免进行较激烈的动作。

🌸 不适合孕妇做的瑜伽

那么，哪些动作不适合孕妇进行呢？孕妇不适合做的体位或姿势如下：

俯卧。因为俯卧的姿势会压迫到肚子。

侧弯。过度扭转的动作、仰卧起坐等也不适合孕妇进行。有些孕妇的腹直肌会分离，因此不能做仰卧起坐或是扭转的动作，以免受伤。

仰卧虽可进行，但是时间不能过久，仰卧的姿势建议进行三五分钟即可，因为姿势若维持过久会压迫到下腔静脉，可能使血液回流不畅。

除此外，有一些动作会因孕妇的体形有所改良，让孕妇做起来既舒服又能锻炼身体。

在瑜伽的动作里有很多的伸展动作，这些动作不仅能拉长肌肉，也在训练身体的柔软度。不过无论是孕妇还是一般人，常误以为非得要扭转得很彻底，拉得很用力，或是身体弯曲的幅度很大才有效果，结果反而使身体产生不适。瑜伽老师表示，每个人的身体结构以及柔软度都不同。柔软度较差的人只要稍微伸展就有效果，而柔软度较好者，必须把某些动作做得很到位才有效果，虽然动作不同，但是效果是一样的。因此同一个动作，要做到什么程度是因人而异的，并不需要与他人或是老师比较。即便是进行同一个动作，也要注意自己当下的身体状况是否与平常不同，只要做动作时感到不舒服就要减轻动作的难度或是停止进行。

练瑜伽的前提是了解自己的身体，倾听身体在不同时刻的声音，在学习新动作时秉持着渐进的原则，视自己当前的身体状况来做，千万不要勉强自己。

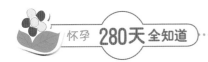

73天 孕期 瑜伽好舒服(三)

以下介绍的瑜伽是邀请瑜伽老师为孕妈妈设计的简单轻松的瑜伽动作，无论是在办公室或是家中，均可进行。

文中介绍的动作适合所有健康的孕妈妈进行，孕妈妈只要按照文中的顺序来做就可以了，同时这一套动作也没有场地上的限制，只要有椅子就能进行，但切记椅子必须没有轮子，才能固定在原地。

有几个运动时的要点须注意：

1.随时保持肩膀放松与脊椎拉长、延伸(背部打直)。

2.按照文中的说明做运动是不会挤压到肚子的，但若有肚子被挤压或身体不舒服的情形则应马上停止。

❀ 猫姿拱背

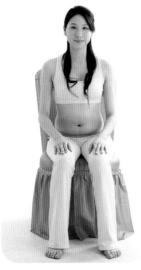

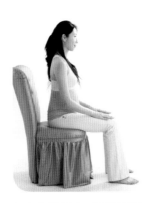

1.坐在椅子上，两脚打开与肩膀同宽，脊椎保持延伸拉长(亦即背打直)。

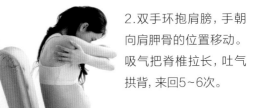

2.双手环抱肩膀，手朝向肩胛骨的位置移动。吸气把脊椎拉长，吐气拱背，来回5~6次。

功效：增加脊椎的活动度，伸展上背，可单独进行，也可作为暖身运动。

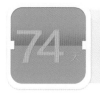

74 天

孕期
瑜伽好舒服(四)

🌸 开胸

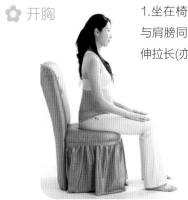

1.坐在椅子上，两脚打开与肩膀同宽，脊椎保持延伸拉长(亦即背打直)。

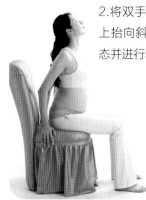

2.将双手往后放在椅垫两旁，把头往上抬向斜前方做扩胸。停留在扩胸状态并进行3~5次呼吸(吸气与吐气)。

功效：增加脊椎的活动度，伸展胸部。

 侧弯

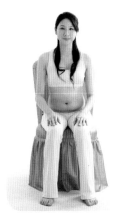

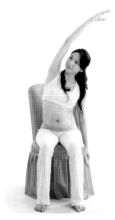

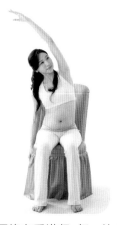

1.坐在椅子上，两脚打开与肩膀同宽，脊椎保持延伸拉长(即背打直)。

2.举起右手，臀部坐稳，下半身不动，将上半身轻轻往左侧弯，再回复到预备动作。

3.再换左手进行，每一边各做2~3次。

功效：增加脊椎的活动度，伸展侧胸。

1~3项动作均可促进呼吸功能！

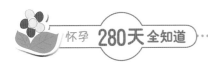

孕期
瑜伽好舒服（五）

❀ 踮脚尖

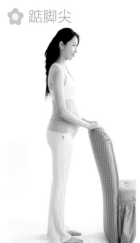

1.取站姿，双手轻扶椅背，双脚打开与肩膀同宽，两脚脚板平行，并保持脊椎延伸。

功效：可增加下半身的力量，增加平衡能力，减少下肢水肿、静脉曲张的发生。

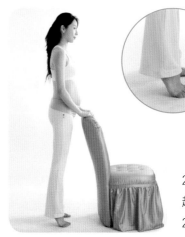

2.轻轻地将脚尖踮起，再放下，并重复2~3次。

❀ 踮脚下蹲

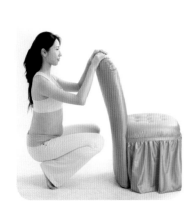

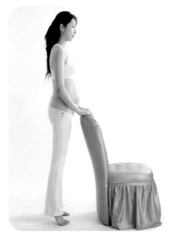

站立踮脚并往下蹲，直到臀部坐在脚跟上，并使大腿与地板平行，再慢慢起身。重复下蹲2~3次。

注意事项：若膝盖不舒服或受伤请停止做这个动作！
功效：可增加下半身的力量（锻炼臀部以及大腿前侧与后侧的力量）、增加平衡能力、改善静脉曲张现象，并有伸展效果。

孕期
瑜伽好舒服(六)

✿ 树式

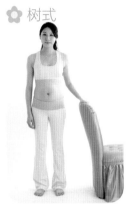 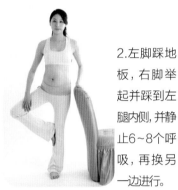 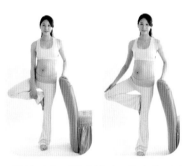

1.采取站姿,单手扶椅背。

2.左脚踩地板,右脚举起并踩到左腿内侧,并静止6~8个呼吸,再换另一边进行。

进阶动作:以手辅助,将右脚踩在左大腿内侧较高之处。

功效:增加平衡能力,增加单脚的力量,并能伸展髋关节。

注意事项:举起来的脚要往旁边打开,不要向前,才能打开髋关节!
站立的脚板应整个踩稳在地面上,勿使重心偏向外侧(例如重心偏向小脚趾)。

✿ 站式(正面姿势) **功效**:训练下半身的力量、伸展小腿。

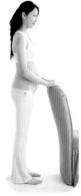 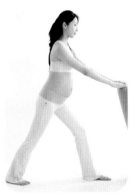 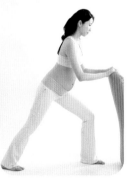

1.采取站姿,双脚打开约一个脚板的距离,双手轻扶椅背,并保持脊椎延伸。

2.左脚往前伸且膝盖微弯,右脚再往后退,两脚均保持脚尖朝前,且两脚的距离不必过大。

3.左脚向下弯曲不超过膝盖,后脚伸直,此时身体会自然往前倾,停留6~8个呼吸即可。

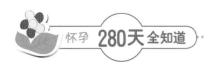
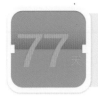

孕期
瑜伽好舒服(七)

❀ **犬式一**　　适合对象:怀孕28周以下,肚子较小的妈妈。

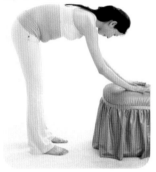 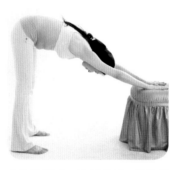 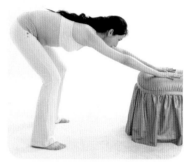

1.双手放在椅垫上,手肘微弯,双脚打开与臀宽,保持两脚脚板平行、脚尖朝前。

2.双手伸直,头部放松,双脚慢慢往后退,将臀部推向上。

3.先将头抬高到比心脏高的位置,膝盖微弯再慢慢回到原来的姿势,以免头部感到晕眩。

❀ **犬式二**

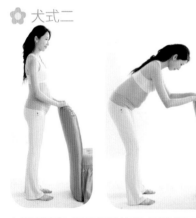 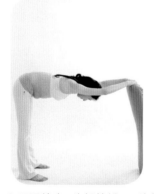

功效:犬式动作皆为全身性的伸展动作,可伸展手、背、臀部与腿等部位,也可训练上半身的力量(手、背部)。

注意事项:有高血压问题,或是进行犬式一时出现心悸、呼吸急促、气喘状况请马上停止,可改作犬式二,若进行犬式二时仍感到不适,则一律停止做犬式的相关动作。

1.采取站姿,双手轻扶椅背,双脚打开与臀同宽或比臀宽,保持两脚脚板平行、脚尖朝前。

2.双手伸直,头部放松,双脚慢慢往后退,将臀部推向上,直到上半身与下半身呈"L"形。可进行6~8个呼吸,若身体感到不适即停止。

78 孕妈妈家事一点通

适当做些家务事，小小地劳动一下，可以帮助孕妈妈转移因为早孕反应引起的不适焦虑情绪。不过，应该选择一些力所能及的简单家务，可千万别因小失大。

🌸 做饭

尽量不要把手直接浸入冷水中，尤其是在冬、春季更应注意。孕妈妈着凉、受寒都有诱发流产的危险。油烟会危害腹中的胎宝宝，炒菜时，油温不要过高，早孕反应严重时不要到厨房去，以免加重恶心、呕吐症状。

🌸 打扫

可以从事一般的擦、抹家具和扫地、拖地等家务，但不可登高，不可上窗台擦玻璃，更不要搬抬笨重的家具。擦抹家具时，尽量不要弯腰，妊娠晚期更不可弯腰干活；拖地板不可用力过猛；打扫卫生时也要避免使用冷水。

🌸 洗衣

洗衣时不要用搓衣板顶着腹部，以免胎宝宝受压。不宜使用洗衣粉，最好使用性质温和的洗衣液，使用温水。

晾晒衣服时不要向上用力伸腰，晾衣绳尽量低一些。

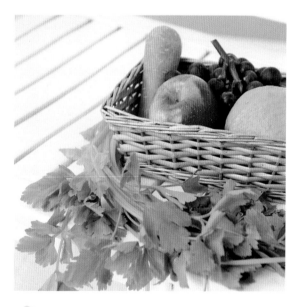

 怀孕经验交流

在气候恶劣（寒潮、大风、大雨、大雾）时，不要上街购物，特别是在流感和其他传染病流行时期，更不要到人流密集的公共场所去。

 贴心小贴士

子宫继续变大，3个月后子宫即可出骨盆腔。

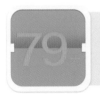

79
运动，
运动一下

孕妈妈除了保证足够的睡眠，一定要安排些运动。千万别闷坐在家里或躺在床上，出来散散步吧，间或慢跑也是可以的，这是非常适合孕早期妈妈的运动。

运动项目

散步是最适合孕妈妈的运动。早晨在林间散步，空气清新，有利于改善和调节大脑皮层及中枢神经系统的功能；又有增加抵抗力，帮助消化，促进血液循环，增加耐力，松弛骨盆韧带，防病保健的功效，更有利于胎宝宝的发育。

散步最好每天一次，每次30~40分钟，地点最好选择在空气流通、人少、环境好的地方。

为孕妈妈特别制订的瑜伽操缓和的动作不会影响腹中的胎宝宝，一般每次运动20~30分钟即可，每周运动3次。

做好准备工作

活动前多喝水。喝水多，活动时出汗多，体热散得快，体温不会升高。

运动前先做准备活动，使全身的关节和肌肉活动开。

活动时衣着要宽松舒适，要穿运动鞋，戴胸罩。

运动时要加倍小心

此时胚胎正处于发育阶段，特别是胎盘和母体子宫壁的连接还不紧密，很可能由于动作不当使子宫受到震动，造成胎盘脱落而流产。

所以在选择运动时要格外注意，应以有氧、慢节奏的运动为主，跳跃、扭曲或快速旋转这样的运动千万不能做。一些日常家务，如擦桌子、扫地、洗衣服、买菜、做饭等也是简单适合的运动，但如果妊娠反应严重、呕吐频繁，就要适当减少运动量。

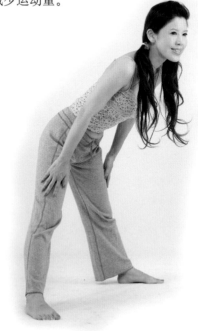

80 好孕瑜伽操,给你好心情

平日里做几个舒缓柔美的瑜伽动作,不仅可以提高情绪,并且有益于改善睡眠。

山立式

1.双腿并拢站直,两脚大拇指、脚跟和脚踝互相接触,大腿内侧肌肉收紧,这时你会觉得臀部肌肉变得有力。

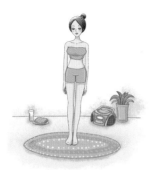

2.进一步收缩臀部肌肉,继续收紧大腿内侧肌肉,身体可以前后或左右摆动。

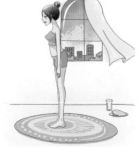

3.保持这个姿势足够长的时间,然后慢慢睁开眼睛,抖动你的双脚。

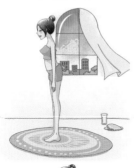

猫伸展式

1.跪在垫子上,将你的臀部坐在脚跟上,同时伸直你的背部。

2.抬起你的臀部,两手放在地上。

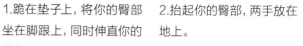
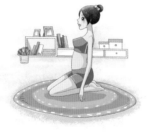
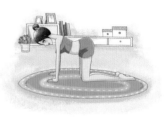

3.吸气,抬头,让你的背部肌肉充分收缩。保持这个姿势6秒钟。

4.呼气,垂下头,拱起你的脊柱像一座拱桥。保持这个姿势6秒钟。

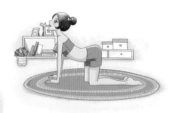
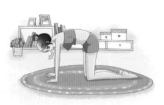

5.分别把凹背和拱背两种姿势各做10次。

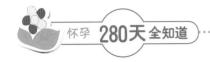

81天

做个
水水嫩嫩的漂亮妈妈

怀孕期间，由于体质改变，皮脂分泌更加旺盛，会使得孕妈妈的皮肤出现各种各样的小问题。不用担心，下面就教你几招，让你水水嫩嫩地度过整个孕期。

第一招：应对色素沉着

随着怀孕时间增加，色斑、雀斑等为主的妊娠斑会在眼部下面出现。此种现象在产后会慢慢改善。

对策：注意防晒，正确使用安全的防晒产品能减轻孕期皮肤黄褐斑的发生。建议孕妈妈选用安全性高、稳定性好并具有高度皮肤耐受性的物理防晒霜。

另外，为了减少黑色素细胞的活动，摄取足够的维生素C也很重要。

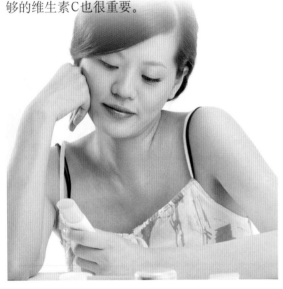

第二招：战痘行动

受雌激素、黄体素变化的影响，肌肤的皮脂分泌提升，痘痘也随之而来。

对策：孕妈妈应该保持身体和面部的清洁，使用温和无刺激性的护肤用品。比如，纯植物油或纯矿物油的卸妆油、婴儿油，不含皂基的洁面皂、婴儿皂，适合敏感肌肤的洗面奶等。保证充足的睡眠，多吃蔬菜、水果预防便秘。

第三招：应对难看的妊娠纹

妊娠纹是因为怀孕肚子鼓起，皮肤肌肉扩张、纤维弹力不足而断裂所致，除了腹部、胸部、臀部、大腿及手臂内侧也可能产生。

对策：建议从怀孕3个月开始到分娩后的3个月内坚持腹部按摩，可以预防妊娠纹的生成或淡化已形成的细纹。方法是每日沐浴后取适量妊娠霜，在易生妊娠纹的乳房、腹部、大腿等部位轻拍3分钟。然后由中心位置从内至外、从下往上朝两边轻擦，不断地打圈轻轻按摩，圈由小至大向外扩散，持续5分钟。每日坚持，对预防和祛除妊娠纹有显著效果。

第一次产检

怀胎十月，每个孕妈妈都要经过大大小小的各项检查，而且随着孕周的变化，每个阶段的检查内容也会随之改变。虽然每次对孕妈妈来说都十分重要，但第一次产检对她们来说有着非同一般的意义。

第一次产检项目

询问病史

医生会了解你的年龄、职业、月经史及继往妊娠史、既往病史、手术史及家族史。

身体检查

测体重、量身高、测血压、听胎心音、测量子宫底的高度、腹围；检查骨盆腔和生殖器官的情况，对之后的怀孕进展和分娩做出评估。

辅助检查

血常规：及时发现与营养、消耗、遗传以及贫血有关的疾病。

尿常规：排除糖尿病、尿道感染等疾病。

肝功能：排除患各类型肝炎的可能性。

心电图：确认心脏是否正常。

妇科：检测是否有发育畸形或妇科疾病，以免影响怀孕。

以后多久做一次检查

如果12孕周内确诊早孕并继续妊娠者以后按期复诊，一般应在第4个月开始，每4周检查一次至28周；28～36周每2周一次；36周后每周一次至分娩。孕期检查一般需10～12次。

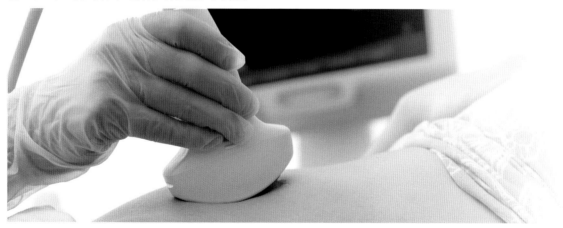

83 不同时期 产检内容也不相同

产前检查的时间可根据妊娠各阶段不同的变化特点，将妊娠全过程分为三个阶段，孕早期（12周内）、孕中期（13~28周）、孕晚期（29~40周）。根据不同的时期产前检查的内容也有所不同。

❀ 孕早期

在确诊怀孕后，在停经12周内到相关妇产科机构建立《孕产妇保健手册》，并进行第一次产前检查。

孕早期主要是记录既往病史、药敏史、家族史、月经史、妊娠史等，了解有无影响妊娠的疾病或异常情况；全身检查，了解孕妈妈的发育及营养状态；妇科检查，确定与妊娠月份是否相当，并注意有无生殖器炎症、畸形和肿瘤；化验血常规、尿常规、乙肝表面抗原、肝功能、肾功能、梅毒筛查等及心电图检查。

❀ 孕中期

每4周进行一次产前检查（16周、20周、24周、28周）。

孕中期主要是每次体格检查测量血压、体重、宫高、腹围、胎心率，并注意有无下肢浮肿；复查血常规及时发现妊娠合并贫血，复查尿常规及时筛查妊娠高血压病和妊娠糖尿病；怀孕15~20周建议做唐氏综合征筛查；怀孕20~24周建议做B超筛查胎宝宝结构畸形；怀孕24~28周建议做妊娠合并糖尿病筛查。

❀ 孕晚期

孕晚期要继续孕中期体格检查，注意检查胎位，如发现异常及时纠正；记数胎动并记录；建议定期做胎心监护；适时复查B超，观察胎宝宝的生长发育情况、胎盘位置及成熟度、羊水情况等。

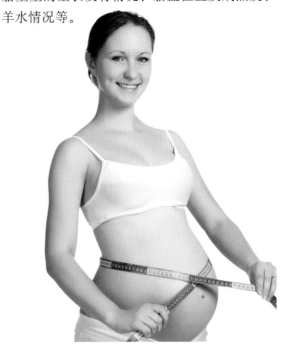

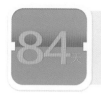

84天 准爸爸登场，坏情绪跑光

也许，准爸爸做不了心理学家，不能解决孕妈妈已经出现的心理问题，但在日常生活中做些小事情却可以防患于未然，让孕妈妈变得心情好好，不妨试试！

给孕妈妈和胎宝宝讲故事

随着怀孕时间的增加，孕妈妈会觉得越来越难找到一个舒服的体位睡觉。但如果你在妻子睡觉之前能给她讲一个故事的话，就可以分散她的不适感，同时还是孕期胎教的好办法呢。

小枕头大功效

孕妈妈通常都是采用侧睡，而且许多孕妈妈都会发现抱着枕头睡觉会比较舒服。所以可以提前给妻子准备一个精致的小枕头，在上面写上"献给伟大的老婆"，这样也会给她一个惊喜。

偶尔玩点儿小浪漫

是不是很久没给她写情书了？给她写一封信，告诉她20项你爱她的理由等。

给她买新的衣服

无论她有多少衣服，你给她买新的总能给她带来惊喜，可以将衣服放在一个礼盒中并在上面写上一些甜蜜的话。

帮她剪指甲

帮她剪指甲不属于极具创意的方法，但看到丈夫能够为自己做这种事情，她肯定会很开心的。

家里保持清洁

不是简单地将垃圾堆到一边，而是认真地用吸尘器将角落都打扫一下，还有清洁一些炉具等。不要以为这是在简单地做家务，只要看看妻子的反应你就知道这招很有效。

贴心小贴士

从今天开始，每天坚持晒半小时太阳。

怀孕经验交流

灵灵爸爸：自从知道有了灵灵那天开始，老婆怀孕就成了我心里的头等大事。老婆怀孕后，我坚持和她一起学习育儿知识：一起查看相关的杂志文章，上网查找最新育儿知识，还一起去医院、亲子中心。"知识是力量"，孕期10个月我都"监督"老婆严格按照书上说的去做，现在的灵灵非常健康聪明。

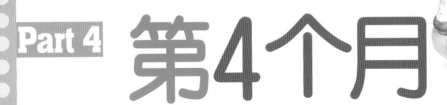

Part 4 第4个月

我会吮手指头了

在妊娠中期，孕妈妈的早孕反应大多已消失，此期间是整个妊娠期间最舒服的时期。孕妈妈腹部隆起，从外表上已可看出孕妈妈的模样，此期孕妈妈增重 6～7 千克，其中胎儿重约 0.9 千克。

痛苦的孕吐已结束。孕妈妈的心情会比较舒畅，食欲也于此时开始增加。尿频与便秘现象渐渐恢复正常，但分泌物仍然不减。

此阶段结束时，胎盘已经长成，流产的可能性已减少许多，算进入安定期了。

这时子宫如小孩子头部般大小，已能由外表约略看出"大肚子"的形态。基础体温下降，会持续到分娩时。

准妈妈和胎儿新变化

准妈妈变化

准妈妈腹部开始隆起，原来的衣服变得不合体，不久你就需要穿孕妇装了。这个时候，准妈妈的腹部有沉重感，尿频、白带增多等现象依然存在，基础体温逐渐恢复至正常，并一直持续到分娩结束。乳房明显增大，乳头及乳晕是深褐色的，从乳头里可挤出一种淡黄色黏液，看上去就好像是刚刚分娩后分泌的初乳。

早孕反应基本结束，准妈妈的食欲大大增加。但有些准妈妈在这一孕期孕吐现象不但没有消失，反而加重了，这可能是患了妊娠恶阻，应当及时就医治疗。当妊娠反应逐渐结束后，准妈妈的情绪也逐渐恢复正常，能够心境平和了。而其他方面的生理变化，波动也不会太大，但可能存在以下情况：感到背痛、腰痛，出现便秘，牙齿受损，龋齿或牙痛，小腿抽筋或脚心发麻。

胎儿变化

孕13周

13周胎儿的脸看上去更像成人了，身长有70～90毫米，体重约20克。胎儿的脸部更加清晰，五官明显，双眼已向脸部中央更靠近了，眼睑仍然紧紧地闭合；嘴唇能够张合；脖子已经发育得足以支撑头部了。胎儿的骨骼发育明显，神经元迅速增多，神经突触形成，条件反射能力加强，手指开始能与手掌握紧，脚趾与脚底也可以弯曲。

第14周

胎儿从头到臀只有85～92毫米长，重30～43克。手指上有指纹出现，能够斜眼、皱眉和做鬼脸了；能够抓握，还可能会吮吸自己的手指头。另外，胎儿全身开始长出非常细小的绒毛，即胎毛。这一周，宝宝的肝脏开始分泌胆汁，肾脏仍然产生尿液排到羊水中。

第15周

胎儿身长已经达到10～12厘米，体重也达到了50克。皮肤上覆盖了一层细细的绒毛。可以活动所有的关节和四肢，手也更加灵活。眉毛开始长出来了，头发的生长速度也很快。另外，汗腺正在形成，味蕾也开始形成，眼睑仍然闭合，但可以感觉到光。胎儿会在子宫中打嗝了，这是胎儿开始呼吸的前兆。

第16周

胎儿身长12～15厘米，体重120～150克。头部明显更直立了，双眼移到了头部前方，仍然紧闭，但眼球可以移动了。眉毛、睫毛正在生长，耳朵也达到了最终的位置。皮肤薄而透明，能看到皮下的血管网。双臂及两腿的关节已经形成，硬骨开始发育。腿的长度超过了胳膊，指甲完整地形成了，指关节也开始运动。性器官已足够成熟。胎儿用胸部做呼吸动作。能吮吸自己的拇指。

86天

如何
预防黄褐斑

　　黄褐斑的形成与孕期饮食有着密切的关系。如果孕妈妈的饮食中缺少一种名为谷胱甘肽的物质，皮肤内的酪氨酸酶活性就会增加，从而导致黄褐斑"大举入侵"。

黄褐斑是怎么来的

　　黄褐斑是由于组织细胞间的微细循环受淤阻，细胞溶解死亡，黑色素增多形成色斑沉着所造成的。脸部的表皮层最薄，毛细血管最丰富，也最易形成色素沉着。色素沉着部位主要在表皮基底层，黑色素颗粒明显增多，较为严重者真皮层的噬黑素细胞内也有较多的黑色素，与正常相比，色素细胞的数目、黑色素形成以及黑色素颗粒的活性都有不同的增长。

饮食帮忙去除黄褐斑

　　在饮食方面，应少食咸鱼、火腿、虾皮、虾米等腌、腊、熏、炸的食品，少吃葱、姜、辣椒等刺激性食品，多摄取新鲜水果、蔬菜和具有消退色素作用的冬瓜、花菜、鲜枣、橘子、柠檬、豆制品和动物肝脏等，这些食品对消除黄褐斑有一定的辅助作用。

　　我国南方民间常用丝瓜络来治疗肝斑或汗斑等色素沉着性皮肤病。用丝瓜络配以僵蚕、白茯苓各10克，珍珠母20克，玫瑰花3朵，红枣10枚，组成消斑食疗汤，每日1剂，一般10天即可见效。

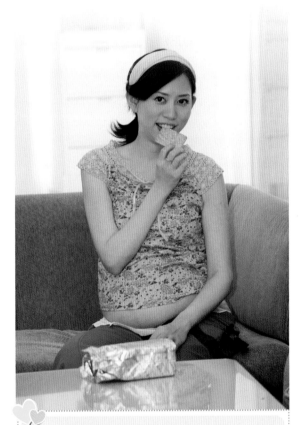

贴心小贴士

　　从这周开始进入孕中期，你会发现你的乳房还在迅速地增大。由于腹部和乳房的皮下弹力纤维断裂，在这些部位出现了暗红色的妊娠纹。

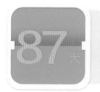

偏食
孕妈妈如何补充营养

合理均衡的饮食，不仅可以保证孕妈妈自身的健康、维持自身新陈代谢的需要，还能促进胎宝宝大脑和体格的正常发育。但在现实生活中，还是有孕妈妈在孕前就有偏食习惯。如果遇到这些情况，有什么办法或者补救替代的食物呢？

均衡营养的重要性

调查表明，营养不良的孕妈妈，其胎宝宝生长发育迟缓，而且智力发育也受影响。对于母体来说，若营养不良，容易并发贫血及低钙等问题和疾病。因此，科学均衡的饮食摄入，是确保母子安全的重要因素。

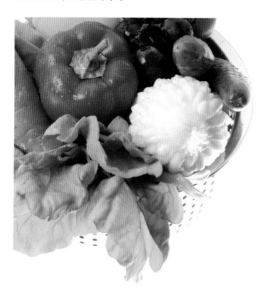

不爱吃蔬菜的孕妈妈

容易导致胎宝宝神经管发育异常或者孕妈妈贫血、免疫力下降，导致便秘及痔疮。

补救办法

多吃应季蔬菜。例如冬季多吃白菜、萝卜，不但补充营养还能预防疾病。对于个别不喜欢吃的蔬菜，可以做馅料，改变烹饪方式。

吃菜少的孕妈妈要多食用粗粮。粗粮相比细粮而言含有更多的维生素，更富含膳食纤维。

不能或者不爱喝牛奶的孕妈妈

容易导致胎宝宝生长迟缓、孕妈妈腿抽筋等。

补救办法

适当地在饮食当中增加蛋白质和钙的摄入，尤其是钙。

 怀孕经验交流

很多医院开设了为孕妈妈提供育儿指导的课程，往往受欢迎的课程总是很快就被报满了，所以如果你想上的话，可要提前预订你选定的班级，并确定好日期。

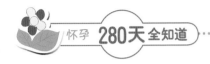

乱吃 水果有危害

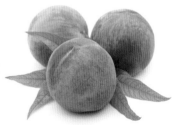

孕期多吃水果的好处有很多。但孕妈妈要注意了，吃水果也是有讲究的，并不是吃得越多越好。

🌸 孕妈妈每天只能吃半斤水果

不少孕妈妈认为自己多吃水果，宝宝生下来才会白嫩、水灵，于是天天瓜果不断。猛吃水果的结果，只能是增加妊娠期肥胖和妊娠期糖尿病发生的概率。妊娠期糖尿病会损伤孕妈妈全身血管，危害心、脑、肾、眼等脏器，会导致巨大儿，增加胎宝宝先天畸形的危险，甚至会造成流产、死胎。

🌸 吃水果也要挑时间

早饭后吃西柚提神：西柚中含有丰富的果胶成分，可降低低密度脂蛋白胆固醇的含量，减轻动脉血管壁的损伤，维护血管功能，预防心脏病。但由于其中酸类物质含量较多，最好在饭后食用，尤其是早饭后，可以迅速使大脑清醒。

餐前吃香蕉、红枣：香蕉含有很丰富的钾，对心脏和肌肉的功能有益；香蕉可以辅助治疗便秘，适合餐前食用。红枣含有大量的维生素C，餐前食用为好。但胃痛腹胀、消化不良者要忌食。

饭后吃菠萝助消化：新鲜菠萝含蛋白酶，如果空腹吃，菠萝的蛋白分解酶会伤害胃壁，有少数人还会引起过敏反应。因此宜在餐后食用，还能帮助消化。

柿子最好晚上吃：柿子中含有大量的柿胶和鞣质，早上空腹食用，胃酸会与之作用，形成凝块，即"胃柿石"，严重影响消化功能，宜饭后或晚上食用。

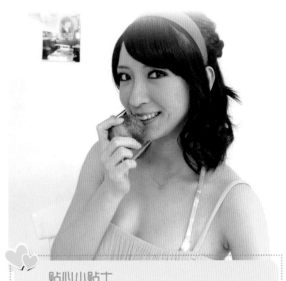

贴心小贴士

此时胎盘已经形成。胎盘和羊水的屏障作用可缓冲外界的刺激，使胎宝宝得到有效的保护。

89 是时候加加"油"了

这个时期胎宝宝生长发育增快，特别是脑的发育，不仅重量增加，而且脑细胞的数量开始迅速增加，需要增加有利于大脑发育的营养物质，如磷脂和胆固醇等脂类。胎宝宝各系统功能的加强，使孕妈妈负担加重，需求和消耗增加，孕妈妈该加加"油"了。

番茄豆腐羹

原料 番茄、豆腐各200克，净毛豆50克。

调料 水淀粉2勺，糖1/2勺，味精、盐各适量。

做法 ①将豆腐切片，入沸水稍焯，沥水待用。②番茄洗净，沸水烫后去皮，剁成蓉，下油锅煸炒，加盐、糖、味精，炒几下待用。③油锅下清汤、毛豆、盐、糖、味精、豆腐，烧沸入味。④用水淀粉勾芡，下番茄酱汁，推匀，出锅即可。

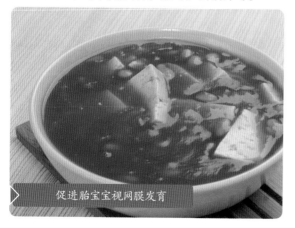

促进胎宝宝视网膜发育

糖醋排骨

原料 猪排骨500克。

调料 葱花、姜末各5克，糖、醋各1勺，香油少许，盐适量。

做法 ①将洗净的猪排骨剁成8厘米长的骨块，放入盆内，加适量盐水腌渍4小时左右。②将锅置火上，放油烧热后下排骨煎炸片刻，捞出控油。③原锅置火上，倒入适量油，下葱花、姜末炝锅，迅速放入排骨、适量开水、糖和醋等，用小火煨约20分钟，待骨肉能分离时，淋香油盛盘即可。

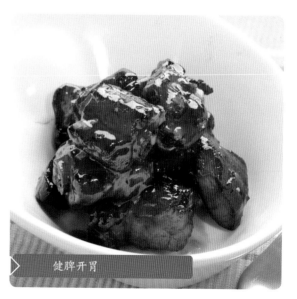

健脾开胃

90天
上班妈妈
如何挑选办公室零食

通常，上班的孕妈妈们比在家待着的孕妈妈们更难得到足够好的饮食，所以更应该有计划有策略地准备每天的饮食。比如，在办公桌抽屉里放上无糖果汁、水果干、奶粉，在手提袋里放上全麦饼干、苏打饼干、坚果、新鲜水果等零食。

吃零食要选对时间

午餐和晚餐之间是吃零食的最佳时刻，因为这样既补充了孕妈妈的营养，又没有耽误正常的午餐、晚餐。但要特别注意，晚间吃零食不要选择睡前的半小时内，否则会影响健康，给身体带来伤害。

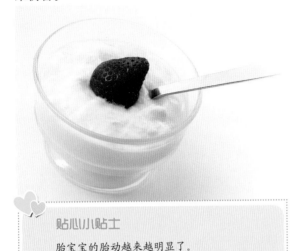

贴心小贴士

胎宝宝的胎动越来越明显了。

办公室零食搭配建议

❀ 麦片

在选择饮品时，可考虑麦片，每天食用一包即可。选择麦片要选择低糖的，并且在冲泡时适量加入一些牛奶，在保证营养的同时还改善了味道。

❀ 苏打饼干

饼干是被选择最多的零食，苏打饼干含有的油脂相对少一些，所以孕妈妈食用起来更健康。

❀ 酸梅汤等解暑饮品

午餐后半小时喝一些酸梅汤、绿茶等，既可消渴又能解暑。但要切记，茶类饮品最好在饭后半小时喝，否则会引起胃酸。

❀ 新鲜水果

它是孕妈妈不可缺少的健康零食，因其含有丰富的维生素C、矿物质和膳食纤维，既能补充营养还可提高身体的免疫力。

❀ 果干或坚果

果干要食用经过脱水处理制成的蔬果干，如菠萝干、葡萄干等，这类零食不但低热量，而且对身体健康非常有益。

91天 进补不过量的秘密绝招

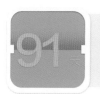

饮食并非少吃就能减肥，如进食的技巧、食物的烹调、外食的选择等，都是控制体重的关键。同样的营养价值，如果选择热量较低的食物，对体内的宝宝并没有影响，但是对于孕妈妈本身却影响很大！而且这些观念及技巧，对于产后恢复身材也很有帮助。

定时定量

一日三餐不定时，最容易发胖，也会导致身体不健康。所以，定时定量才是健康的饮食方式，并且养成三顿正餐一定要吃的习惯。

改变进餐顺序

正确的进餐顺序，先喝水，再喝汤，再吃蔬菜，最后才吃肉类和米饭。

拒绝快餐店的诱惑

外食的烹调方法，常是高油、高盐、高糖，其所造成的后果当然是高胆固醇、高卡路里。所以，减少外食机会，尽量自己动手做菜，既卫生又能控制调味料的量，这样才能吃出健康。

> **贴心小贴士**
>
> 到现在，烦人的妊娠反应终于该消失了。

用番茄解馋

餐与餐之间，或许你已养成吃点心的习惯，然而，点心正是发胖的危险食物。饿了，吃个不会胖又有饱足感的番茄，解解馋吧！

少油的营养高汤

高汤中的丰富钙质，是不可或缺的。饮用高汤之前，先去除漂浮在最上面的油质。

改变烹调方式

尽量用水煮、蒸、炖、凉拌、红烧、烤、烫、烩、卤的烹调方式，其中，尤以氽烫的方法最健康。以上的烹调方式尽量不要再加油，可加酱油。烹调时少加入糖、少加入酒、少加用勾芡。

多吃绿色蔬菜

用餐时，不妨少吃饭，多吃蔬菜，因为，蔬菜里的纤维质会有饱腹感，不易发胖。带汤汁的菜肴，应将汤汁稍加沥干后再吃。

> **贴心小贴士**
>
> 在怀孕期间增重以15千克左右为宜。在此范围内增重，宝宝出生时的体重可在2500~3400克，符合标准要求。

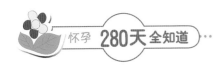

宝宝
会做一些简单动作了

从这个月起，宝宝开始做一些简单动作了。大部分胎宝宝会吸吮自己的手指，但是还不老练，只要是嘴能够碰到的东西，不管是手臂，还是脐带，甚至是脚趾，都会张嘴去吸吮。他的小身体已经能做出反屈、前屈、侧屈和翻转动作，就像一个小小的运动员。

❀ 第13周

胎宝宝看上去像一个漂亮娃娃了，眼睛突出在头的额部，两眼之间的距离在缩小，耳朵也已就位。他的身体在迅速成熟，腹部与母体连接的脐带开始成形，可以进行营养与代谢废物的交换。

❀ 第14周

胎宝宝手指开始长出代表个人特征的指纹印，手指和脚趾已完全成形；软骨已经形成，骨骼正在迅速发育。

❀ 第15周

胎宝宝的头顶上开始长出细细的头发，眉毛也长出来了。薄薄的皮肤上有一层细绒毛，好像是一条细绒毯盖在身上。随着孕周增加，这层绒毛逐渐减少，一般在出生时就会消失。

❀ 第16周

胎宝宝现在身长大约有16厘米，体重达到了200克，看上去还是非常小，大小正好可以放在你的手掌里。现在，他开始学会轻轻地打嗝了，这是呼吸的先兆。但是你听不到打嗝声，这是因为在他的气管里充满了羊水，而不是空气。

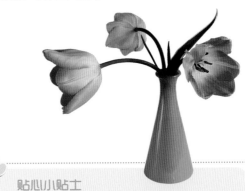

> **贴心小贴士**
>
> 胎宝宝现在已经长到76~100毫米，重达28克。在他手指上已经出现独一无二的指纹印。

> **贴心小贴士**
>
> 亲爱的妈妈，我开始可以做许多动作，如双手握紧、眯着眼睛斜视、皱眉头、做鬼脸、吸吮自己的大拇指等，这些动作可以帮助我更好地发育大脑呢。

93 抚摸胎教启动

每个孩子都喜欢父母的爱抚，胎宝宝也不例外。经常受到父母爱抚的孩子长大后遇事更冷静沉着，反应更机敏。抚摸胎教是孕妈妈与胎宝宝之间最早的触觉交流，通过抚摸孕妈妈的腹部，使腹中的宝宝感觉到父母的存在并做出反应。

🌸 抚摸胎教益处多

抚摸胎教可以锻炼胎宝宝皮肤的触觉，并通过触觉神经感受体外的刺激，从而促进了胎宝宝大脑细胞的发育，加快胎宝宝的智力发展。

抚摸胎教还能激发起胎宝宝活动的积极性，促进运动神经的发育。经常受到抚摸的胎宝宝，对外界环境的反应也比较机敏，出生后翻身、抓握、爬行、坐立、行走等运动发育都能明显提前。

在进行抚摸胎教的过程中，不仅让胎宝宝感受到父母的关爱，还能使孕妈妈身心放松、精神愉快，也加深了一家人的感情。

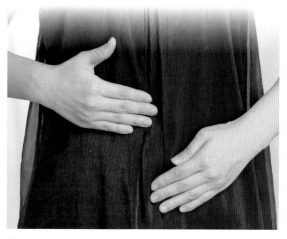

🌸 抚摸胎教这样做

抚摸

孕妈妈倚靠在床上或坐在沙发上，全身放松，用手捧着腹部，从上而下，从左到右，反复轻轻抚摸，然后再用一个手指反复轻压。

刚进第四个月时，大多数孕妈妈还感觉不出胎动，到后来在抚摸时，应该注意胎宝宝的反应。如果胎宝宝对抚摸刺激不高兴，就会出现躁动或用力蹬踢，孕妈妈则要立即停止抚摸；如果胎宝宝在孕妈妈的抚摸下，出现轻轻地蠕动，则表示胎宝宝感到很舒服、很满意。抚摸胎教每次5～10分钟。

训练的手法宜轻柔、循序渐进，不可急于求成。

怀孕经验交流

需要注意的是，有流产、早产迹象者，不宜进行抚摸、拍打胎教。孕妈妈仰卧做抚摸胎教不能超过10分钟，以免发生仰卧综合征，严重时会引起孕妈妈晕厥。

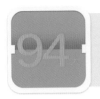

94 宝宝， 我们要听音乐了

合适的音乐胎教一方面可以让孕妈妈心情愉悦，改善情绪状态；另一方面可以给胎宝宝以良好的刺激，促进胎宝宝的健康发育。因此，胎教音乐应该尽可能地贯穿整个孕程。

🌸 选对音乐才有效

从总体来讲，优美抒情的中国传统乐曲、民族乐曲、西方古典乐曲等对母子身心健康都是有益的。选择时要注意音乐质量和录制质量，录制杂音大，放音效果失真，均会降低音乐胎教的效果，甚至成为影响胎宝宝神经系统发育的噪声。

🌸 听之前要告诉宝宝

欣赏音乐前，孕妈妈应放松肌肉，保持心情舒畅，并告诉宝宝："宝宝，我们要听音乐了。"欣赏音乐时，应随乐曲产生美好的联想，对宝宝加以深切的期望和倾注全部的爱。

🌸 胎宝宝喜欢纯音乐

相比有复杂歌词的歌曲来说，胎宝宝更喜欢单纯、优美的旋律。因此，选胎教音乐时，尽量多用一些曲子，而且，让胎宝宝熟悉起来。

🌸 分贝、时间有讲究

孕妈妈听音乐，应该根据胎宝宝的生活规律随时听，在胎动明显时效果最好。孕妈妈不宜戴耳机，音量最好控制在孕妈妈感觉舒适为宜，一般在45～55分贝之间。有目的地给胎宝宝听音乐的时间不宜过长，一般5～15分钟就足够了。

🌸 胎宝宝也喜欢妈妈唱

胎宝宝最喜欢的还是妈妈的声音。孕妈妈可以随着胎教音乐哼唱，也可以自己给宝宝唱，如《摇篮曲》等；或教胎宝宝唱简单的乐谱，每唱完一个音符稍加停顿，使胎宝宝有"复唱"的时间。

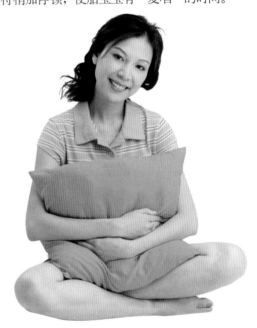

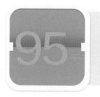

95

妈妈
宝宝入梦来

很多孕妈妈怀孕后总是做些奇怪的梦，比如会梦见自己见红，梦见长得奇奇怪怪的宝宝，真是可怕极了。那么长期以往是否会影响到胎宝宝？会不会对做胎教产生影响？

日有所思，夜有所梦

俗话说"日有所思，夜有所梦"。实际上，这些孕妈妈大多是心理压力过大，比如担心胎宝宝畸形。特别是因感冒等疾病，服用过药物以后，更是怀疑药物是否对胎宝宝有影响。也有的孕妈妈，在怀孕以后身体不适、体力欠佳，常常担心自己能否承受得了妊娠的负担，会不会发生难产或意外。

总之，这些孕妈妈都有各种各样的精神压力或心理障碍，百思不得其解，造成失眠、多梦甚至做惊险的噩梦。

卸下包袱 放松心情

唯一有效的办法，就是加强孕期的心理调适。有什么思想疑虑和心理负担及时找医生咨询或治疗，使身心处于健康状态，愉快地度过孕期。

有极少数孕妈妈因患有某些心、脑血管疾病，当夜间睡眠时，处于不当的体位，也会引起心、脑组织出现一过性缺血缺氧，常因噩梦惊醒。此时应早到医院检查、治疗，以保证安全度过孕期，顺利完成分娩过程。

集中精力在有趣的事情上

放松心情，用心工作，做些有创意或是好玩的事情，让自己的心情尽量愉悦，会对良好的睡眠有些帮助。另外，睡前喝一杯牛奶、与准爸爸聊聊天、听一听摇篮曲，也会安然入睡。

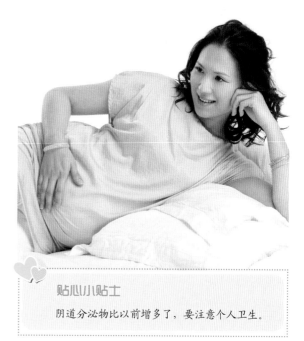

贴心小贴士

阴道分泌物比以前增多了，要注意个人卫生。

得力助手
——准爸爸要加入了

胎宝宝最喜欢准爸爸的抚摸和声音啦，所以在整个胎教的过程中，准爸爸一定要参加进来。

🌸 孕妈妈的得力助手

做抚摸胎教的时候，准爸爸应经常隔着肚皮轻轻地抚摸胎宝宝，并协助妻子让胎宝宝进行一些宫内运动。最好是一边抚摸一边与胎宝宝说话，同时告诉宝宝是爸爸在抚摸他。

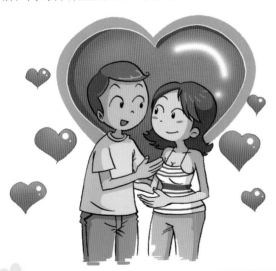

贴心小贴士

现在流产的危险性已经减小，早孕症状也开始减轻，晨吐趋于平静。

🌸 母子之间的调解员

当胎宝宝的活动过于激烈让孕妈妈感觉有些难以忍受时，准爸爸可一边隔着肚皮轻抚胎宝宝，一边温和地说："乖宝宝，爸爸和你商量个事儿，小腿踢得轻点儿，好吗？你妈妈感觉有些吃不消了。"这个时候让准爸爸出面调解沟通一下，有时会有特别的效果。

🌸 态度至关重要

对话胎教的效果取决于孕妈妈和准爸爸对胎宝宝的态度。夫妻间的高声喧哗、吵闹声、爽朗的欢笑声或充满爱意的窃窃私语等都会被胎宝宝听到。准爸妈不可认为胎宝宝什么能力都没有，不顾言行，而应当把胎宝宝当作一个倾心的听众，养成和胎宝宝对话的习惯，随时和胎宝宝交流。

🌸 对话内容不限

进行对话胎教的时候，对话的内容不限。从生活的琐事、工作、学习、闲暇娱乐、艺术欣赏乃至天文地理等都可以向胎宝宝介绍。

比如，准爸爸回家时可以说："亲爱的，我回来了。宝宝，爸爸回来了。"亲吻妻子，抚摸宝宝。丈夫可千万别小看这人人都能学会的自然举动，这对妻子和宝宝都会产生极其重要的影响。

97天 偏食的孕妈妈，宝宝出生以后也偏食

很多的家长会常常为偏食的孩子头疼，有研究发现，造成孩子偏食的源头有可能发生在胎宝宝期。

胎宝宝能记住食物的味道

科学家们做了一个有趣的实验，他们让一些孕妈妈在妊娠的最后3个月，定时服用胡萝卜汁；另外一些孕妈妈分娩后服用。结果发现：那些在出生前就"接触"过胡萝卜汁的宝宝，不仅能顺利接受这种食物，并且表现出喜欢的倾向；但对于那些出生前没有"接触"过胡萝卜汁的宝宝来说，显然他们对这种食物不太喜欢。

从实验当中，科学家们得出这样一个结论：胎宝宝能通过子宫"品尝"到食物的味道。不仅如此，他们还有超强的记忆力。通过在子宫内的"品尝"，胎宝宝能熟悉妈妈曾吃过的食物味道。

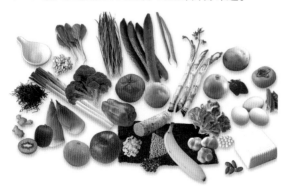

胎宝宝会对妈妈的饮食留下印象

孕妈妈孕期的饮食会给胎宝宝留下深刻的印象，这种印象会左右胎宝宝长大后对食物的选择和接受程度。

从羊水到母乳

看来，这是一个非常奇妙的体系。胎宝宝首先在羊水中认识妈妈的饮食喜好，婴儿期在母乳中巩固这种印象，最后在餐桌前首次食用。在羊水或母乳中对食物味道的体验，有助于提高宝宝断奶后对这种食品的接受程度。

其实，这也是行为胎教的一种

这个发现同时也带给我们新的启示：最为本质的胎教，不是语言，不是音乐，或许就是孕妈妈日常生活的习惯，这种习惯对胎宝宝有着潜移默化的影响。

贴心小贴士

亲爱的妈妈，我的味蕾将要生成，味觉在一定程度上也开始形成了。这个时候的你可千万不要挑食，让我对食物能多些选择哦。

98天 胎教中的美学教育

"生活中并不是缺少美，而是缺少发现美的眼睛。"确实，我们的生活中到处都充满了各种各样的美，人们可以通过看和听，体会享受着这美的一切。而对胎宝宝进行美学的教育和培养，则需要孕妈妈将感受到的美通过神经传导输送给胎宝宝，让他与妈妈一起分享这一切。

美学培养也是胎教学中的一个组成部分，它包括的美学多种多样，主要有艺术美学、形体美学和大自然美学三部分。

孕妈妈的美

对胎宝宝进行音乐美学的培养可以通过心理作用和生理作用这两种途径来实现。而形体美学主要是指孕妈妈的气质、举止和情趣。孕妈妈穿着合体的孕妈妈装，洁净的头发和妆容，会显得整个人精神焕发——怀孕不会让女人变丑；相反，怀孕会让一个成熟美丽的女人平添更多风韵。

赏心悦目有利胎教

大自然美学要求孕妈妈多到大自然中去饱览美丽的景色，可以促进胎宝宝大脑细胞和神经的发育。多接触美好的事物，如优美的音乐、赏心悦目的画作、优美的诗歌等，对美学修养都有着潜移默化的作用。

一起去看美术展览

你可以和准爸爸一起去看美术展览，多看些积极的、调子明快的画作。艺术会使你感受到生命的执着和热烈，你的心情亦会随之开朗起来。

欣赏的同时，如能顺便翻阅一下画家的传记或美术史书，就会更添雅兴。

欣赏名画

在孕妈妈卧室挂一两幅名画，床头放几本漫画、幽默画，夫妇俩一边欣赏、一边谈笑，能带来生活的情趣和欢乐。儿童画册也很有趣，买几本儿童连环画册，放在床旁，不时翻翻，也会产生童趣，使自己依稀感到宝宝就依偎在身边，由衷地体会到将要做爸爸、妈妈的自豪感和幸福感。

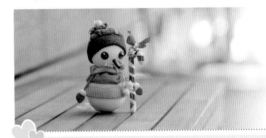

贴心小贴士

子宫继续增大，已经开始压迫肠道，影响消化了。

99天

羊水
——孕育生命的神奇之水

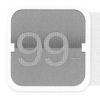

有人说人类是一种特殊的两栖动物，胎宝宝期住在水里，出生后生活在陆地上。孕育胎宝宝的神奇之水便是羊水。

羊水，是指怀孕时子宫羊膜腔内的液体。在整个怀孕过程中，它是维持胎宝宝生命所不可缺少的重要成分。

羊水的作用

保护胎宝宝。使胎宝宝在羊水中自由活动，防止胎体粘连形成胎宝宝畸形；保持子宫腔内恒温、恒压，减少外力所致的胎宝宝损伤。

保护母体。羊水可减轻因胎动引起的孕妈妈不适感；临产后胎囊可借助羊水压扩张宫颈，避免胎体直接压迫母体组织时间过长，引起宫颈及阴道损伤。

借助羊水进行各种检查，了解胎宝宝的性别、胎宝宝的成熟度及胎宝宝有无遗传病。

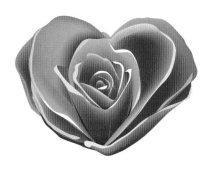

羊水量的多少是怀孕是否正常的重要指标

🌸 羊水过少

羊水过少一般发生在孕早期，是胎宝宝异常或妈妈潜存疾病的重要表现。即使当时胎宝宝没有异常的情形，等出生后，此类新生儿的周期性患病率和死亡率也比一般婴儿高。因此，当出现羊水过少现象时，应立即找出病因。

🌸 羊水过多

正常羊水为1000毫升左右，羊水过多在医学上是指分娩时子宫内羊水超过2000毫升。若羊水在数天内急剧增加超过正常量为急性羊水过多；若羊水逐渐增加超过正常量为慢性羊水过多。

由于产生羊水过多的原因尚不明了，故孕妈妈一旦发现腹部增大明显时，即应去医院检查，以明确是否为羊水过多。

贴心小贴士

胎宝宝的身长已经达到10～12厘米，体重也达到50克，薄薄的皮肤上覆盖了一层细细的绒毛。

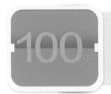
小小胎盘 的大大功效

建造胎盘的准备工作在2个月前已经开始了，直到今天，真正的盘状胎盘才开始形成。

胎盘长什么样

胎盘是由胎囊壁的叶状绒毛膜和妊娠子宫的蜕膜发育而来。胎盘的形态和功能是随着胎宝宝生长发育的需要而发育，并逐渐完善。怀孕16～20周胎盘完全形成。到足月妊娠时，胎盘呈椭圆形，直径16～20厘米，厚约2.5厘米，像一般的盘子那么大，重达500～600克。

胎盘的功能

输送养分

胎盘像一个复杂的运输机器，能运送胎宝宝生长发育所需的糖分、氨基酸及微量元素等。它还能将母体内的抗病物质输送给胎宝宝，其强大的免疫力能发挥到胎宝宝出生以后6个月。

 怀孕经验交流

孕妈妈在胎盘尚未形成的孕早期容易发生流产，不可过度劳累。妊娠过期以后，胎盘会因老化而功能减退，易造成胎宝宝宫内窘迫。所以在孕妈妈能察觉胎动后，自己应学会监测胎动，观察胎宝宝是否安全，以便适时分娩。

负责排泄

胎宝宝的代谢废物，如尿液中的尿素，以及造成新生儿黄疸的胆红素等，都会通过胎盘经由母体排出体外。

承担呼吸功能

胎盘把氧气通过母体内的血液送给胎宝宝，再把胎宝宝血液中的二氧化碳送回母体排出，担负着胎宝宝呼吸器官的功能。

抵挡毒物入侵

胎盘有抵御细菌、病毒等有害物质侵入胎宝宝体内的功能。不过不是一切有害物质都可以由胎盘抵挡，如风疹病毒、流感病毒等十几种病毒及某些化学物质仍然可以通过胎盘侵害到胎宝宝。

调整激素分泌

不同阶段的胎盘分泌相应的激素，以保障胎宝宝的发育。如孕初期，以分泌绒毛膜促性腺激素为主，同时分泌孕酮和雌激素。至妊娠足月时又分泌促使宫缩发动、胎宝宝娩出的激素。

 贴心小贴士

胎宝宝对光已经很敏感了，可以进行光照胎教了。

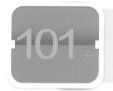

101天 明明白白 做B超

B超可以显示人体实质脏器的疾患，对于胎宝宝的情况也可以清楚地显示出来。但有些孕妈妈过分关注腹中胎宝宝，隔三岔五便到医院检查一次；而也有些孕妈妈害怕B超检查会对胎宝宝产生不良的影响而拒绝做B超。那么，B超到底如何做才适宜呢？

💟 怀孕不同时期B超的不同作用

在孕中期（第13周至第27周末），B超主要用于了解胎宝宝各部位、各器官的发育是否正常，特别是观察胎宝宝有无畸形。

在孕晚期（28周以后），除了与怀孕中期相同的检查目的外，侧重于检查胎宝宝的发育是否正常以及有无各种病理情况，如胎盘、羊水、脐带的异常等，还可以确定胎位。一般认为，检查肢体的最好时间为中期。

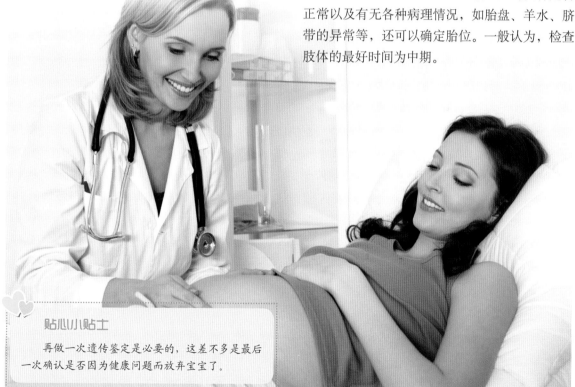

贴心小贴士

再做一次遗传鉴定是必要的，这差不多是最后一次确认是否因为健康问题而放弃宝宝了。

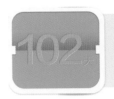

读懂 B超检查单

怀孕期间，孕妈妈将做2～3次的超声波检查。你是不是特别想知道报告单上的各种数字都说明了什么？这里提供一些参考指标：

❀ GS——胎囊

胎囊只在怀孕早期见到。在怀孕6周时胎囊直径约2厘米，孕10周时约为5厘米。胎囊位置在子宫的宫底、前壁、后壁、上部、中部都属正常；形态圆形、椭圆形、清晰为正常；如胎囊为不规则形、模糊，且位置在下部，孕妈妈同时有腹痛或阴道流血时，就要小心流产。

❀ FH——胎头

轮廓完整为正常，缺损、变形为异常；脑中线无移位和无脑积水为正常。BPD代表胎头双顶径，怀孕到足月时应达到9.3厘米或以上。按一般规律，在孕5个月以后，基本与怀孕月份相符，也就是说，妊娠28周（7个月）时BPD约为7.0厘米，孕32周（8个月）时约为8.0厘米。以此类推，孕8个月以后，平均每周增长约为0.2厘米为正常。

❀ CRL——头臀长

为胎宝宝头与臀之间的距离，表示胎体纵轴平行测量最大的长轴，主要用于判定孕7～12周的胎龄。在6～13周之间估计孕龄（7周）=头臀长+6.5（厘米）。

❀ H——胎心

有、强为正常；无、弱为异常。胎心频率正常为每分钟120～160次。

❀ FM——胎动

有、强为正常；无、弱可能是胎宝宝在睡眠中，也可能为异常情况，要结合其他项目综合分析。

❀ PL——胎盘

位置是说明胎盘在子宫壁的位置；胎盘的正常厚度应在2.5～5厘米之间。钙化一项报告单上分为Ⅲ级：Ⅰ级为胎盘成熟的早期阶段，回声均匀，在孕30～32周可见到此种变化；Ⅱ级表示胎盘接近成熟；Ⅲ级提示胎盘已经成熟，并趋于老化。

❀ AMN——羊水

MVP（最大羊水池垂直羊水深度）在3～7厘米之间为正常，超过7厘米为羊水增多，少于3厘米为羊水减少。

❀ Cord——脐带

在正常情况下，脐带应漂浮在羊水中，如在胎宝宝颈部见到脐带影像，可能为脐带绕颈。

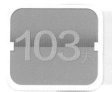

唐氏筛查，
到底能筛查什么

孕妈妈在孕检中会碰到一项重要检查——唐氏筛查。那么，孕妈妈有必要了解一下，什么是唐氏筛查，而它究竟要筛查的是什么呢？

❀ 什么是唐氏筛查

唐氏筛查，是唐氏综合征产前筛选检查的简称，目的是通过化验孕妈妈的血液，来判断胎宝宝患有唐氏综合征的危险程度。如果唐氏筛查结果显示胎宝宝患有唐氏综合征的危险性比较高，就应进一步进行羊膜穿刺检查或绒毛检查以求确诊。

❀ 唐氏综合征的病况

唐氏综合征的宝宝外貌以至体质上都有很多明显的症状。他们智能较正常儿童低，通常智商只有40～60。患唐氏综合征的宝宝发育迟缓，加上肌肉张力低，令他们学习坐立及走路也比正常宝宝迟。他们也有很特殊的面貌，易于辨认。患唐氏综合征的宝宝通常双眼距离较远，眼睛向上斜，鼻梁骨平坦，嘴、牙齿及耳朵均细小。大部分患者手掌纹呈猿形（俗称断掌），手指呈特殊的蹄状纹，第一及第二根脚趾的距离特宽。

❀ 唐氏综合征的发病机理

人类细胞的染色体对数应该为23对（46条），其中一半来自父亲，一半来自母亲。正常人有22对常染色体，而另一对是决定性别的性染色体。唐氏综合征的病因就是在患者的第21对染色体上多了1条染色体，因为多了1条21号染色体，所以称"21三体综合征"。

❀ 唐氏筛查的最佳时间

筛查最佳时间是在孕15～20周。

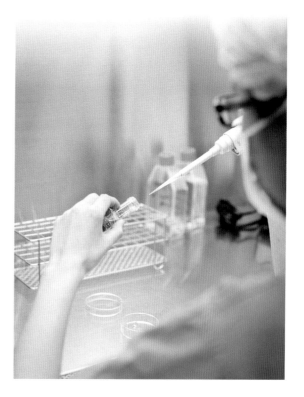

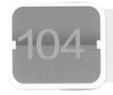

104天
孕妈妈
最关心唐氏筛查Q&A

Q *每个孕妈妈都一定要做唐氏筛查吗*

唐氏的发生具有随机性，只有大约1%的唐氏患者与遗传因素相关，其他发病因素不明。据文献统计，所有出生的唐氏儿中35岁以上女性娩出的占一半以上。唐氏筛查没有不良反应，既能缩小羊水检查的范围，又不会遗漏可能怀有唐氏儿的孕妈妈。因此，每一位孕妈妈都有必要进行唐氏筛查，做到防范于未然。

Q *如何筛查*

多采用联合血清学的方法筛查唐氏综合征。抽取孕妈妈的外周血，提取血清，检测妈妈血清中甲型胎宝宝蛋白（AFP）和血清绒毛膜促性腺激素（HCG）的浓度，结合孕妈妈的预产期、年龄和抽血时的孕周和体重计算出"危险系数"，这样可以查出80%的先天愚儿。同时此项检查还可以检查神经管缺损、"18三体综合征"以及"21三体综合征"的高危孕妈妈。

Q *检查可以吃早餐吗*

做唐氏筛查时无须空腹；抽取静脉血。

贴心小贴士

你的子宫需要相当于孕前5倍的供血量来维持胎宝宝的发育。

Q *如果筛查结果是大于标准值怎么办*

可以做羊膜穿刺手术，抽取羊水做检查。

Q *既然唐氏筛查准确率不高，那么不如直接做羊水穿刺检查*

其实，羊水穿刺检查是有一定的风险的，有可能引起羊膜破裂，导致流产，而且费用较高。而唐氏筛查较经济、简便，是对胎宝宝无损伤的检测方法。

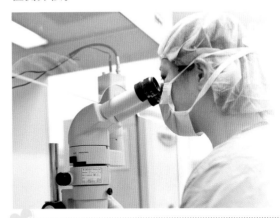

贴心小贴士

有关指标在不同的医院并不统一

有的医院正常值标准是"小于1/270"，有的则是"小于1/380"；最佳筛查期有"16~19周""18~21周"或"15~20周"不同的说法，不同的计算方法对于筛查结果是有影响的。

105天 什么情况 要做羊水穿刺

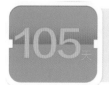

唐氏筛查发现有问题以后，医生可能会建议你做羊水穿刺，羊水穿刺可以进一步确认宝宝是否有问题。健康的情况下不建议做羊水穿刺，因为羊水穿刺有一定的危险。

哪些情况需要做羊水穿刺

羊水穿刺主要是检测各种生育相关病症，以及遗传病症，适用于35岁以上、怀孕15～18周的孕妈妈。如果你有遗传病或染色体异常等家族病史，或超声波扫描等检测发现异常，医生也会建议你进行羊水诊断。

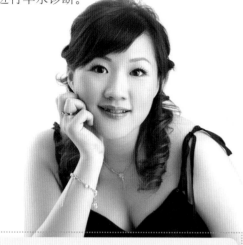

贴心小贴士

如果没有必要，就不要做羊水穿刺。

羊水穿刺可怕吗

其实，羊水穿刺不像有些孕妈妈想的那么可怕。首先医生会对胎宝宝进行检查，以确保你怀孕至少已达14周。做完超声波检查，你就可以去洗手间了。然后回到诊室里，你的整个腹部都会被涂上抗细菌的碘液。医生将针刺入你的子宫，同时在超声波的引导下，小心地避开胎宝宝。在刚进入时，会稍微有一点儿疼痛，不过不必担心，这不会比采血疼到哪里去。取出约28克的羊水只需1分钟的时间，而且你的身体会马上开始补充失去的羊水。

做完后的注意事项

医生会建议你在随后的3天里多注意休息，避免大量地运动，以及搬运重物（有些医生甚至会建议你避免性生活）。如果出现以下任何症状，如出血、有水状液体流出或高烧，请立即联系医生。

做羊水穿刺可能的风险

羊水穿刺过程总体来说是安全的，虽然存在导致母体损伤，损伤胎宝宝、胎盘及脐带，羊水渗漏，流产或早产，宫内感染的危险性，但其比例不超过1/200。

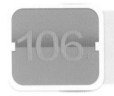

呵护 你的脚

整个孕期你的双脚都在承载着你不断变化的体重，因此除了在饮食上给予充足的营养之外，孕妈妈一定要保护好自己的双脚，穿上平跟鞋。尝试一下建议，可以善待你的双足。

🌸 怀孕后脚的负担

被称为"人体第二心脏"的脚，在怀孕后的负担也不轻。首先要支持增加的体重10～14.5千克，脊椎前弯、重心改变。由于这种转变也会改变脚部承受的压力，所以你就可能会有俗称"扁平足"的病症，从而引起疼痛。

在4～6个月期间，由于女性身体会产生一种放松化学物质，这种物质可以放松产道有助于宝宝的出生，同时这种物质也会使身体的韧带放松。由于许多的韧带都是在脚部，所以你的脚的尺码会变大，产前最舒适的鞋子都会使你觉得挤压。通常在产后脚部的尺码就会恢复正常，但是一些女性可能还会变大半码。

除了扁平足，许多女性还可能有脚部水肿的现象，这是由于身体多余水分储存到手部或者脚部的软组织中。

> **贴心小贴士**
>
> 虽然你还感觉不到，但胎宝宝已经学会打嗝了。

🌸 呵护好你的脚

减轻脚部的负担：如果你经常站着的话，要注意经常休息，休息的时候还要注意抬起脚。如果要加快脚部循环的话，可以每隔一个小时站起来走一走。

做足部运动：收缩起脚趾，然后踢出脚跟并将脚趾尽量张开。伸出双腿，脚趾朝上，让脚趾做画圆圈运动，同时也转动双脚与脚踝。

穿合适的鞋：选择较宽的平底鞋，鞋底要有防滑效果。最好穿没有鞋带的软皮皮鞋或帆布鞋，鞋底防滑，鞋后跟以2厘米高为好。

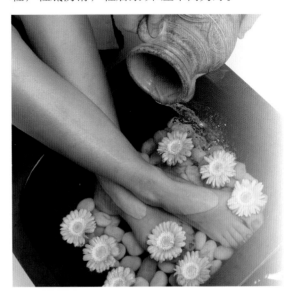

107天

当心
孕期牙疾(一)

有句俗话说："生一个小孩,掉一颗牙。"这句话虽然不完全正确,但却点出了孕妈妈容易有牙齿问题!

孕妈妈的牙齿变化

怀孕与牙齿疾病虽没有直接的因果关系,但是准妈妈在身体与饮食习惯的变化下,如果不注重口腔卫生,面临蛀牙、牙齿敏感等牙齿疾病的概率可就变高了!以下就请专家们说一说孕期的牙齿变化与解决之道!

牙龈炎

由于激素分泌变化,孕妈妈的血管会充血,反映在口腔就会变成牙龈充血,在这样的情形下,如果牙齿没有清洁干净、脏东西卡在牙齿中,牙龈会比平常容易肿胀、出血,当牙龈有红、肿、热、痛现象时,就代表牙龈发炎了。

牙齿敏感、蛀牙

孕妈妈在怀孕初期容易恶心、呕吐,因此,胃部的食物有可能跑到口腔中。除了呕吐物之外,酸梅、柠檬等吃起来酸的食物都会侵蚀牙齿表面的牙本质(即牙齿白白的那一层),如果呕吐完或吃东西后没有刷牙,久而久之,牙齿容易脱钙,导致牙齿变得较敏感。另外,当牙本质被侵蚀后,牙齿表面变得不平,食物容易填塞进去,或附在牙齿表面,也容易产生蛀牙。

牙周病

牙周病包括牙龈炎与牙周炎。如上所述,牙龈炎会有牙龈发红、肿胀、疼痛的症状,刷牙时也常会流血,而牙周炎则会侵蚀牙龈下方的齿槽骨与牙周韧带组织,严重时会使牙齿摇晃、脱落。

牙菌斑是牙周病的主要致病原因。牙菌斑是由附着在牙齿表面的食物与细菌所形成,通常人们在进食两三分钟之后,牙齿就会产生牙菌斑,牙菌斑多了之后就会变成牙结石。

严重的牙周病容易引发早产

如果患有严重的牙周病,不只是孕妈妈的牙齿要受苦,也有可能影响胎儿。医学研究结果表明,患有严重牙周疾病的孕妇,生出体重过轻的宝宝或早产的状况,比口腔健康的孕妇高出2.8~7.5倍。严重的牙周病会导致体内前列腺素分泌增加,进而引发子宫收缩,才会有早产的现象发生。不过,孕妈妈不必过于惊慌,只有在牙周病很严重的情形下才可能会有早产的疑虑。另外,在怀孕时如发现患有牙周病,在进行适当的治疗后,临床证明可以减少早产儿和低体重儿的发生率。

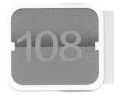
108天

当心
孕期牙疾(二)

何时治疗牙齿疾病较好

对于已怀孕的准妈妈,怀孕中期是最安全的治疗期,也就是4~6个月的时候,但若十分紧急则另当别论。牙医会对孕妈妈采取保守性治疗,也就是说,除了尽量在怀孕中期进行治疗之外,通常会优先解决孕妈妈急性的红、肿、热、痛现象,并且尽量采用简单的治疗方法。一般来说,急性问题常见的有拔牙、拔智齿(当牙齿已疼痛难受时)等。而其他疾病或是基于美容的需求,若时间允许,则建议妈妈产后再做治疗,例如植牙、牙齿美白等。

孕妈妈可以进行牙齿矫正吗

牙齿矫正是透过各种矫正工具来移动牙齿,妈妈不需要服用药物,因此不会影响胎儿,如果妈妈已经矫正了一段时间,仍可继续进行,在怀孕期间,如能避免照射X光或拔牙则应尽量避免。若是尚在考虑何时做矫正的阶段,不妨等到产后再做矫正,那么做起来会较为安心,因为矫正初期通常需要照口腔X光了解牙齿位置,以利于进行矫正以及治疗,同时,矫正初期也需要一段时间来适应。如果牙齿极度不适,可与医生讨论缓解的方法,必要时亦可暂停矫正治疗。

牙齿治疗措施安全吗

如果妈妈需要拔牙,或做其他治疗,通常需要照射口腔X光,来确定牙根与神经管的位置、牙根的形状以及牙根是否弯曲,拔牙的时候也必须注射麻药,拔完牙之后为了避免感染,还会再请病人服用抗生素、止痛药。

照射口腔X光时,只要穿上保护腹部的铅衣阻绝X光,并且在胎儿状况稳定的中期进行,从理论上讲对胎儿不会有影响。而拔牙时注射的麻醉剂是对口腔进行局部麻醉,且麻药的剂量低,因此对胎儿的影响极低。至于孕妈妈拔牙后服用的抗生素与止痛药,也在安全的用药范围内。

预防胜于治疗

无论是在孕前、孕期或是产后,妈妈们都应该每半年做一次口腔检查,同时只要牙齿有问题就马上就医治疗,若是有计划生宝宝,更应该在怀孕前再做检查,并进行治疗,以免在怀孕时口腔问题恶化,却又因担心胎儿安全而使治疗情形更复杂。

除了定期检查牙齿之外,要维持牙齿的健康,最重要的工作就是保持牙齿清洁。

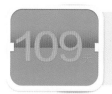

109 孕妈妈 安全乘车守则

怀孕4～6个月是孕妈妈外出旅行的最佳时期，孕妈妈在外出旅行时，要乘车、船、飞机等交通工具。如何安全乘坐这些交通工具，过个愉快安全的假期，是我们接下来要学习的。

❀ 汽车

乘坐汽车时，为了避免疲劳和出现腰疼，可用一个垫子搁在腰部。并要在汽车行进200～300千米之后，下车走动5～10分钟，活动一下僵硬的双腿和腰。乘汽车时一定要防止急刹车时腹部撞到汽车的某些部位，因此，最好系上安全带。

系安全带的正确方法为：安全带对角部分须挎在胸下，不留缓冲的余地，并且从胸下沿肚子边往下。腿部安全带须在隆起的腹部下面挎过大腿，而不是挎过前腹。最后一点特别重要，因为如果车发生碰撞使安全带在腹部前部滑动，结果会给孕妈妈与胎宝宝造成伤害。

❀ 火车

乘火车对孕妈妈比较安全，缺点是使人感到疲倦和背疼，所以最好选卧铺，便于休息。

如果孕妈妈坐火车进行长途旅行，在座位上一坐几个小时对身体是有害的。因此，在火车上也有必要站起来在车厢里走动走动，便于血液循环。

❀ 飞机

对于长途旅行，乘飞机是最好的选择，因为它行进快，是耗费体力最少的交通工具。但是，从妊娠7个月开始，就不宜再乘飞机了，因为飞机的超声波振动有引发早产的危险。

❀ 轮船

乘船旅行意味着远途旅行，除防晕船外，还要注意与船上的医生联系好，如遇紧急情况，以便及时采取措施。

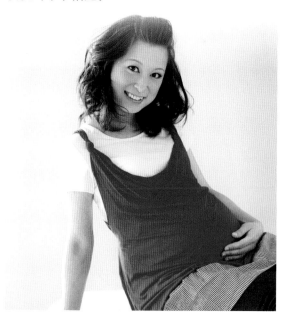

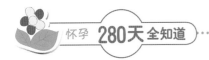

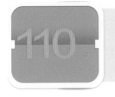

110 赶走妊娠纹

妊娠纹其实是扩张纹，又称萎缩纹，形成原因到目前为止并未完全确定，但最广为接受的学说是：是因为有强大的拉力将皮肤撑开，也就是腹围增长过快，皮肤来不及扩张，使得皮肤表皮与真皮层变薄，以致产生纹路。这种现象不只发生在孕妈妈身上，也会出现在体重增加很快的人身上，如青春期的少年，尤其是生长特别快速的位置，例如膝盖、小腿、后腰部等，而怀孕妇女的腹部是被撑得最大的地方，最容易发生扩张纹，因此也被称为妊娠纹。除了腹部之外，臀部、大腿、手臂内侧，甚至是乳房都可能会有妊娠纹产生。

另一种可能性是，孕妈妈的激素影响了皮肤纤维细胞的发育，阻碍了皮肤细胞的新陈代谢，使皮肤变薄了，遂因此产生妊娠纹。

妊娠纹的生长，大约可分为两期，初期呈现红色或紫红色的纹路，摸起来甚至有点儿凸凸的感觉，妈妈可能感到有点儿痒不太舒服，类似发炎的反应，通常都发生在怀孕后期肚子被撑大时；过一段时间后，纹路会萎缩，变成白色，就像疤痕一样，摸起来会有一点儿凹下去的感觉，凹下去的部位代表皮肤变薄了。

多数的妈妈都会有妊娠纹，只是轻重程度不一，不过也有妈妈属于不容易长妊娠纹的体质，可能是因为她的皮肤弹性纤维特别强韧，或是身体对怀孕分泌的激素反应较不强烈。另外，妊娠纹从初期发展到后期所需的时间，每个妈妈也不一样。

妊娠纹的生成，表示皮肤已被撑开，使得弹力纤维变形，就不容易回复原状，而一旦妊娠纹变成白色萎缩的疤痕，就更难消除。目前在医学上尚无正式的证据显示，在孕期擦拭妊娠霜可以降低妊娠纹产生的比例。

怀孕时适度地使用妊娠霜按摩胸部与腹部（怀孕前3个月应避免刺激乳头，以免造成子宫收缩而有流产之虞），可帮助血液循环较顺畅，皮肤的延展性也会比较好，多少可以降低皮肤被快速撑开的程度，按摩方式是从离心处往心脏部位按摩，而腹部则是由中央（肚脐）往两侧推，腹背的部分则是由后背部中央往两侧推。下列成分通常会被应用在妊娠霜中，减少妊娠纹的产生：

维生素B5、硅胶：减少疤痕的形成。

椰子油、不饱和脂肪酸：滋润皮肤，使之更健康。

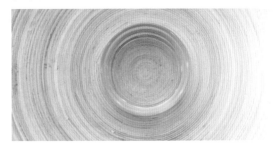

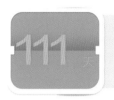

111 天

孕期
健康性爱(一)

"性事"是增进夫妻感情的美妙润滑剂！不过，准父母们，是否曾为了顾忌宝宝而搞得彼此"性致"全失；因为孕吐、水肿等身体变化，让不少孕妈妈觉得自身魅力不再；有些孕妈妈担心做爱时，男性的阴茎摩擦阴道会撞击到胎儿，造成流产；或是觉得孕期性事根本就是被禁止的……

事实上，孕期性生活并无想象中的那么"艰难"！

🌸 孕期性爱的风险

孕期性爱最需要注意的是前期与后期，中期因为胚胎着床顺利，肚围尚未太大，加上孕妈妈此时阴道容易充血，也较湿润，可以说是怀孕中最适合性爱的时期。

那么，怀孕前、后期的性爱风险有哪些？

怀孕前期(前3个月)：怀孕前期，胚胎发育还不稳定，在性爱的激烈撞击下，有时会造成孕妈妈有出血现象，容易造成流产。

怀孕后期(后3个月)：怀孕后期进行性爱的时候，激烈撞击会容易导致子宫产生收缩，进而提高早产的概率。

🌸 怀孕期间哪种性爱姿势最恰当

答案是"孕妈妈觉得舒适、不压迫的都可以"。只要不压迫到孕妈妈的腹部就好。姿势方面，男位在上或女位在上都并非重点，不过，太过深入或压迫到孕妈妈的腹部就得小心。事实上，女性阴道最敏感的部位是阴道的前1/3段。

只要双方觉得舒适，享受性爱的快乐就是最重要的。

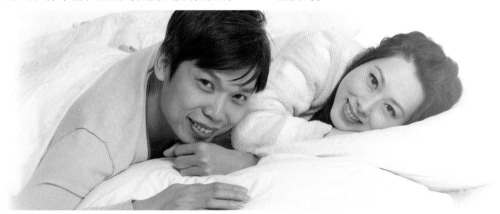

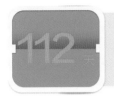

112 天 孕期 健康性爱(二)

如何让彼此更愉悦

做好卫生工作

事前事后最好能冲洗一下身体,让对方有舒服的感觉;良好的卫生习惯,也可以避免感染,让对方更觉备受尊重。

使用安全套

有人担心精液中的前列腺素会刺激子宫收缩,引发早产。孕期使用安全套,能避免细菌感染。至于前列腺素刺激子宫收缩的状况并不常见,无须太过担心。

姿势轻巧省力

除了直接压迫腹部的姿势之外,并没哪有一种姿势被认定为对孕妇有害的。越轻巧、省力的姿势,就是"好姿势"。

适度使用情趣用品无妨

原则上孕期使用情趣用品并不会有不良的影响,不过仍要注意清洁,且不宜太过深入,避免造成羊膜破裂,增加细菌感染的机会。

🌸 什么时候要暂停性生活

下列几种状况下,孕妈妈需要节制或暂停性生活,以免造成自身健康和影响胎儿的健康发育。

有习惯性流产病史的女性。

有子宫颈闭锁不全病史的女性。

有产前出血或前置胎盘情形的女性。此时可能要禁止较深入的性交方式,避免造成大量出血的危险。

有早产病史或早期破水的女性。

有阴道炎或严重内科疾病的女性。有阴道炎的女性,怀孕时频繁的性生活容易引发早产,而重大内科疾病,如动脉不健全或心脏病,可能需要先让医生会诊,评估是否可以进行较激烈的性生活。

性伴侣有性器官方面的疾病。

贴心小贴士

相对女性在怀孕过程中的性欲起伏,男性的性欲也会有所变化。譬如说,太太的注意对象也改变,转而对宝宝的关心倍增,对先生的关怀相对减少,久而久之,可能会造成夫妻情感转移。双方的适时体谅和温柔体贴,才能让彼此都拥有完美的"性"福人生。

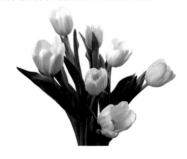

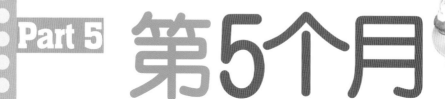

Part 5 第5个月

我听到爸爸妈妈的声音了

　　由于胖瘦、高矮、体形不同的原因，孕妈妈的身体外观有明显差异，有的孕妈妈肚子开始显形，有的似乎和孕前没有多大变化。但是触摸其腹部时，发现子宫的轮廓已经很清晰，在耻骨联合往上至肚脐下3厘米左右处，有一隆起的半球。

　　孕妈妈会感觉胎儿在踢你了，这是小宝宝在向你证明他的存在，这就是胎动。经产妇早些，初产妇要到第18～20周才能感觉到。初时很轻微，就像肠子动了一动，如果不是细心体会，很可能被忽略。慢慢地动作越来越明显，尤其在孕妈妈休息时，有时是一下一下地动，有时却是叽里咕噜一连串地翻动。胎动证明胎儿是充满活力的，如果胎动消失或减少，就必须马上找医生检查。

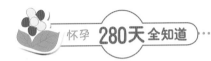

准妈妈和胎儿新变化

准妈妈变化

准妈妈的宫底每周大约升高1厘米。由于子宫日渐增大而挤压胃肠，影响胃肠排空，准妈妈可能常常感到饱胀、便秘，也许会出现水肿、血压升高、心跳加快的情况。

准妈妈肯定能感觉到胎动了，在以后的10周里胎儿的运动将非常频繁，直到孕后期把准妈妈的子宫撑满为止。

准妈妈应注意体重，有条件的话，在家中准备好人体秤，一星期称一次。怀孕中期，每周体重增加最好不超过500克。

胎儿变化

🌸 孕17周

胎儿头臀长约12厘米，体重约100克，此时看上去像一个梨子。胎儿此时的骨骼还是软骨，可以保护骨骼的"卵磷脂"开始慢慢地覆盖在骨髓上。胎儿已经能够活动他的关节。循环系统和尿道完全进入正常的工作状态，肺也开始工作。

🌸 孕18周

胎儿头臀长约14厘米，体重约150克。胎儿的活动越来越频繁，经常戳、踢、扭动和翻转，准妈妈会越来越多地感受到胎儿的这些动作。

胎儿薄薄的皮肤下的血管清晰可见，耳朵已长到正常的位置。胎儿的肺部正在发育，肺泡还未发育成熟，还不能工作。胎儿的指尖和脚趾上的肉垫已经形成。如果胎儿是个小女孩，她的阴道、子宫、输卵管都已经各就各位；如果是男孩的话，他的生殖器已经清晰可见，当然有时因胎儿的位置的不同，小小的生殖器也会被遮住。

🌸 孕19周

胎儿头臀长约15厘米，体重约200克。感觉器官开始按照区域迅速地发展。味觉、嗅觉、触觉、视觉、听觉从现在开始在大脑中专门的区域里发育，此时神经元的数量减少，神经元之间的连通开始增加，形成记忆与思维功能的神经联系也在增加。胳膊和腿现在已经与身体的其他部分成比例了。肾脏继续产生尿液，头发开始长出。腺体开始分泌出一种黏稠的白色油脂状物质，这就是胎儿的皮脂，可以保护胎儿的皮肤。

🌸 孕20周

胎儿头臀长14~16厘米，体重约250克。胎儿生长发育趋于平稳，皮肤开始增厚，发育成四层，头上长出了头发，牙齿也正在发育。胎儿的视网膜形成了，开始对光线有感应，这时准妈妈可以用手电照射腹部进行胎教，胎儿对强光的反应会很大。此期，胎儿的活动非常频繁，多数准妈妈会初次感受到胎儿像鱼一样在轻轻地游动。

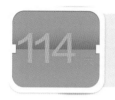

孕中期的膳食安排

孕妈妈在孕中期的膳食安排主要从以下几个方面进行：

膳食构成

每天应有谷类主食350～500克，如米、面、玉米、小米等；动物性食物100～150克，如牛、羊、猪、鸡、鱼肉、蛋等。

水果100～200克。

蔬菜500～750克。

奶及其制品250～500克。

豆及其制品50克，如豆腐、豆浆、豆制品、红小豆、绿豆、黄豆等。

油脂类25克。如烹调油等。

粗、细粮混合搭配，不要单一饮食

长期吃精白米和精白面这类精制食品会缺乏B族维生素，而粗粮中含有丰富的B族维生素可以相互弥补，使营养摄入更全面。

荤菜搭配 营养健康

荤菜中含有可以提供胎宝宝生长发育所需要的蛋白质、脂肪等营养素，但缺乏素菜中的维生素和膳食纤维，故要进行食物互补。

餐次安排

随着胎宝宝的增长，腹部胀大，对各种营养物质的需求增加，胃部受到挤压，容量减少。应选择体积小、营养价值高的食品，要少食多餐，可将全天所需食品分5～6餐进食，在两个正餐之间安排加餐，补充孕期需要增加的食品和营养。另外，当机体缺乏某种营养时可在加餐中重点补充。

分配比例

早餐的热能占全天总热能的30%，要吃得好。

午餐的热能占全天总热能的40%，要吃得饱。

晚餐的热能占全天总热能的30%，要吃得少。

怀孕经验交流

佳佳妈妈：给大家推荐一款番茄卷心菜牛肉。

做法：将番茄洗净，切块；卷心菜洗净，切片；牛肉洗净，切片。锅置火上，放入牛肉片，加清水至没过牛肉片为度，旺火烧开，将浮沫撇去，然后放入猪油、料酒。烧至牛肉快熟时，再将番茄块、卷心菜倒入锅中，炖至菜熟，加入精盐、鸡精，再略炖片刻，即可食用。

贴心小贴士

胎宝宝的重量可能有时会让你感觉到失去平衡。

吃对水果
健康满分

🌸 根据体质挑选水果

体质偏寒的孕妈妈，可以吃一些热性水果，如桃、樱桃、荔枝、大枣、石榴、椰子、榴梿等。

体质偏热的孕妈妈应避免或少吃热性水果，适量地吃一些梨、西瓜、香蕉、猕猴桃、柿子、柚子、橙子、橘子、桑葚等寒性水果。

🌸 丰富饮食，不要只吃水果

很多孕妈妈认为吃水果可增加营养，生出的宝宝皮肤白嫩，因此觉得吃水果多多益善。但可别忘了，水果中含有的葡萄糖、果糖经胃肠道消化吸收后可转化为中性脂肪，会促使体重增加，也就很容易引起高脂血症。

此外，水果只能补充一些维生素，现在的孕妈妈是"一个吃，两个人用"，全面的营养还需要淀粉、钙质、铁质、蛋白质、脂肪等物质，并不是水果都能提供的。

🌸 吃对了，才健康

有些孕妈妈认为苹果有安胎作用，实际上苹果只能起到补充维生素的作用。所以，孕妈妈在吃水果时，还是要注意适量多样的原则，最好是饭后一小时再吃，但是一天总的摄入量不能超过一斤。

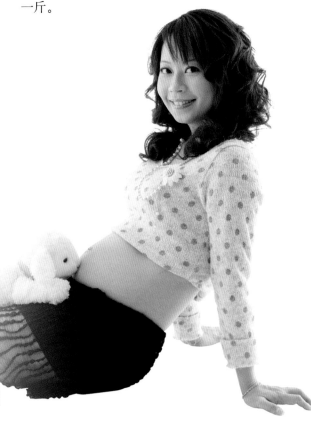

> **贴心小贴士**
>
> 孕中期，孕妈妈的身体状况比较稳定，胎宝宝的激素也很平衡。因此，孕妈妈可以根据自己的体质选择多种水果进行补充。

116天 孕中期 饮食"步步为营"

🌸 锅包肉

原料 猪里脊肉250克，鸡蛋1个约60克。

调料 葱、姜丝各5克，香菜段5克，淀粉、酱油、糖、醋、鸡精、盐各适量。

做法 ①猪肉洗净，片成大片，加淀粉、鸡蛋和少量水抓匀。②酱油、盐、醋、糖、鸡精调成味汁。③锅倒油烧热，下入肉片炸成金黄色捞出。④锅留底油，下葱、姜丝爆香，倒入肉片，加味汁大火翻炒均匀，撒上香菜段即可。

🌸 清炒莴苣丝

原料 莴苣300克。

调料 鸡精少许，盐适量。

做法 ①莴苣去掉皮和叶后洗净，切成细丝。②锅内加入油烧热，倒入莴苣丝，大火快炒片刻。③加盐和鸡精调味，翻炒均匀即可。

制作小叮咛：莴苣不要炒得过久，否则会影响脆嫩的口感。

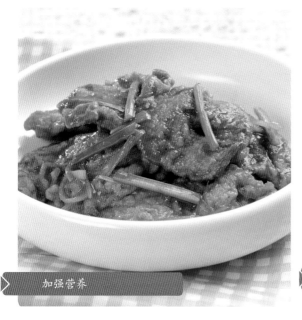

加强营养

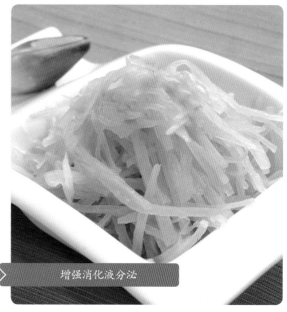

增强消化液分泌

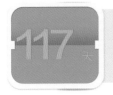
117天 好吃不胖的营养食品

少食多餐是孕妈妈的饮食规则里重要的一条，这就意味着你挑选的食物个个都要"精明强干"。下面为你介绍的几种食品，既能满足你挑剔的胃口，又能保证低脂低热量，只要不过量食用，就不会发胖，最适合在胃口大开、容易发胖的孕中期食用。

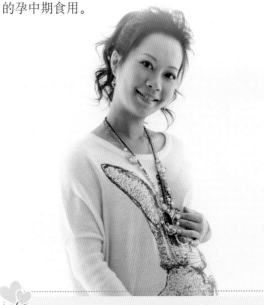

贴心小贴士

乳房急速增大，开始分泌初乳，这是一种稀薄而浑浊的物质，它能提供宝宝出生后最初几天所需要的全部营养。用纸巾擦去溢出的初乳，但不要再去挤更多的出来。

✿ 酸奶

酸奶富含钙和蛋白质，即便是患有乳糖不耐症的孕妈妈，对于酸奶也还是易于吸收的，且有助胃肠健康。

✿ 绿叶蔬菜

绿叶蔬菜是很好的叶酸和锌的来源，圆白菜是很好的钙的来源。喜欢吃沙拉的孕妈妈，把原料改革一下，多加入一些深颜色的蔬菜，如莴苣、紫甘蓝等，一定会提高这道菜的营养价值。因为颜色越深的蔬菜往往意味着它的维生素含量越高。

✿ 瘦肉

铁在人体血液转运氧气和红细胞合成的过程中起着不可替代的作用。孕期你的血液总量会增加，以保证能够通过血液供给胎宝宝足够的营养，因此孕期对于铁的需要就会成倍地增加。如果体内储存的铁不足，极易感到疲劳。通过饮食补充足够的铁就变得尤为重要。瘦肉中的铁是供给这一需求的主要来源之一，也最易于被人体吸收的。

✿ 豆制品

对于那些坚持素食的孕妈妈来说，豆制品是一种再好不过的健康食品了。它可以为你提供很多孕期所需的营养，如优质的蛋白质。

胎宝宝
器官系统发育与所需营养素

❀ 了解一下胎宝宝成长都需要什么营养素，孕妈妈对食物的选择也会更有依据了。

胎宝宝周数	器官系统发育	所需营养素	食物来源
2~3周	胎宝宝血液循环开始，甲状腺组织、肾脏、眼睛、耳朵开始形成	均衡营养	均衡饮食
4周	四肢开始发育，脑部、脊髓、口腔、消化道开始形成	钙、铁、铜、维生素A	鱼、蛋、红绿色蔬菜、肝、内脏、鱼肝油
5周	脑神经出现，肌肉中的神经开始分布，骨架形成	脂肪、蛋白质、钙、维生素D	脂肪、奶、鱼、蛋
6周	肌肉发育，口鼻腔发育，气管、支气管出现，肝脏制造红细胞	镁、钙、磷、铜、维生素A和维生素D	蛋、牛奶、乳酪、鱼、黄绿色蔬菜、鱼肝油
7周	胃发育完成，视神经形成，性器官分化出来	维生素B_1和维生素B_2、维生素A	胚芽米、麦芽、牛奶、内脏、蛋黄、胡萝卜、豆类制品
8周	指头形成、唇部形成、耳朵形成	蛋白质、钙、铁、维生素A	奶、蛋、肉、鱼、豆、黄绿色蔬菜
10周	膀胱形成，手指甲、脚趾甲形成	维生素A、蛋白质、钙	肝、蛋、牛奶、乳酪、鱼
12周	肺部出现雏形、甲状腺分泌激素	维生素A	肝、蛋、牛奶、乳酪、黄绿色蔬菜
16周	皮肤薄，已有呼吸运动	钙、氟、蛋白质、硫	蛋、牛奶、海产、豆、鱼
24周	眼睛形成	蛋白质、维生素A	肝、蛋、牛奶、乳酪、黄绿色蔬菜
28周	神经系统开始调节身体功能	钙、钾、钠、氯、维生素D、烟碱酸	蛋、肉、鱼、奶、绿叶蔬菜、糙米
36周	皮脂腺活动旺盛	蛋白质、脂肪、糖	蛋、肉、鱼、奶、土豆、米饭
40周	双顶径大于9厘米、足底皮肤纹理形成	铁	肝、蛋黄、牛奶、内脏、绿叶蔬菜

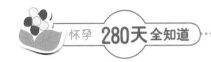

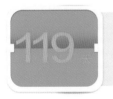

119 定期量体重，防止营养不良和营养过剩

怀孕之后孕妈妈需要大量补充营养，这是为了胎宝宝能够健健康康地成长。然而，孕妈妈补充营养究竟该怎么补才合理？是不是补得越多越好？还是合适地补充才对呢？

妈妈的体重关系宝宝健康

孕妈妈营养过剩、体重增加过多，不仅容易生出巨婴，且孕期也容易患妊娠糖尿病、妊娠高血压综合征等疾病。在产后则容易肥胖，瘦身不容易。

孕妈妈营养不良、体重增加不足，胎宝宝会生长迟缓。同时也会造成胎宝宝出生后因为体重过低、抵抗力不好，再加上先天性贫血、生长迟滞等其他并发症，适应能力降低。

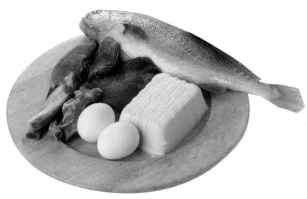

孕期饮食不要这样吃

🌸 用水果代替蔬菜

不要因为水果口感好、食用方便，便放弃吃菜而改吃水果。这样做会减少蔬菜中不溶性膳食纤维的摄入量，并诱发便秘。用水果不能完全替代蔬菜。

🌸 只要是有营养的东西，摄入越多越好

孕期中加强营养固然正确，却绝非多多益善。过多摄入营养会加重身体的负担，存积过多的脂肪，导致肥胖和冠心病的发生。体重过重还导致抗病能力下降，并造成分娩困难。过多的维生素A和维生素D，能引起中毒，出现胎宝宝畸形。

🌸 以保健品代饭

有相当一部分孕妈妈认为，只要营养品摄入够量了，不吃饭也行。这样做反而对身体不利，因为营养品大都是强化某种营养素或改善某一种功能的产品，单纯食用还不如普通膳食的营养均衡。

> **贴心小贴士**
>
> 不断发育的胎宝宝的压力可能会使你的肚脐突出，并一直持续到分娩以后。

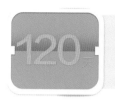

120天 宝宝胎动频繁

胎宝宝现在每天都在喝羊水、排小便，小便会经胎盘排出去，进入孕妈妈的代谢系统排出体外，靠自己维持生活环境中羊水的平衡。

第17周

这个星期，胎宝宝已有一个梨子那么大，循环系统、尿道等也开始工作。他的肺正在发育得更强壮，以利于将来适应子宫外的空气。16~19周，胎宝宝的听力形成，此时的他就像一个小小"窃听者"，能听得到妈妈的心跳声、血流声、肠鸣声以及说话声。

第18周

胎宝宝开始频繁地胎动了，在这一周，他原来偏向两侧的眼睛开始向前集中，他开始有最早的面部表情，还能皱眉、斜眼、做鬼脸。他的皮肤是半透明的，可以清楚地看见皮下血管，也能够看见全身开始长硬的骨骼。

第19周

在孕中期做B超时，你可以看到胎宝宝在踢腿、屈身、伸腰、滚动以及吸吮他的大拇指。

第20周

从这周起，胎宝宝的视网膜就形成了，开始对光线有感应，能隐约感觉到妈妈腹壁外的亮光。

胎宝宝的身长已经达到25厘米，体重达到450克。他的感觉器官进入成长的关键时期，大脑开始划分专门的区域进行嗅觉、味觉、听觉、视觉以及触觉的发育。

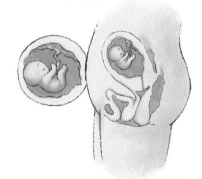

贴心小贴士

亲爱的妈妈，平常你要小心，尽量避免强烈的刺激。因为现在我很敏感，对外界的感觉已经很丰富了，任何刺激都能长久地保留在大脑里。所以，妈妈遇事不要太激动，记得保持好心情。

贴心小贴士

此时通过腹部抚摸胎宝宝，你会发现他有所感觉，并且可以给你回应。

125

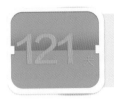

营养胎教：
宝宝迅速长大，及时补充钙

这个月是胎宝宝发育最迅速的时期，宝宝快速地长大了。因此，孕妈妈本月的营养胎教内容就是要增加钙质的补充。

钙的需求多

这个月，胎宝宝开始形成骨骼、牙齿、五官和四肢，大脑也开始形成和发育。因此，对钙质的摄取就显得极为迫切了。如果供给不及时的话，他会很"自私"地从妈妈的骨骼里"抢"出钙质以备生长之需，这对孕妈妈的健康伤害是很大的。因此，孕妈妈除了保证蛋白质、维生素、碳水化合物、矿物质的基本供给，还要特别注意补充含钙食物。

胎宝宝的大脑也开始划分专门区域，嗅觉、味觉、听觉、视觉以及触觉都开始发育。脂质的摄取对于促进大脑和神经的发育非常重要，适当摄取脂肪，可以补充胎宝宝大脑发育所需要的能量。

因此，孕妈妈每天一杯牛奶，多吃些海鱼类、虾皮等对补钙都大有帮助。

营养丰富也重要

孕妈妈每天喝500毫升牛奶，吃一个鸡蛋、50～100克瘦肉、100克左右的豆制品、500克左右的蔬菜、水果。动物肝脏、血等能补充足量的铁质，芝麻、花生、核桃富含丰富的不饱和脂肪

酸，还有让孕妈妈越来越漂亮的维生素E。这也是美学胎教的内容。

如果严重缺钙，就需要服用钙片来增加。但不宜盲目补钙，更非多多益善，补钙过量也会产生许多危害。

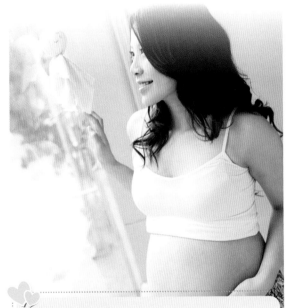

贴心小贴士

亲爱的妈妈，我的小舌头已经对苦味、甜味有了明显的感觉。但是，羊水中的味道一直没有太大变化，而且没有我喜欢的甜味。看来只有等出生后再去品尝人间的酸甜苦辣咸。

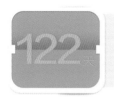

122天 胎宝宝缺氧会"发脾气"

缺氧是导致胎宝宝夭折、新生儿染疾或智力低下的主要原因。尽管现代有许多仪器设备能监测出胎宝宝的缺氧情况，但由于条件限制，许多孕妈妈无法时时刻刻受到医疗监护，因而导致少数胎宝宝缺氧不能被及时发现并得到纠正。

不过，缺氧的胎宝宝早期也会发出"SOS"，具体表现则是"发脾气"，所以，孕妈妈一定不要放过自身所感受到的任何蛛丝马迹。

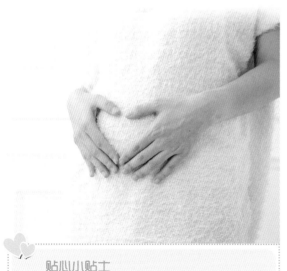

贴心小贴士

胎宝宝胎动不安的时候不要进行胎教。

✿ 胎动改变

胎动情况因不同胎宝宝而有别，一般安静型胎宝宝比较柔和，次数较少；兴奋型胎宝宝胎动动作大、次数多。如果原本活泼的胎宝宝突然变安静，或一个原本安静的胎宝宝突然躁动不安，胎动低于20次/12小时或超过40次/12小时，则有可能宫内缺氧。

孕妈妈计算胎动，可取坐位或卧位，每日早、中、晚在固定的时间内各数1小时，3次相加的数值乘以4，即为12小时的胎动数。

✿ 胎心异常

正常的胎心是规律和有力的，为120～160次/分钟。如胎位正常，在孕妈妈下腹的左侧或右侧，准爸爸可借助简单的器械听取。胎动减少前，出现胎心过频，若超过160次/分钟，为胎宝宝早期缺氧的信号；胎动减少或停止，胎心少于120次/分钟，则为胎宝宝缺氧晚期。听取胎心的位置应在医生指定处，但需注意，若胎心异常，则应间隔20分钟再听；如胎心快，还应在没有胎动时复听。孕妈妈一旦捕捉到以上异常信号，应及时去医院就诊，以便明确诊断胎宝宝在宫内是否缺氧，从而针对病因给予纠正，保证胎宝宝顺利地健康生长。

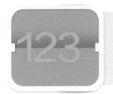

美学胎教：十字绣

刺绣是一种很好的情绪胎教及美学胎教内容，如果孕妈妈以前从未接触过刺绣，不妨从简单的十字绣开始。虽然简单，但确实是一种让人心情宁静的好方法。

十字绣是什么

顾名思义，十字绣就是在小方格子布上，配以多彩丝线的十字交叉针法挑制成的一种刺绣，其中针脚为"×"字形的称为十字绣。如果你会缝纽扣的话，那你就一定会十字绣了。你只需花一点点的时间、一点点的耐心，就能完成一幅令你自己也觉得很有成就感的十字绣作品了。

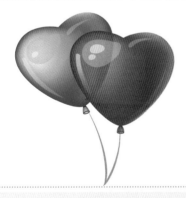

十字绣能让孕妈妈的色彩感得到提升

在一幅十字绣作品里往往要用到数十种颜色的丝线，所以在一针一线的编织过程中，孕妈妈的色彩感和调和颜色的能力也不知不觉得到了提高。孕妈妈如果能在怀孕时多接触一些美丽的颜色和形状，生出的宝宝也将拥有较高的审美能力。

如何挑选绣线

很多小商品市场上都有卖包装好的全套设备：绣布、绣针、绣线和图案，你只需按照图示，一针一针地照猫画虎就可以了。

如果你自己设计绣图

在你的绣艺有所进步后，或是你想给胎宝宝绣一个独特的图案，你也可以自己设计图纸。更了不起的是，现在竟有专业软件是帮助十字绣爱好者们设计图案的。如果你想以此为专业，不妨去相关网站或论坛查找一下。

怀孕经验交流

在刺绣的同时与胎宝宝聊天，告诉他，你绣的是什么，一朵花、一片云，还是几个正在玩耍的宝宝？

贴心小贴士

可能会出现憋闷的情况，请放松，如果需要的话请医生帮你验血检查有无贫血症。

124 天 孕期体操
可以帮助宝宝大脑发育

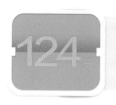

孕妈妈做孕期体操，除了可以减轻腰背酸麻外，还可增强肌力，不仅对分娩有帮助，也能有效地转变孕妈妈的形体。

❀ 单腿交换伸展

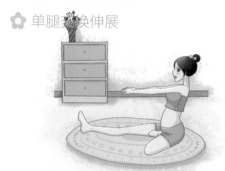

1. 坐在垫子上，两腿向前伸出，然后用两腿的肌肉力量把右脚收到腹股沟部位。两臂向前伸，两手并拢，与眼睛同一高度。

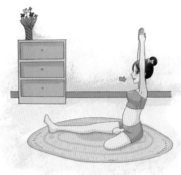

2. 慢慢吸气，两手上升高过头顶。

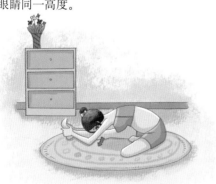

3. 慢慢呼气，向前弯曲你的身体。用两手抓住左腿，尽量抓靠近脚的位置，把躯干慢慢拉近脚部。

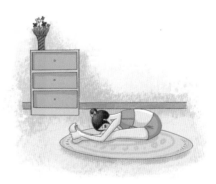

4. 放松颈部肌肉，让颈项向下垂。闭目，把注意力集中在两眉之间。保持这个姿势10秒钟。右腿也是同样练习，每条腿可以交换两次做这个练习。

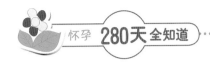
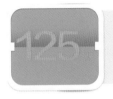

125 数字印象胎教，从1开始

从现在起，我们可以试着用传输法将自己所见的影像传输给胎宝宝，在前面准备好的胎教卡片就可以派上用场了（详见第69天），今天先学数字"1"。

学习方法

一边正确发音，一边用手指临摹字形，并将注意力集中在字的色彩上加深印象。

重要的是孕妈妈要保持平静的心情和集中注意力。在学习前，就要把呼吸调整得均匀而平静，然后闭上眼，用头脑把"1"的形状反复描绘。

加入联想

教数字和图形成功的诀窍是以立体形象传递而不要以平面形象进行。例如，"1"这个数字，即使视觉化了，对胎宝宝来说，也是一个极为枯燥的形象。为了使胎宝宝学起来饶有兴趣，孕妈妈可加上由"1"联想起来的各种事物。

"1"像什么？像食指伸出来的样子、门口的旗杆、吃饭的筷子……把你所有想到的都逐个在脑中重现。

以此类推，以后可以每天教胎宝宝认识一个数字。

"2"像什么？天鹅柔软的脖颈、飘动的丝带……把你所有想到的都逐个在脑中重现。

"3"像什么？耳朵的形状、半只蝴蝶的翅膀……把你所有想到的都逐个在脑中重现。

贴心小贴士

你知道吗？胎宝宝最先认识的不是数字和文字的含义，而是它们的形象。

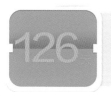

126 数胎动，妈妈感受和宝宝一起的游戏

尽管胎动很早就有了，但并不是准妈妈一开始就能感觉到的。如果是生育第一胎的话，妊娠16～20周时才能开始感觉到胎动。

来一起数胎动

胎动反映了胎宝宝在妈妈子宫内的安危状态。如果胎动出现异常，则很可能是出现胎宝宝宫内缺氧。依靠妈妈的自我监控每天掌握胎动变化的情况，可以随时了解胎宝宝在子宫内是否安然无恙，以及早发现问题。

胎动的规律

妊娠32周时，胎动最频繁。随着怀孕月份的增加，胎宝宝慢慢长大，子宫内可以供他活动的空间会越来越少，他的胎动也就会减少一些，没有以前那样频繁。

胎宝宝都有自己的"生物钟"，昼夜之间胎动次数也不相同。一般早晨活动最少，中午以后逐渐增加；晚6～10点胎动活跃。大多数胎宝宝是在妈妈吃完饭后胎动比较频繁，因为那时妈妈体内血糖含量增加，宝宝也"吃饱喝足"有力气了，于是就开始伸展拳脚了。

监控的方法

12小时胎动次数大于30次，为正常；如果12小时胎动次数少于20次，属于胎动减少，就应该仔细查找原因，必要时到医院进行胎心监测。

这种方法既简单又方便，准确率也比较高，大多数的医生都会推荐准妈妈使用这种方法。

B超观察：这种方法一般是针对有特殊状况的准妈妈，而且只能在医院进行。

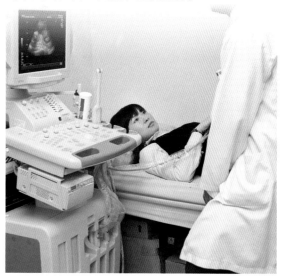

贴心小贴士

孕期最令人兴奋的时刻要来了，你可以感到胎动了。当你感到子宫在蠕动，胃里发出咕噜声时，那是你的胎宝宝在和你进行只有你们能懂的交流。

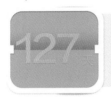

127天
夫妻按摩甜蜜蜜

怀孕的心情是喜悦的，但是伴随而来的生理上的各种不适症状却经常困扰着孕妈妈。下面介绍一些孕期夫妻按摩法，让准爸爸协助亲爱的她轻松度过孕期吧。

❀ 轻松按摩 缓解不适

头部

用双手轻轻按摩头和脑后，3～5次；用手掌轻按太阳穴，3～5次。可缓解头痛、松弛神经。

腿部

把双手放在大腿的内外侧，一边按压一边从臀部向脚踝处进行按摩；将手掌紧贴在小腿上，从跟腱起沿着小腿后侧按摩，直到膝盖以上10厘米处，反复多次。可消除浮肿，预防痉挛。

❀ 按摩禁忌

按摩力量

准爸爸帮妻子按摩时，手法应温柔平和，力量要轻重适宜，以妻子感觉舒服最重要。

按摩部位

随着胎宝宝的发育，腹部穴位最好少去按摩刺激，可以用热敷来代替。对容易引起子宫收缩的敏感部位，如乳房、大腿内侧也不要加以刺激。

禁忌穴位

合谷穴：按压会促进催产素的分泌，具有催产作用，中医无痛分娩时用。

肩井穴：若刺激太强容易使人休克，可能对胎宝宝不利。

❀ 按摩要领

根据个人需要，按摩身体各部位，15分钟便可。

宜在床上按摩，床褥软硬不拘，只要感觉舒服便可。

按摩时不一定使用润肤油，但若丈夫双手粗糙，宜涂些润肤油，避免按摩时弄痛妻子的肌肤。

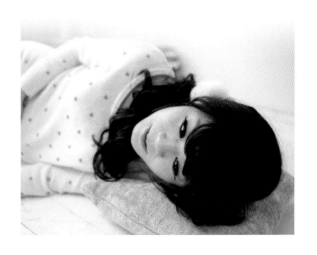

128 孕中期
做个"三陪"准爸爸

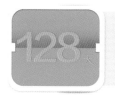

孕中期了，看着妻子的肚子渐渐隆起，刚得知要做爸爸的兴奋是不是也渐渐消退了？准爸爸可不能松懈，等待你做的事情还有很多，下面就是准爸爸的重要课程。

陪她做产检

尽量抽时间陪妻子去做每一次产检。每一次健康检查都会测量胎宝宝的发育程度（大小、身长等），医生会解答你们对宝宝的任何疑问。这种检查最激动人心的地方就是你可能有机会听到胎宝宝的心跳。在超声波检测时，你还可以从屏幕上看到胎宝宝在活动翻身，这恐怕会成为你终生难忘的经历，一定不能错过。

陪她去听课

陪妻子一起去听课。目前很多医院的产前检查服务中都有这项内容——"孕妈妈课堂"。孕妈妈们在课堂里可以学到一些关于怀孕和分娩的必要知识，这种课堂都是欢迎准爸爸们参加的。你最好能于百忙之中抽点时间和她一起去听课，一是学习知识，二是体现自己对妻子心理支持的有力行动。

陪她散散步

准爸爸哪怕工作再忙，也要争取每天抽出时

贴心小贴士

可能会有妊娠纹的出现，但不需太担心，妊娠纹是一种生理变化，局部会有轻度瘙痒感，但不需要治疗，可以选择适当修复妊娠纹的产品。

间陪妻子散散步。怀孕后妻子会经常觉得腰酸背痛，到了妊娠的中、晚期，妻子的腿或脚还可能会浮肿。每天花几分钟为她擦擦背或者做足底按摩，这些亲密的小举动将会永远保存在准妈妈的甜蜜回忆里。

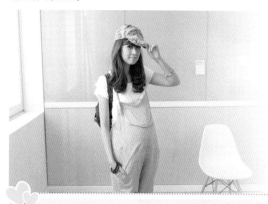

贴心小贴士

这个阶段，孕妈妈的食欲好转、胃口大开，准爸爸应关怀备至，多准备可口的饭菜。鸡鸭鱼肉、蛋、豆类可多食用，水果蔬菜、粗细粮要合理搭配。

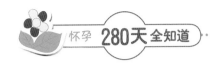

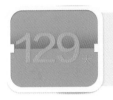
129天

不要让她
成为卫生间里的常客

怀孕以后，你会发现妻子开始频频光顾卫生间，这都是尿频、便秘等妊娠反应惹的祸。尽管这是大多数孕妈妈都会遇到的情况，但为了妻子能享受到怀孕的快乐，你应尽力想办法为她缓解。

❀ 帮她缓解尿频的苦恼

尿频是孕妈妈最容易产生的症状和困扰。这主要是因为怀孕后肾脏血流增多，逐渐增大的子宫和胎头挤压到膀胱，让孕妈妈产生尿意，进而发展为尿频。

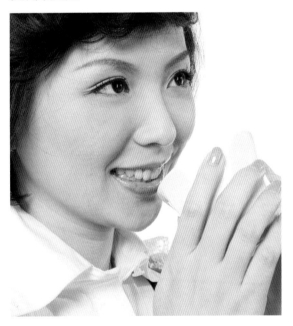

要缓解这种现象，可从日常生活和调节饮水量做起。具体来说，补充水分要适量，不可过量或大量地喝水。若有尿意应及时排出，尽量不要憋尿，外出之前最好先上厕所。如果妻子为此而苦恼，可开解她，告诉她这是孕育宝宝的一种很正常的生理现象，以增强她的忍耐力。

❀ 让便秘离她远远的

少数孕妈妈从怀孕初期就开始受便秘困扰，而多数都是发生在孕中期。准爸爸可帮助妻子通过调理饮食、纠正不良习惯来改善便秘情况。可试试以下的方法：

多喝水，多吃富含纤维的蔬菜水果以及蜂蜜、芝麻、核桃等润肠食物。

养成定时排便的习惯，有排便意识时应立即排出，不要强忍。

减少站和坐的时间，保持血液循环畅通。

适当做一些轻微的运动，多散步，以帮助肠蠕动。

避免食用辛辣食物和易胀气的食物，保证充足的睡眠，身心放松。

若大便仍无法通畅，建议使用少量开塞露。使用时应注意用量和次数，只在大便特别干结时使用，不要引起腹泻。

130天 亲密时要注意

孕早期终于过去了，准爸爸是不是有些迫不及待了？白天，给妻子亲吻与抚摸，爱的暖流就会传到对方的心田，这样对于夜间的闺房之爱大有益处。反过来，夜间体贴的性生活又促进夫妻白天的恩爱，使孕妈妈心情愉快、情绪饱满。

贴心小贴士

现在孕妈妈激动或紧张的情绪胎宝宝已经能感受到了。

🌸 孕期性生活讲究较多

怀孕期间过性生活，一定要注意体位的选择。以不压迫妻子的腹部为准则，通常侧卧体位比较科学，丈夫也可采取从背后抱住妻子的后侧卧位。

动作不要太激烈，不能用力过猛，不要猛烈刺激子宫，时间也不要太长，每次性交时间以不超过10分钟为度。孕妈妈在性交后应立即排尿并洗净外阴，以防引起上行性泌尿系统感染和宫腔内感染。

准爸爸在性交前要排尽尿液、清洁外阴和男性外生殖器。

🌼 最好戴上安全套

孕期性生活最好使用避孕套或做体外排精，总之，以精液不入阴道为好。这是因为男性精液中的前列腺素与阴道黏膜接触后，可促使怀孕后的子宫发生强烈的收缩，不仅会引起孕妈妈腹痛，还易导致流产、早产。

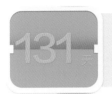
131天

对她
保护过度也不对

妻子怀孕了，作为丈夫自然要把所有的关注力都集中在她身上。孕妈妈活动越少越好，吃得越多越好；家务活自个儿全包揽下来；外出自然也是越少越好……爱护妻子的那份心可以理解，可是过度保护也不利于孕妈妈的身体。

保护过度不可取

生命在于运动，当孕妈妈运动的时候，胎宝宝同样也在运动。宝宝今后的协调性、身体平衡的能力，甚至是体质的好坏，在很大程度上都取决于他在胎儿期孕妈妈的运动表现。因此，准爸爸一味地包活揽活，不让孕妈妈做一点儿体力劳动的做法不可取。

孕妈妈活动过少，会导致体质变弱，不仅增加难产的发生率，还不利于胎宝宝的生长发育。过度饮食、少量运动还会促使体重增加过快，造成巨大儿，增加分娩难度和施行剖宫产的概率。

怀孕经验交流

天天爸爸：在知道怀孕的那一刻，妻子兴奋得流出了眼泪。这种感觉给了我很大的震撼，我觉得自己一下子进入了角色，那一刻我决定给她和刚刚到来的宝宝更多的爱。所以，每一次产检我都提前做好安排，请假陪同着她，尽量减轻她的压力，让她能轻松地度过孕期的每一天。

正确做法

制订合适的运动计划：

孕妈妈做运动、做家务的一个大前提，就是要做好保护，并且要不断根据孕期调整运动强度。但要避免时间长、强度大的运动，户外散步，去不太拥挤的超市购物，都是缓解压力、锻炼身体的好方法。但时间最好不要超过1小时。

孕妈妈可以选择的运动形式：

除了散步等较常规的休闲运动，练习助产保健操、孕期瑜伽，以及怀孕后期可选择一些适当的水中运动，对顺利分娩很有帮助。当然，如果准爸爸也能一起参加的话，那更可以提高孕妈妈的积极性。

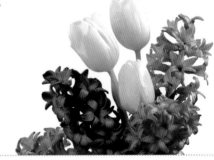

贴心小贴士

每天晚上8～9点，数胎动，胎动一般平均每小时3～5次。

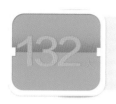

132 提醒她
与电器保持安全的距离

家用电器的辐射危害不用再多说了吧？如果妻子不注意，准爸爸可要多多提醒啊。

❀ 保持安全距离

妻子使用吹风机时记得提醒她不要将吹风机贴近头部；不要让她使用电热毯。

提醒孕妈妈应与烤箱保持70厘米以上的距离，与音响、电冰箱、电风扇保持1米以上的距离，与电视机、冷气机、运作中的微波炉以及电热器保持2米以上的距离。

电脑显示器背面与两侧产生的电磁波都比正面要强，不宜过于接近显示器的背面和侧面。孕妈妈要与显示器背面保持1米以上的距离，与电脑屏幕保持70厘米以上的距离。

如果屋外有输电缆线通过，准爸爸要尽量将床放在距离输电缆线最远的地方。

❀ 提醒她减少使用时间

一般人使用电脑的时间一天不应超过6小时，每小时需要离开电脑10分钟，孕妈妈一周使用电脑的时间不应超过20小时。

手机每天通话不可超过30分钟。

尽量让妻子少看电视，如果看电视时间过长，不仅会受电磁辐射，伤害眼睛，更会因此而减少活动量，有碍身体健康。

❀ 不使用电器产品的时候要拔掉电器产品的插头

当电器产品接上插头时，即使没有打开电源开关，仍有微量的电流通过，也会产生微量的电磁波。若在不使用电器时拔掉插头，则可避免不必要的电磁波辐射，还可节省10%的电力。

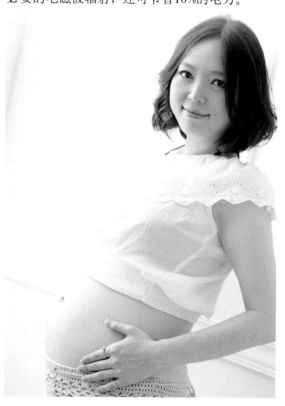

133 和她一起去旅行

怀孕4～6个月是外出旅行的最佳时期，因为这段时间怀孕初期的不适已渐消失，而孕晚期的身体沉重尚未开始，也不易流产。只要没有什么特殊情况，准爸爸带着她和宝宝一起领略大自然的风采吧。

出发之前的准备

去医院看一次妇产科医生，具体介绍整个行程，以获得医生的指导。

带好身份证、孕期保健卡和医疗保险卡，外出一定要有丈夫陪同。

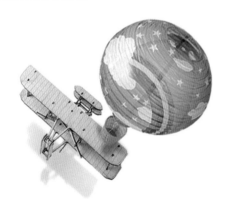

贴心小贴士

现在子宫增大开始影响你的腿静脉循环，坐的时候注意把脚垫高点儿。

最佳旅游方式

最佳旅途为短途，避免过度疲劳；避开过热的旅游景点，选择人少的旅游地区，如自然风景区、度假村、海边都是很好的去处；了解旅游点的气候和天气，不要去蚊蝇多、卫生差或者传染病发病率高的地带。

在旅途中，不论是在火车、汽车，还是在飞机上，最好能每15分钟站起来走动走动，以促进血液循环。

最佳旅行装备

穿脱方便、宽松的运动衣裤，配上低跟运动鞋即是最佳旅行服饰。鞋底防滑、后跟约2厘米的布鞋既可以减少脚的疲劳和浮肿，还可以防止跌跤。

如果旅游点天气炎热，帽子、防晒霜不可少；另外腹带、弹性强的袜子以及其他小物件也要准备好，比如床单、被罩、内衣、靠背、眼罩和耳塞等。

要保持身体清洁，勤洗、勤换衣物。

最佳营养和卫生

在旅途中，饮食营养不易平衡，特别是饮水、蔬菜无法保障。因此，外出前应做好充分的准备。痢疾、肠炎而导致的高热、腹泻脱水对孕妈妈的危害相当大。

134天 腰背痛怎么办

随着妊娠月份的增加，孕妈妈的腹部逐渐凸出，身体的重心逐渐向前移。为了保持身体的平衡，在站立和行走时，孕妈妈会自然而然地采用双腿分开、上身后仰的姿势。这就使腹部肌肉支撑的力量下降，而背部及腰部的肌肉长期处于紧张的状态。因此，孕妈妈们很容易出现背痛。

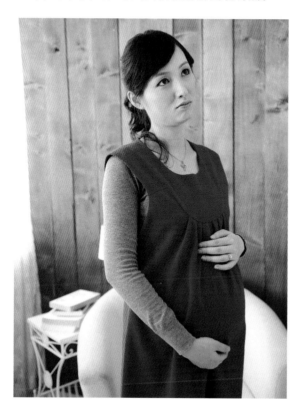

注意姿势 保护腰背

为了避免或减轻背痛，孕妈妈应注意饮食控制，使体重不要增加太多；注意保暖，避免腰背部受凉。坐姿、站姿要正确，不要弯腰驼背；穿轻便的低跟软鞋行走。睡硬床垫；避免久坐、久站；避免弯腰、搬重物；多用手力、腿力，少用腰力，用弯膝来取代弯腰。

酸痛难忍怎么办

在酸痛难忍的情况下，可对局部冰敷、热敷与按摩，使痉挛肌肉放松，有助于血液循环通畅。急性疼痛，冰敷较为有效；而慢性疼痛，可以使用热敷减缓症状。一般来说，热敷时间约为30分钟，冰敷则只需要10分钟左右。

运动是缓解背痛的好办法

怀孕期间应适当进行产前运动。适当地运动，可增加背部肌肉力量，预防或治疗孕妈妈腰背部疼痛。

水中体操，缓解背痛。游泳能够改善心肺功能，增加身体的柔韧性，预防或减缓孕期的背部疼痛。有研究表明，即使怀孕初期没有背痛感觉的孕妈妈，如果坚持每周做1次水中体操，在整个怀孕期间患背痛的概率也将大大降低。

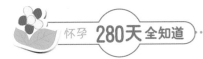
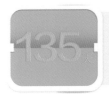
孕妈妈多汗怎么办

怀孕后孕妈妈多汗是因为妊娠期血中皮质醇增加，肾上腺皮质功能处于亢进状态，再加上孕妈妈基础代谢增高，自主神经功能改变，引起血管收缩功能不稳定，皮肤血流量增加，导致出汗增多。一般来说属正常现象，无须担忧，只要注意日常保健即可。

出汗较多的部位，多为手脚掌面、腋窝、肛门、外阴及头面部。到妊娠晚期可能还会发生多汗性湿疹。这种现象可一直延续到产后数天。

为此，孕妈妈在保健上应注意以下问题：

多饮水，多吃水果，以补充水分和电解质。

避免过多的体力活动，以免增加出汗。

出汗影响身体卫生，孕妈妈要常换洗衣服，并宜穿宽松肥大、利于散热的衣服，内衣要穿棉织品以利吸汗。

孕妈妈不要长时间吹电风扇或空调。

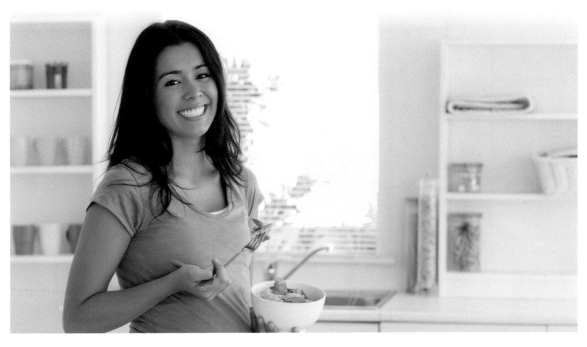

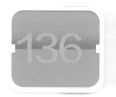

136 不可不知的辐射排行榜

孕妈妈听到"辐射"两字唯恐避之不及。下面把我们身边的电磁辐射排排队,孕妈妈们了解后,就不会草木皆兵过于惶恐啦!

🌸 电热毯辐射指数:★★★★★

孕妈妈如果长时间使用电热毯,易使胎宝宝的大脑和心脏等重要器官组织受到不良的影响。

爱心提示:孕妈妈睡觉不要使用电热毯。

🌸 微波炉辐射指数:★★★★

微波炉的辐射在家用电器中高居榜首,对孕妈妈影响比较大。

爱心提示:开启微波炉时人不要站在旁边,不用时要拔掉电源。

🌸 电脑显示器和主机辐射指数:★★★

电脑辐射对胎宝宝到底有多大的影响还没有定论,但能尽量少接触毕竟放心一点。

爱心提示:与电脑保持安全的距离,穿防辐射服,控制使用时间。

贴心小贴士

从现在开始胎宝宝感觉器官开始按区域迅速发育,神经元分成各个不同的感官,味觉、嗅觉、听觉、视觉和触觉都从现在开始发育。

🌸 手机辐射指数:★★

手机虽然辐射不高,但是却是孕妈妈们不离手的常用设备,如果使用不当可能会产生不良的后果。

爱心提示:建议使用专用耳机和麦克风接听电话,尽量减少通话时间。

🌸 电视机辐射指数:★★

爱心提示:看电视时最好保持2米的距离,看电视时间不要连续超过2小时,看完电视洗洗脸。

🌸 复印机、打印机辐射指数:★

对于复印机,辐射并不是主要的问题,一般都在国家允许的范围。

爱心提示:这两种电器孕妈妈偶尔使用问题不大,办公一族经常使用就要保持30厘米以上的距离或者穿防辐射服了。

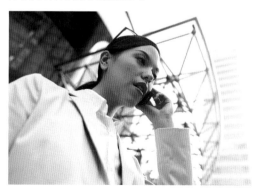

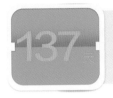

137 天
孕妈妈
的健康运动套餐

散步是整个怀孕过程中最好的一种运动方式，它可以贯穿整个孕期的始终。但是到了孕中期以后，除此之外还可做些其他的运动。

❀ 盘腿坐

早晨起床和临睡时盘腿坐在地板上，两手轻放两腿上，然后两手用力把膝盖向下推压，持续一呼一吸时间，即把手放开。如此一压一放，反复练习2～3分钟。

功效：此活动通过伸展肌肉，可达到松弛腰关节的作用。

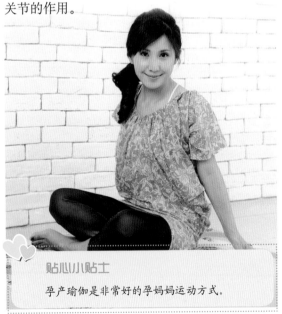

贴心小贴士

孕产瑜伽是非常好的孕妈妈运动方式。

❀ 骨盆扭转运动

仰卧，左腿伸直，右腿向上屈膝，足后跟贴近臀部，然后，右膝缓缓倒向左腿，使腰扭转。接着，右膝再向外侧缓缓倒下，使右侧大腿贴近床面。如此左右交替练习，每晚临睡时各练习5分钟。

功效：可加强骨盆关节和腰部肌肉的柔软。

❀ 振动骨盆运动

仰卧、屈膝，腰背缓缓向上呈反弓状，复原后停10秒钟再重复；然后，两手掌和膝部着地，头向下垂，背呈弓状，然后边抬头，边伸背，使头背在同一水平上，接着仰头，使腰背呈反弓状，最后头向下垂，反复。

功效：松弛骨盆和腰部关节，使产道出口肌肉柔软，强健下腹肌肉。

❀ 腹式呼吸练习

腹式呼吸应从卧位开始，分四步进行：第一步用口吸气，同时使腹部鼓起；第二步再用口呼气，同时收缩腹部；第三步用口呼吸熟练后，再用鼻吸气和呼气，使腹部鼓起和收缩；第四步在与呼吸节拍一致的音乐伴奏下做腹式呼吸练习。

138 "大腹便便"的准妈妈也能跳舞吗

妊娠期间，准妈妈虽然身材日渐臃肿，可是由于雌激素的作用，会使身体出乎意料的柔软，如果能很愉快地跳舞，身体就会分泌快乐激素，宝宝可以通过胎盘感受到，使得胎宝宝的身心健康成长，也可促进生产的顺利进行。

✿ 向产科专家咨询自己是否适宜跳舞

患有糖尿病的准妈妈可适当加大运动量以控制血糖，患有高血压的准妈妈则要限制运动量，有习惯性流产史的准妈妈在妊娠早期不适宜跳舞。

✿ 请有专业经验的舞蹈老师指导

在这方面有专业经验的老师，能够了解怀孕的生理变化，并知道准妈妈如何舞蹈才是最安全的；他们还会在训练前咨询你的身体情况，根据身体情况来调整当天的训练活动。

✿ 根据身体调整运动量

准妈妈应该根据自己的感觉来调整自己的运动强度。如果感觉到头晕、呼吸急促、疼痛或者阴道出血的话，就应该立刻停止活动并且通知医生。

✿ 跳舞前喝适量的水

准妈妈应该在训练之前、期间和之后喝充足的水，避免在炎热潮湿的地方跳舞。

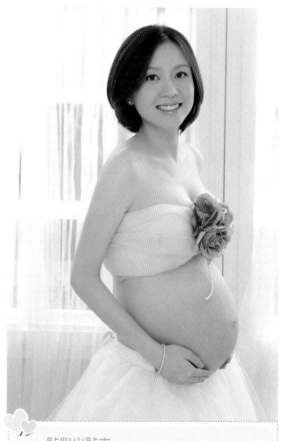

贴心小贴士

如果准妈妈从来没有跳过舞，妊娠期也不必特意去学跳舞。选择自己最喜欢的运动，持之以恒，也就可以了。

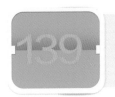

139 与孕期腹胀说拜拜

孕期腹胀是在怀孕时期，由于在胃肠道内所积存的气体过多，导致胃肠充气，并产生腹部胀大的症状。通常从怀孕初期到中期会出现胀气的现象，是孕妈妈常见的困扰。可以从简单的饮食注意、加强运动等方法着手，轻松告别胀气的不适。

少量多餐

孕妈妈可采用少量多餐的进食原则，每次吃饭的时候记得不要吃得太饱，便可有效地减轻腹部饱胀的感觉。除了控制蛋白质和脂肪摄入量，烹调时添加一些大蒜和姜片，也可以减少腹胀气体的产生。

纤维素要补充

孕妈妈可多吃含丰富纤维素的食物，蔬菜类如茭白、笋、韭菜、菠菜、芹菜等；水果中则以柿子、苹果、香蕉、猕猴桃等含纤维素较多。

避免产气食物

胀气状况严重时，应避免吃易产气的食物，例如豆类、蛋类及其制品、油炸食物、土豆等，太甜或太酸的食物、辛辣刺激的食物等。可吃苏打饼干、高纤饼干等中和胃酸。

多喝温开水

每天早上起床后可以先补充一大杯温开水，也有促进排便的功效。在喝水的时候可以加入一点点的蜂蜜，能促进肠胃蠕动，防止粪便干结。

保持适当运动

应适当增加每天的活动量，饭后散步是最佳的活动方式。怀孕期间做适当运动能促进肠蠕动，舒缓胀气情况。孕妈妈可于饭后到外面散步20～30分钟，帮助排便和排气。

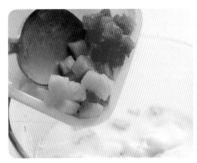
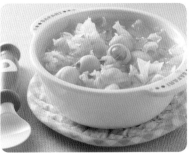
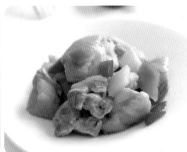

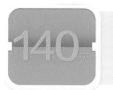

感冒了，不用怕

如果孕妈妈已经感冒，采用食疗是治疗感冒的良好选择，它可减少用药或不用药，并且没有不良反应。以下几个小食疗方供孕妈妈参考：

❀ **鸡汤**

可减轻感冒时鼻塞、流鼻涕等症状，而且对清除呼吸道病毒有较好的效果。经常喝鸡汤还可增强人体的自然抵抗能力，预防感冒的发生。

❀ **萝卜和白菜**

萝卜白菜汤：用白菜心250克、白萝卜60克，加水煎好后放红糖10～20克，吃菜饮汤。

菜根汤：白菜根3片，洗净切片，加大葱根7个，煎汤加白糖后趁热服用。

萝卜汤：白萝卜150克切片，加水900毫升，煎至600毫升，加白糖5克，趁热服1杯，半小时后再服用1杯。

❀ **姜**

橘皮姜片茶：橘皮、生姜各10克，加水煎，饮时加红糖10～20克。

姜蒜茶：大蒜、生姜各15克，切片加水1碗，煎至半碗，饮时加红糖10～20克。

姜糖饮：生姜片15克，3厘米长的葱白3段，加水50毫升，煮沸后加红糖。

这几种姜茶均需趁热服用，然后盖被，出微汗。最好能够睡上一觉，有助于降低体温、缓解头痛。

❀ **粥水法**

感冒时多喝粥，尤其是一些具有食疗作用、加了特殊食材的粥，有利于感冒的治疗：

葱白粥：粳米50克，葱白20克，茎切段，加白糖适量同煮成粥，热食。

橘皮水：鲜橘皮30克（干橘皮15克）加水3杯，煎成2杯，加白糖，趁热饮。

雪梨煲：将雪梨洗净，连皮切碎，加冰糖，用沙煲或瓦煲隔水蒸。适用于风热咳嗽。

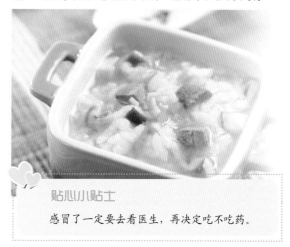

贴心小贴士

感冒了一定要去看医生，再决定吃不吃药。

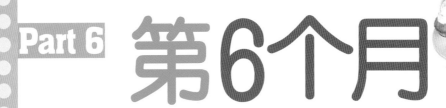

Part 6 第6个月

我是小运动健将

你的子宫底高度已达到18~21厘米，体重增长比前几个月要稍快，体态暴露无遗，是开始穿孕妈妈装或其他宽松样式服装的时候了。这个时期常会感到热、爱出汗，所以要多喝水，勤换内衣，勤洗澡。

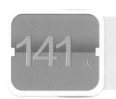

准妈妈和胎儿 新变化

准妈妈变化

孕六月，准妈妈身体重心前移，肚脐开始变得向外突出了。此时准妈妈妊娠反应结束，心情较妊娠初期有所好转，但容易感到背部疼痛、疲劳。

从外观上看，准妈妈腹部增大，前凸明显，子宫高度为18～24厘米，约平脐高或脐上1指。

这一时期准妈妈容易双腿水肿，足背及内、外踝部水肿尤多见，下午和晚上水肿加重，晨起减轻。准妈妈可能常感饱胀，便秘，所以饮食宜每次少量，多次进餐。准妈妈心率增快，每分钟增加10～15次。乳腺发达，乳房进一步增大，且可挤出淡淡的初乳，同时阴道分泌物增多，呈白色糊状。准妈妈在这个月因缺乏微量元素及维生素可能会出现口腔炎，有的还会出现龋齿，应及时到口腔科治疗，同时注意口腔卫生，保护牙齿，并适当补钙及维生素D。

胎儿变化

孕21周

胎儿身长大约18厘米，体重300～350克，且体重开始大幅度增加。眉毛和眼睑清晰可见。手指和脚趾也开始长出指(趾)甲，皮肤结构形成，身上覆盖着白色、滑腻的胎脂。恒牙的牙胚开始形成。胎儿听力达到一定水平，已经能够听到准妈妈的声音了。

孕22周

胎儿身长已长到19厘米左右，体重约有350克；皮肤是红红的，皱皱的；胎儿手部和手指的小动作多了起来，会抓抓小鼻子、揉擦小脸，有时还会嘬嘬小嘴巴。此外宝宝的牙齿在这时也开始发育了，这时候主要是恒牙的牙胚在发育。

孕23周

胎儿长到了20厘米左右，体重大约450克。五官越发清晰，具备了微弱的视觉；胰腺及激素的分泌也正在稳定的发育过程中；肺中的血管形成，呼吸系统正在快速地建立。听力基本形成，已经能够辨认准妈妈的说话声音、心跳声音、肠胃蠕动发出的声音。胎儿还会不断地吞咽。

孕24周

胎儿已经长到25厘米左右，体重约550克，胎儿身体的比例开始匀称。皮肤薄而且有很多的小皱纹，浑身覆盖了细小的绒毛。骨骼发育良好，能在羊水中做"花样游泳"。胎儿会用脚踢子宫和子宫壁，把这种信息传递给准妈妈。

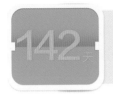

142天 适合孕妈妈的最佳食品

科学地选择食物不仅有利于母体健康，更有益于胎宝宝的发育。

最佳保胎蔬菜——菠菜

菠菜含有丰富的叶酸，每100克菠菜的叶酸含量高达350微克，名列蔬菜之首。同时，菠菜中的大量B族维生素还可防止孕妈妈盆腔感染、精神抑郁、失眠等常见的孕期并发症。

最佳饮料——绿茶

绿茶乃微量元素的"富矿"，对胎宝宝发育作用突出的锌元素就是其中的一种。研究表明，在食谱相同的情况下，常饮绿茶的孕妈妈比不饮者每天多摄取锌达14毫克。此外，绿茶含铁元素也较丰富，但注意不要喝浓茶，喝茶的量也不要过多。

最佳防早产食品——鱼

丹麦医学家研究表明，常吃鱼有防止早产的作用。

最佳酸味食品——番茄、苹果、葡萄、柑橘

孕妈妈往往对酸味食品感兴趣，而吃酸也确有好处。不过，孕妈妈食用酸味食品要注意选择。山楂的营养较丰富，但可加速子宫收缩，有导致流产之嫌，孕妈妈最好敬而远之；而番茄、杨梅、樱桃、葡萄、柑橘、苹果等是补酸佳品，适合孕妈妈食用。

最佳分娩食品——巧克力

孕妈妈分娩时需要足够的产力，而产力来源于食物。在各种食物中当以巧克力为最佳，美国产科医生称它为最佳分娩食品。

巧克力营养丰富、热量多，且能在短时间内被人体吸收，并迅速转化成热能，对于急需热量的孕妈妈来讲无疑是雪中送炭。因此，临产时吃几块巧克力，可缩短产程，从而顺利分娩。

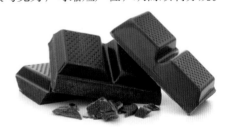

 怀孕经验交流

提拉米苏是意大利的传统美食，虽然美味诱人，不过不适合孕妈妈食用。原因很简单，就是提拉米苏的配料中有生鸡蛋黄。而任何含有生鸡蛋的食品都是不适合准妈妈食用的。因此，即使美味当前，也要抵制诱惑！

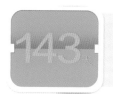

143 孕妈妈喝茶的讲究

茶叶中含有茶多酚、芳香油、矿物质、蛋白质、维生素等营养成分，喝茶的好处很多。

喝绿茶比喝红茶好

各种茶所含成分不同，绿茶含锌量极为丰富，而红茶的浸出液中含锌量则甚微。锌元素对胎宝宝的正常生长发育起着极其重要的作用。因此，喜欢喝茶的孕妈妈可以适量喝点儿淡绿茶，淡绿茶对加强心肾功能、促进血液循环、帮助消化、预防妊娠水肿、促进胎宝宝的生长发育是大有好处的。

孕期不宜喝浓茶

但是，孕妈妈如果喝茶太多、太浓，特别是饮用浓红茶，对胎宝宝就会产生危害。茶叶中的咖啡因具有兴奋作用，饮茶过多会刺激胎宝宝，增加胎动，甚至危害胎宝宝的生长发育。

茶叶中含有鞣酸，鞣酸可与食物中的铁元素结合成为一种不能被机体吸收的复合物。孕妈妈如果过多地饮用浓茶就有引起妊娠贫血的可能，胎宝宝也可能会出现先天性缺铁性贫血。

贴心小贴士

凡事都讲究个适度，孕妈妈喝茶也要讲究一下。

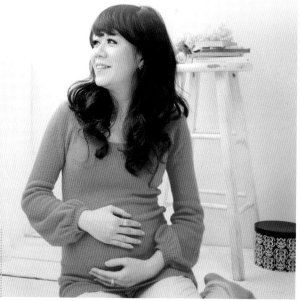

149

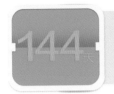
果蔬汁
——上班族孕妈妈的方便营养品

蔬菜、瓜果除了可以做成可口的菜肴外，还可以制成富含抗氧化物的果蔬汁饮品。制作果蔬汁方便快捷，对于上班族孕妈妈来说，真是健康又省事，而且果蔬汁中所含的营养物质也容易被人体吸收。

❀ 促消化，抗疲劳

新鲜果蔬汁能有效为人体补充维生素以及钙、磷、钾、镁等矿物质，可以调整人体功能协调，增强细胞活力以及肠胃功能，促进消化液分泌，消除疲劳。

❀ 轻松搭配，营养健康

制作果蔬汁时最好选用两三种不同的水果、蔬菜，每天变化搭配组合，可以达到营养物质吸收均衡，就连果蔬渣也不可错过，可搅拌均匀后配上蜂蜜。

比如山药煮熟后碾碎拌上椰奶，既香甜又营养；还有用青瓜、苹果、陈皮等做成瓜果绿宾治，很适合在暖暖的春天食用，酸甜开胃。

❀ 不是所有的果蔬都适合榨汁

需要提醒孕妈妈的是，果蔬汁需要现榨现喝，而且并不是所有蔬菜都适合生吃。一般适合做果蔬汁的有：山药、胡萝卜、番茄、生菜、黄瓜、萝卜、芹菜、香菜等。

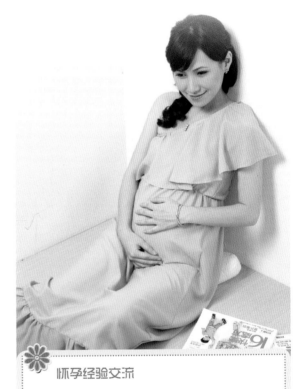

❀ 怀孕经验交流

果蔬饮品DIY

菠菜柳橙汁：菠菜用开水焯过，柳橙（带皮）、胡萝卜与苹果切碎，按照1:1的比例加水，用榨汁机榨成汁——富含维生素B_1。

芹菜汁：芹菜、荸荠、胡萝卜与苹果切碎，按照1:1的比例加水，用榨汁机榨成汁——对咳嗽、多痰、痔疮都具有疗效，同时又健胃利尿。

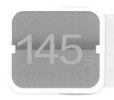

145天 孕妈妈 果蔬汁饮品的健康排名

随着人们营养观念的提升，越来越多的人喜欢饮用营养丰富的果蔬汁。对于孕妈妈而言，果蔬汁是最好的健康饮料之一。

最佳选择：蔬菜汁

与典型的果汁相比，蔬菜汁中含有更少的糖分及热量。喝蔬菜汁是在饮食结构中补充植物性营养物质的一种非常方便的方式。

蔬菜冠军：番茄汁

蔬菜汁中的冠军是番茄汁。

水果冠军：石榴汁

在所有果汁中，石榴汁的综合营养价值最高。

缓解肌肉疼痛：樱桃汁

研究显示，锻炼前后饮用樱桃汁可降低运动导致的肌肉疼痛。在孕期，身体的变化会导致各种肌肉疼痛，樱桃汁对此有一定的缓解作用。

有益心脏：红葡萄汁

红葡萄汁是由整颗葡萄，包括籽、皮等酿制而成，对软化血管、缓解孕期心脏血管压力有好处。

提高免疫力：橙汁

橙汁富含能够提高免疫力的维生素C。除此之外，橙汁也同样含有能够强壮骨骼的营养物质——钙和维生素D。

贴心小贴士

蔬菜汁口感不好，水果汁糖分太高，混起来榨汁就没问题了。

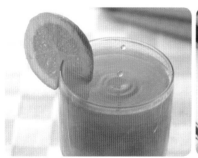
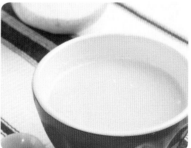
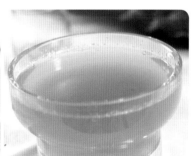

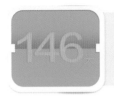

146 怎样 喝汤最有效果

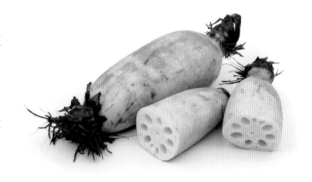

"汤汤水水保健康"，看上去不起眼的汤里蕴藏着丰富的蛋白质、维生素、氨基酸以及钙、磷、铁、锌等元素。孕妈妈需求的营养比较全面，所以，喝汤更能满足体内胎宝宝的健康生长发育所需。

很多人以为，喝汤是一件很简单的事，殊不知，孕妈妈只有科学地喝汤，才能既吸收营养，又能避免脂肪堆积。

🌸 喝汤的时间

俗话说"饭前喝汤，苗条又健康；饭后喝汤，越喝越胖"，这是有一定道理的。研究表明，在餐前喝一碗汤，可以让人少吸收100~190千卡的热能；相反，饭后喝汤容易导致营养过剩，造成肥胖，还会影响食物的消化吸收。

🌸 中午喝汤不易长胖

午餐时喝汤吸收的热量最少，为了防止长胖，不妨选择中午喝汤。

🌸 渣中营养比汤丰富得多

虽然汤的营养价值很高，但仍有大部分的营养"滞留"在了汤渣里。即使煲汤时间很长，肉类食物的主要营养成分如蛋白质、铁质、骨中的钙质都很难溶解在水中，大部分营养物质都留在了渣中。而且吃渣的过程中可以增加膳食纤维的摄入，有利于促进胃肠蠕动，加速新陈代谢。

🌸 汤中加蔬菜应随放随吃

搭配肉类一起熬汤的蔬菜如白萝卜等，加热时间长，容易破坏掉其中的营养物质。

🌸 长时间煲的汤孕妈妈不宜喝

需要注意的是，熬汤时间并不是越久越好，一般来说1~1.5个小时就足够了。长时间炖出的浓汤，或以猪骨、鸡脚、连皮家禽、肥肉类煮成的汤，含有大量的饱和脂肪，且口感肥腻，这类汤对胃肠道有一定的刺激，孕妈妈不宜食用。

> **贴心小贴士**
>
> 煲汤首选压力锅。因为用压力锅熬汤的时间不会太长，而汤中的维生素等营养成分损失不大，骨髓中所含的微量元素也极易被人吸收。

147

抗寒吃火锅，孕妈妈要不得

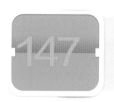

寒冷的冬天，正是一群朋友围在一起吃火锅的好时候。但是，身为孕妈妈可要注意了，贪一时嘴瘾，可能会对宝宝不利！

高嘌呤食物易损肾脏

平时我们吃火锅，高脂肪的肉类从未少过，还有一些豆制品以及蔬菜等。肉类脂肪多，吃多了肥胖；豆制品是高嘌呤食物，而涮肉的汤汁中嘌呤含量更高。高嘌呤、高脂肪、高热量食物如果摄取过多，对健康人的肾脏会产生危害。

未熟食物可致胎宝宝畸形

别以为弓形虫只有在猫、狗身上出现的频率高，羊群中弓形虫的感染率高达61.4%。孕妈妈如果吃了没有煮熟、煮透的羊肉，感染上可怕的弓形虫病毒后，可通过胎盘传染给胎宝宝，影响胎宝宝脑的发育，严重者还可造成流产、死胎、脑积水或无脑儿等畸形。

反复用汤底会致癌

很多家里吃完火锅后，有留着汤底第二天继续烫菜吃的习惯。煮久的汤中含有亚硝酸盐，而如果放置过夜再用，汤中亚硝酸盐的含量会增加，进入胃里后，在胃酸作用下与蛋白质分解产物二级胺反应生成亚硝胺。亚硝胺具有强烈的致癌作用，会引起食管癌、胃癌、肝癌和肠癌等。

生、熟混用易生肠寄生虫病

吃火锅多是用生肉、生鱼、生菜边涮边吃，这些食品易被致病微生物和寄生虫卵所污染，因此吃时必须在滚开汤中煮熟、煮透。而熟食应该与未煮熟的食物分别用不同的碟子装，夹的筷子也应该分开，才能防止或减少消化道炎症和肠寄生虫病的发生。

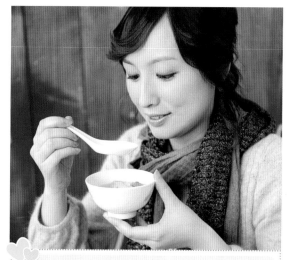

贴心小贴士

胎宝宝越来越有活力了，最近他的胎动会很频繁，这是正常现象。

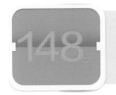
148 宝宝
的耳朵非常灵敏了

尽管此时的胎宝宝还没有皮下脂肪，很瘦很瘦，但其实他已很结实了，已逐步成为有意识的、对感觉有反应的人了，胎动也越来越明显了。

🌸 第21周

小家伙现在看上去变得滑溜溜的，他的身上覆盖了一层白色的、滑腻的物质，这就是胎脂。它可以保护胎宝宝的皮肤。不少宝宝在出生时身上都还残留着这些白色的胎脂。

🌸 第22周

本周胎宝宝眉毛和眼睑已充分发育，小手指上也已长出了娇嫩的指甲。

🌸 第23周

胎宝宝的皮肤红红的，且皱巴巴的，样子像个小老头。皮肤的褶皱是为了给皮下脂肪的生长留有余地。嘴唇、眉毛和眼睫毛已清晰可见，视网膜也已形成，具备了微弱的视觉；胰腺及激素的分泌正处于稳定的发育过程中；牙龈下面，乳

牙的牙胚也开始发育了。

🌸 第24周

这一周胎宝宝大约已有350克，19厘米长。除了听力有所发展外，呼吸系统也正在发育。尽管他还在不断地吞咽羊水，但是通常并不会排出大便。

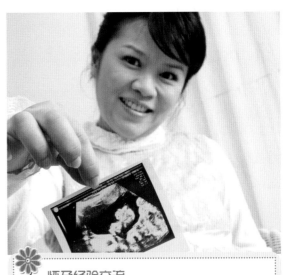

🌸 怀孕经验交流

6个月时胎宝宝的听力几乎和成人相等，外界的声音都可以传到子宫里。但胎宝宝喜欢听节奏平缓、流畅、柔和的音乐，讨厌强、快节奏的音乐，更害怕各种噪声。

💗 贴心小贴士

胎宝宝的眉毛和眼睑已经清晰可辨，10 个小手指上也已长出了娇嫩的指甲。

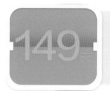

149天 来做一做"心理体操"吧

度过了短暂的兴奋期后，各种压力也会从不同的方向朝你走来，既有心理方面的压力，也有身体方面的压力。因此，你有必要学习一些新的技巧，从容应对一些必然会出现的难题。现在我们一起来做"心理体操"。

🌸 第一节：布置一个温馨的环境

在房间的布置上，你有必要做一些小小的调整。如果你们家以前是一个典型的二人世界的话，你可适当添一些宝宝用的物品，让那些可爱的小物件随时提醒你：一个新生命即将来到你的身边！同时，你还可以在一些醒目的位置贴一些漂亮的画，如把你喜欢的漂亮宝宝的照片贴在你的卧室里。

🌸 第二节：通过语言传递心声

每天你只要花几分钟的时间同宝宝说几句悄悄话，利用外出散步的时间，你也可以告诉他"外面的天气真好！阳光明媚"等。

🌸 第三节：接受音乐的洗礼

音乐不仅能促进胎宝宝的身心发育，对孕妈妈本身也能起到一定的放松作用。每天花20分钟静静地接受音乐的洗礼吧，想象音乐正如春风一般拂过你的脸庞，你正沐浴在阳光里。当然，你也可以播放你最喜欢的歌曲，大声地唱出来，如同参加合唱，你的精神状态一定会达到最佳点。

🌸 第四节：与幽默亲密接触

笑是人生极大的生活享受，不妨多为自己创造能开怀大笑的机会。欣赏喜剧，看一些幽默、风趣的散文和随笔；还可以收集一些幽默滑稽的照片，每天欣赏一次；你还可以要求准爸爸有意识地收集一些笑话、好玩的传闻，在餐桌上发挥一下他的喜剧才华，让你经常开怀大笑。

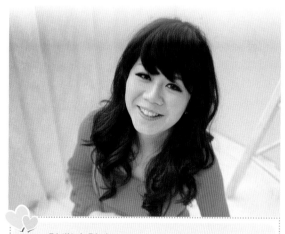

贴心小贴士

胎宝宝会做踢脚和挥拳等小动作，有时甚至会翻跟头，还能够做抓握动作。

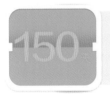

150 游泳
可以让宝宝开心

孕妈妈适量的游泳可以消除浮肿以及全身慵懒的感觉，对骨盆也能起到很好的锻炼作用。但是孕妈妈游泳时要注意水温（29℃～31℃最好）、时间（上午10点至下午2点），在专人陪同的条件下才可进行。学会在水中全身放松，对产程顺利进展有相当大的帮助。

孕妈妈游泳的好处

孕妈妈在水中体位的变化，有利于纠正胎位、促进顺产。

游泳能改善心肺功能、增加身体的柔韧性、增强体力，是一种适合孕妇进行的运动。

游泳时，水可以支持体重，帮助肌肉放松，减轻关节的负荷，促进血液流通。

而且游泳对改善孕妇情绪、减轻妊娠反应，以及对胎宝宝的神经系统都有很好的作用。

孕妈妈游泳须知

游泳时应选择浅水池。孕妈妈比较适合的是小负荷运动，比如，在水中可做行走、划水、抬腿的动作，动作要比较轻柔。这样通过水流的按摩，准妈妈们的身体可以得到充分的放松。

在水中不宜做压迫腹部的动作，仰卧比较好。同时动作要恰当，动作幅度不能太大。

游泳时间不应太长，以运动结束不觉太累为宜。

由于孕妈妈对细菌的抵抗能力较弱，因此水质必须保证达标，否则可能引发妇科炎症，一旦用药治疗可能会对胎宝宝的发育造成影响。

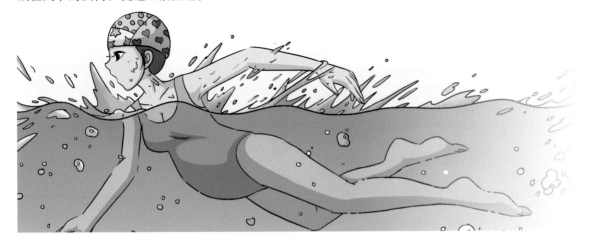

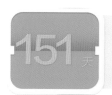

151天 开始光照胎教，让宝宝感受光明

光照胎教法是通过对胎宝宝进行刺激，训练胎宝宝的视觉功能，帮助胎宝宝形成昼夜周期节律的胎教法。光照胎教法最好从孕24周开始实施，用手电筒即可，因为此时胎宝宝对光开始有反应。

光照胎教如何做

从这个月开始，可以每天用手电筒（4节1号电池的手电筒）紧贴孕妈妈的腹壁照射胎头部位，每次持续5分钟左右。结束时，可以反复关闭、开启手电筒数次。

一般来讲，每次对孕妈妈腹部照射3次，照射的同时，和胎宝宝进行对话，告诉胎宝宝现在是什么时间。这样，可促进胎宝宝视觉功能发育，对日后视觉敏锐、协调、专注和阅读都会产生良好的影响。

把自身的感受记录下来

在光照胎教实施中，孕妈妈应注意把自身的感受详细地记录下来，如胎动的变化是增加还是减少，是大动还是小动，是肢体动还是躯体动。

通过一段时间的训练和记录，孕妈妈可以总结一下胎宝宝对刺激是否建立起特定的反应或规律。

在有胎动的时候进行

不要在胎宝宝睡眠时施行胎教，这样会影响胎宝宝正常的生理周期，必须在有胎动的时候进行胎教。光照时可以配合对话，综合的良性刺激对胎宝宝更有益。

胎教不是为了培养神童

需要说明的是，绝对不能认为只要进行了胎教，宝宝就一定会成为神童。胎教只是将人生教育提早到胎宝宝期，而且只是通过开发胎宝宝感觉功能的潜力，为出生后的早期教育奠定下良好的基础，是人类早期教育。

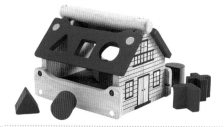

贴心小贴士

从现在开始，大模大样地挺起肚子走路吧，这个姿势让你更自信、更稳当。

贴心小贴士

数字0～9中哪个数字最勤劳，哪个数字最懒惰？
（2最勤劳，1最懒惰，因为"一不做，二不休"）

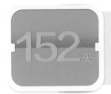

美学胎教：书法

虽然现在还没开始教胎宝宝识字，但是孕妈妈可以开始学习欣赏优美的书法了。

书法——书写的法则、方法，是汉字的书写艺术。汉字在漫长的演变发展的历史长河中，一方面起着思想交流、文化继承等重要的社会作用，另一方面它本身又形成了一种独特的造型艺术。

书法的艺术性

中国文字的点画、结构和形体与外文不同，它变化微妙、形态不一、通过点画线条的强弱、浓淡、粗细等丰富变化，以书写的内容和思想感情的起伏变化。以字形、字距和行间的分布，构成优美的章法布局。有的似玉龙琢雕，有的似奇峰突起；有的俊秀俏丽，有的气势豪放，这些都使书写文字带上了强烈的艺术色彩。

书法益健康

练书法时，人们要凝神，然后把力气运到笔端，注于纸上，能抒胸中气、散心中郁。这样，对人的心理和生理方面都有一定的调节和锻炼作用。久而久之，可使人灵心焕发，无疾而寿。

贴心小贴士

去把高跟鞋锁起来吧，不能再穿高跟鞋了。

书法可陶冶情操

情操是感情和思维的综合。书法是一门学问、一种艺术，其美感来源于大自然、来源于生活、来源于社会实践，与其他事物有着密切的互为表里的联系。书法的特点、技巧、理论、表达意境极其广泛，"胸中有书，下笔不俗"。学习书法，对文学、哲学、美学、天文、地理、历史等知识都将有所触及。

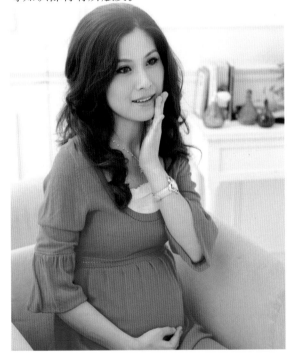

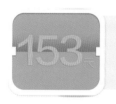

做做孕产瑜伽，
体会和宝宝的"心灵感应"

孕中期是孕妈妈感觉相对最舒服的几个月，所以，孕期瑜伽可有目的地提上日程，今天先来学两个简单的动作。

🌸 蝶式

🌸 蹲式

1. 慢慢地坐在床上或垫子上，两膝曲起，两脚脚心相对，双手抓住两脚尽量向内拉。

1. 挺身直立，双脚分开，双臂自然下垂，双手在腹前十指相扣。

3. 尽自己所能继续慢慢下蹲，保持双腿的肌肉绷紧。

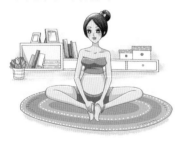

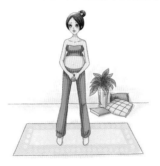

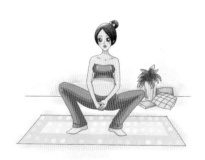

2. 上下轻轻抖动双膝，像蝴蝶轻轻拍打翅膀一样。

2. 两膝微曲，一边呼气一边慢慢下蹲，直到大腿与地面平行。

4. 然后慢慢伸直身体，吸气回到站立姿势，每天做5～6组。

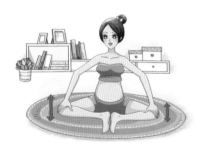

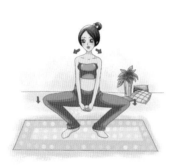

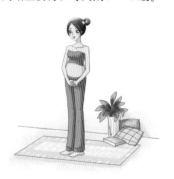

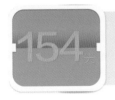

154 天 　要给
宝宝取名字了

虽然宝宝还有几个月才能与你见面，但是闲暇的时候就可以想着给宝宝取个名字了。以后胎教的时候呼唤着他的名字，是不是觉得更亲切？

🌸 **掌握取名字的规律**

避免谐音： 注意名字念起来是否有不雅的谐音，以免日后闹笑话，如夏剑、胡利静。名字取好后，多念几遍，看看听起来是否流畅。

美好寓意： 爸爸妈妈希望宝宝要漂亮、要健康、要优秀、要……如"瑶、琼、璇"意为美玉，"嘉"意为优秀……很多字词都能表达你的美好意愿。

保存爱情： 从爸爸妈妈的名字里各取一个汉字组合成宝宝的名字，如大美人林青霞的丈夫就给他们的女儿取名为"邢爱林"。用宝宝的名字见证爱的甜蜜，不失为一大方向呢。

性别取名： 男孩用名刚毅气势一些，比方说"毅、杰、鹏"等，女孩用名温婉可人一些，比方说"悦、璐、萱"等。当然，也可以选择一些中性字，比如"晖、朝、烨"等，通俗大气，男孩女孩都通用。

借用典籍： 喜欢古文的父母可在唐诗、宋词这些优美的诗词中，选取喜爱的词句为宝宝取名。比如有姓何的家长给女儿取名"何剪烛"，便出自唐诗"何当共剪西窗烛，却话巴山夜雨时"。

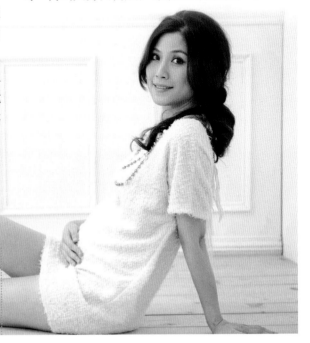

贴心小贴士
　胎宝宝的听力基本发育完全了，可以读故事给他听了。

155 终于
要穿上孕妇装了

对孕妈妈来说，纯天然质地的孕妇装是最好的选择。怀孕期间皮肤变得敏感，如果经常接触人造纤维的面料，容易发生过敏。

❀ 全棉是金

选择天然面料是购买孕妇装不变的金字原则。因为怀孕期间皮肤变得敏感，如果经常接触

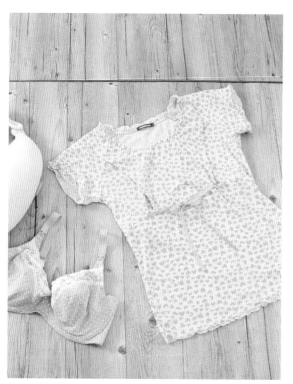

人造纤维的面料，容易引起过敏。天然面料包括棉、麻、真丝等，而以全棉最为常见。

❀ 为圆滚滚的身材留出空间

绝大部分的孕妈妈不会希望自己买来的孕妇装只能穿上一个月就再也绷不上身了。所以尽量选择适合自己的尺码，挑选材质舒适、透气、适合自己的孕妇装，给肚子留有充分的"发展"空间。

❀ 以实用、耐穿为原则

顾名思义，孕妇装就是在怀孕时穿的服装。可实际上，你买的那些孕妇装还要穿到宝宝出生以后，直到你彻底恢复原来的体形。所以，注意所选的孕妇装是否考虑到一些生完小宝宝后依然可以穿着的小细节，如可伸缩的腰带、可脱卸的部分等。

❀ 兼顾哺乳，以一顶二

如果你决定母乳喂养，那么最好选择那些具有哺乳功能的文胸、内衣及T恤，这将会给你以后的哺乳工作带来极大的方便，避免了传统哺乳的尴尬。如果你是在秋冬季节生宝宝，那更可以帮你保暖。具有哺乳功能的衣物在怀孕和哺乳阶段均能发挥出巨大的作用，以一顶二，经济实用。

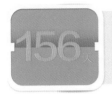

上班族
妈妈的"孕"味服装

对于上班的孕妈妈来说，传统的孕妇装就显得老气宽大、笨重呆板了。其实，学一点儿穿衣技巧，照样让身为职场女性的你在办公室里别有一番"孕"味！

🌸 可调整腰围的长裤

可以选择可调整腰围的长裤，这样，可以从孕中期一直穿到宝宝出生。另外，也有一种孕妇裤，在小腹处是一种特殊的弹性设计，其他部位仅比一般的裤子略微宽松一些。上班族孕妈妈可以选择这个款型，因为它穿起来不会显得很臃肿。不过，有可能到孕晚期，你还需要更换裤子的型号。

🌸 可百搭的基本款服饰

可选择较正式的洋装或套装，或是以长裤搭配俏丽的上衣。可先准备一些不可少的基本款，例如，容易搭配的单件上衣、衬衫，黑、白裤装，以及不可或缺的背心裙、变化多端的一件式短洋装或长洋装。再搭配购买合适的服装，以少量衣服变出多种穿法。

🌸 有质感的宴会服

一般人参加宴会的机会应该不是太多，可只购买一件较有质感的服装，再搭配一条项链或披肩，也能营造出宴会的效果。

🌸 买几件合适

一般来说，怀孕中期开始换穿孕妇装，建议可以先买2～3套，同时可搭配平时较为宽大的娃娃装或上衣，到了怀孕末期再添购一两套外出服。

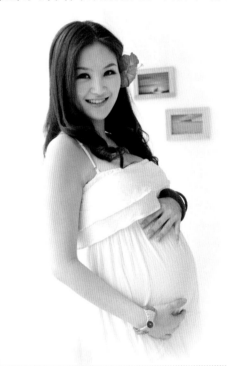

💕 贴心小贴士

你的子宫顶端已经达到了肚脐上方。

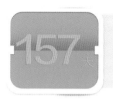

选择合脚的鞋

有人曾说：一双合适的鞋，能带你走向幸福的彼岸。同样，一双舒适合脚的鞋，也能带孕妈妈安全"走"过孕期——女人一生中很重要的幸福时刻。

相对宽松

多数孕妈妈在怀孕期间双脚就开始浮肿，走起路来难以掌握身体平衡。双脚浮肿比较严重的孕妈妈，要选择比自己双脚稍大一点儿的鞋，但也不要过于宽松，以防走路时不跟脚。

防滑

孕妈妈穿的鞋应有防滑性，宜选用既有弹性又柔软而且防滑的材料做的鞋底，以防走路时跌跤。

减震

走路时脚底要承受来自地面的冲击，所以鞋底的设计就很重要。比如，鞋底带气垫的气垫运动鞋，就可以很好地吸收走路或运动时脚部对地面所产生的作用力与反作用力，以降低伤害，也就是说可以减震。

弹性

良好的弹性来自高质量的鞋底、鞋面材料，它可以给足部活动以弹性的空间。否则如果双脚被缺乏弹性的材料束缚，会造成摩擦、脚趾变形等问题。所以，买鞋时可以轻微弯曲鞋底，拉拉鞋面材质，看看弹性如何。

稳定

选择稳定性高的鞋子，注意足跟是否适度被包覆、足弓垫是否支持脚弓处、大拇指弯曲点是否刚好为鞋的曲折点，前端留出1～1.5厘米。

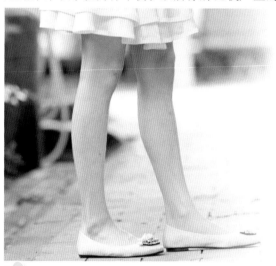

贴心小贴士

你可能会经常感到热，所以出汗可能很多，而你的身体也在吸收水分，这时你的大腿和上身在增重。

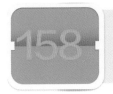
158 高跟鞋的危害

🌸 不利于血液循环

孕妈妈的下肢静脉回流常因怀孕会受到一定的影响，站立过久或行走较远时，双脚常有不同程度的浮肿。穿高跟鞋不利于下肢血液循环，原本双脚有不同程度的水肿，这样一来，造成孕妇下肢水肿的情况更加严重。

🌸 不利于身体健康

孕妈妈穿高跟鞋，在步行的过程中，为了保持身体平衡，会自觉地腰椎向前，胸椎往后，使脊柱弯曲度增加，时常感到累上加累，腰酸背痛加剧，不利于身体健康。

🌸 不利于分娩

孕妈妈穿高跟鞋，容易使子宫下坠，膀胱受压，时间长了，还会引起尿频及产后子宫脱垂，使骨盆倾斜，不利于日后分娩。

🌸 容易造成扁平足

孕妇穿高跟鞋会使全身的重量集中在双脚掌上，造成脚趾关节过度拉伸。时间长了，容易使脚的形状发生变化。

🌸 布鞋、旅游鞋是最好的选择

无论多爱美，孕妈妈最好还是穿上舒服的软底布鞋、旅游鞋。这些鞋有良好的柔韧性和易弯曲性，还有一定的弹性，可随脚的形状进行变化，所以穿着舒适、行走轻巧，可减轻孕妈妈的身体负担，并可防止摔倒等不安全的事件发生。

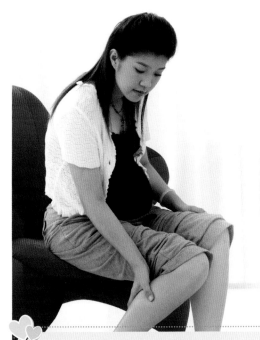

💕 **贴心小贴士**

胎宝宝开始活动，你也许隔着腹部可以感觉出他的小腿或小脚。

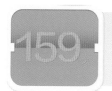

159 做个 "挺拔" 的孕妈妈

无论是在孕期还是哺乳期，坚持佩戴合适的文胸都可以给乳房很好的支撑力，帮助你塑造"挺拔"的胸部，还可有效地预防乳房下垂。

选择舒适的孕妈妈专用文胸

怀孕时，乳房是从下半部往外扩张的，增大情形与一般文胸比例不同，因此，应该选择专为孕妈妈设计的文胸。这类文胸多采用全棉材料，肤触柔软，罩杯、肩带等都经过特殊的设计，不会压迫乳腺、乳头，造成发炎现象。

随时更换不同尺寸的文胸

从怀孕到生产，乳房约增加两个尺码。孕妈妈应根据自身乳房的变化随时更换不同尺寸的文胸，不能为了省事而一个尺码用到底。尺寸合适的文胸在穿戴时，乳房既没有压迫感，也不会感到大而无当。

乳垫，防止尴尬的好帮手

怀孕后期，乳头变得敏感脆弱，还可能有乳汁分泌，最好选用乳垫来保护，可以防止孕妈妈在公共场合上衣局部潮湿的尴尬。在产褥期、哺乳期，乳垫也能帮助吸收分泌出的多余乳汁，保持乳房舒爽。

不选钢托文胸

钢托文胸的缺点：如果买的文胸不合身，或是用普通的钢托文胸都有可能会导致乳导管堵塞或乳腺炎，而无法产奶。

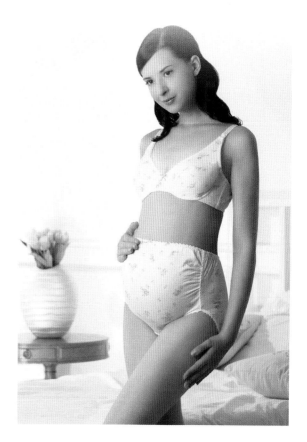

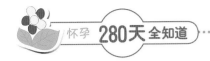

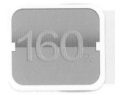 **最贴身的呵护**

怀孕了，生理上的变化是不是让你的心理也改变了？这个时候，要更好地照顾自己。为自己选一套体贴舒适的内衣吧，它们对你的呵护可是最贴身的呢。

❀ 孕妈妈专用内裤

覆盖式内裤：能够保护孕妈妈的腹部，裤腰覆盖肚脐以上部分，有保暖效果；松紧可自行调整，随怀孕不同阶段的体形自由伸缩变化。

产妇专用生理裤：具有高弹性，不紧绷；分固定式和下方可开口的活动式两种，便于产前检查和产褥期、生理期等特殊时期穿着。

孕后期选择托腹内裤。怀孕后期，变大的子宫会往前倾而使腹部更凸出。此时，选择一些有前腹加护的内裤较为舒适。

纯棉材质，健康保证。纯棉材质对皮肤无刺激，不会引发皮疹。

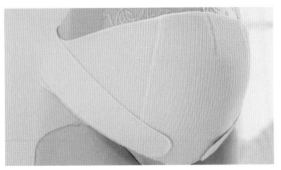

❀ 特殊孕妈妈可用托腹带

一般孕妈妈都不需要用腹带，特殊情况下孕妈妈也可以使用腹带。如：

有过生育史，腹壁非常松弛，成为悬垂腹的孕妈妈。

多胞胎、胎宝宝过大，站立时腹壁下垂比较严重的孕妈妈。

连接骨盆的各条韧带发生松弛性疼痛的孕妈妈，托腹带可以对背部起到支撑作用。

胎位为臀位，经医生做外倒转术转为头位后，为防止其回到原来的臀位，可以用托腹带来限制。

应选用可随腹部的增大而调整、方便拆下及穿戴、透气性强不会闷热的托腹带。

❀ 弹力袜

怀孕中期，有的妈妈开始腿肿、脚肿。如果在不冷不热的时节，不妨穿孕妇裙，同时配一双弹力长筒袜，因为弹力袜有消除疲劳、防止脚踝肿胀和静脉曲张的作用。

> **贴心小贴士**
>
> 市面上出现的天然彩棉孕妈妈内衣，由于100%纯天然、100%无染色的绝对安全性，受到许多孕妈妈的欢迎。

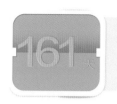

161 提高胎儿记忆力的训练

记忆能力可以经过后天训练而加强，所以怀孕时，准爸爸妈妈可以采取一些措施来提高宝宝的记忆能力。

🌼 教胎儿学习

科学家们发现，准妈妈通过视觉和感觉把外界信息传递给胎儿，这会使他们出生后具有超常的记忆力和才能。

①使用彩色教学卡片，可以用自制的或购买的彩色教学卡片教宝宝学习了，每天4～5个汉语拼音，甚至汉字，也可以教宝宝数字、图形，甚至是计算。

②诵读经典。除了诵读脍炙人口的经典作品外，你可以诵读诗歌、散文、儿歌、故事等任何你喜欢的东西。但诵读时要带有饱满的热情，语调要抑扬顿挫，诵读的时间以不感疲惫为好。

🌼 准妈妈保持平静心情

孕中期是影响胎儿记忆力的关键时刻。这时候准妈妈可以经常去绿树成荫或田野、江边或河边去散步，呼吸新鲜的空气，聆听鸟儿悦耳地叫声等，通过亲近大自然来放松自己的心情。

🌼 发展胎儿的听觉记忆

科学家们发现，准妈妈在宝宝出生前3个月听的音乐，宝宝出生一年后还能记得清楚。所以要坚持给胎儿听音乐，尤其是愉快的音乐，可以让宝宝记忆深刻。若准妈妈会弹奏乐器或自己唱歌，对促进宝宝记忆力的发展很有好处。

🌼 和胎儿复习聊天的内容

和胎儿聊天也是有技巧的，每天除了和胎儿聊一些新鲜的东西，也要和他一起"复习"以前说过的东西，比如家庭的成员啊、居住的环境啊、爸爸妈妈对他的爱啊。

🌼 给胎儿听玩具的声音

可以给胎儿听玩具发出的悦耳的声音，这对未来哄宝宝是很有作用的。当宝宝出生后哭闹难哄时，拿出玩具让他听听熟悉的声音，宝宝就会安静下来了。

167

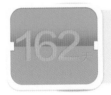
162天 头发变得越来越油

由于体内激素的变化，孕妈妈皮脂分泌增加，油性发质的孕妈妈头发会比平时更油一些；营养不良的孕妈妈则容易产生头发断裂或脱落。因此，孕妈妈更要注意保持头发的清洁和护理。

❀ 洗发水的选择

为了防止刺激头皮、影响胎宝宝，孕妈妈要选择适合自己发质且性质比较温和的洗发水。怀孕前用什么品牌的洗发水，如果发质没有因为激素的改变而发生太大的改变，最好继续延用。突然换用以前从未使用过的品牌，皮肤可能会不适应，或发生过敏现象。

有些孕妈妈在怀孕时头发会变得又干又脆，那是因为头发缺乏蛋白质。使用能给头发补充蛋白质营养的洗发水和护发素，情况可以得到改善。

❀ 洗头后湿发的处理

最好不要使用吹风机。吹风机吹出的热风，含有微粒的石绵纤维，可通过孕妈妈的呼吸道和皮肤进入血液，经胎盘血而进入胎宝宝体内，并对胎宝宝有不利的影响。即便需要使用吹风机，只要调到冷风挡，不用吹风机紧贴着头皮吹头发，也是不要紧的。

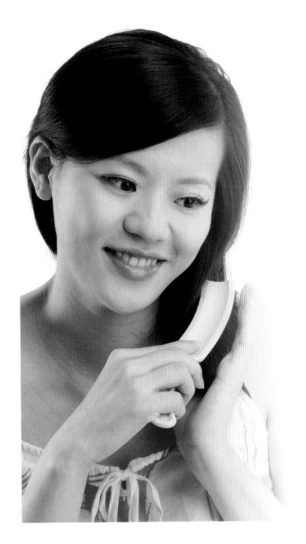

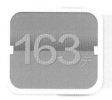

163天 我失眠了

孕期失眠是比较普遍的现象。引起孕期失眠的原因有很多，下面针对这些不同的原因给出相应的对策，帮助孕妈妈们摆脱失眠的困扰。

如何应对饮食习惯的改变

饮食习惯的改变也会影响孕期睡眠质量的好坏，均衡的饮食很重要。尽量避免影响情绪的食物。

如果在入睡前3小时吃些东西，多数情况下能提高睡眠质量。而孕妈妈更要留心自己的"助眠食品"，如睡前不要吃太冷的食物等。

如何应对激素变化

怀孕的女性在精神和心理上都比较敏感，对压力的耐受力也会降低，常会忧郁和失眠。 这是由体内激素水平的改变引起的。

适度的压力调适以及家人的体贴与关怀，对于稳定孕妈妈的心情十分重要。

如何应对尿频造成的失眠

怀孕后期，有将近80%的孕妈妈被尿频困扰，晚上会起床跑厕所，严重影响了睡眠质量。生殖泌尿道的感染常常表现为身体抵抗力不足，因此，孕妈妈必须注意是否有其他感染同时存在，如感冒、念珠菌阴道炎等。

抵抗力不足可能源于免疫系统的过度负担，情绪不稳定、压力过大就是其中的原因之一。除了调适心理上的压力外，孕妈妈最好要注意避免刺激性饮食、过多使用化学药物、发炎、过敏等情况，这都会增加心理的不适，加重尿频。

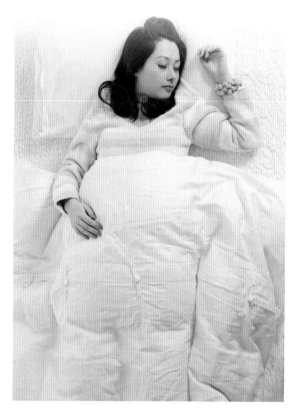

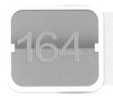
164天 忽好忽坏
的情绪

你可能会因为对胎宝宝的爱而担心他的生长，也许对体形的改变感到沮丧，甚至因为胎宝宝使你身体承受这样的负担而抱怨……这些情绪都是正常的，都会随着分娩而消失。

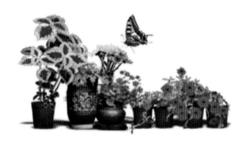

❀ **孕妈妈可能会有这样那样的担心**

情绪妈妈——有时莫名其妙就想哭

有人告诉我，哭泣、难过，对宝宝都不好。我是不是应该控制自己的情绪？

忧心妈妈——每天都觉得惴惴不安

因为胎盘低置住院保胎，虽然现在稳定了，但是每天都很担心。

压力妈妈——担心自己照顾不好宝宝

一下子觉得自己的责任变得很重大，又觉得自己什么都不懂，以后怎么带宝宝？

怕丑妈妈——觉得自己真难看

好像身上每个地方都变大、变肿、变难看，真是很沮丧啊，为宝宝所做的牺牲实在太大了。

❀ **应对坏情绪**

进行适当的情绪宣泄。孕妈妈情绪低落是常有的事，保持愉快的心情是对的，但没必要硬让自己装开心，宣泄出来才更好。

按医生建议去做。担心对解决问题没有帮助，按照医生的建议，做利于自己和宝宝的事情。另外，和医生保持很好的联系，也是一种不错的心理支持。

人生就是不断学习的过程，想想你以往那些干得漂亮的事，你就会把一切都处理好的。从现在开始在心理和知识上做准备，一点儿都不晚，有信心就能养出健康的宝宝。

请学会接受和欣赏自己的身体。怀孕后体形发生变化是肯定的，要学会接受并欣赏自己。也不要认为所有的事情都是为了宝宝。事实上，孕期养成的作息规律和营养均衡的膳食习惯对自己的健康也是好处多多呢。

> **贴心小贴士**
>
> 孕妈妈容易发生尿路感染，为防止这种症状，每天多喝水，至少8～10杯。

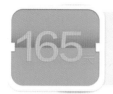

165天 天啊，我居然长青春痘了

怀孕时，受激素的影响，皮肤的皮脂腺分泌量会增加，这是一种正常的生理现象。大多数孕妈妈只会觉得脸变油、鼻子变大，但在少数孕妈妈的脸上，甚至前胸、后背却会因为毛孔堵塞而产生恼人的青春痘。

保持脸部及全身的清洁。使用适合自己肤质的清洁剂洗脸，洗脸时，轻轻按摩患处，以利于毛孔畅通。

注意饮食。多吃蔬菜、水果，少吃油炸、高热量及辛辣食物。怀孕期间，青春痘长得厉害的妈妈，坐月子时不要吃过于油腻的食物。

不当的外用品会引发青春痘，或是让青春痘更加恶化。常可见到孕妈妈们为了掩饰脸上的青春痘，擦了好厚好厚的粉底，一层又一层的盖斑膏。其实这样做，只会让毛孔阻塞更严重，而对青春痘没半点儿好处。

保持心情愉快、睡眠充足。越紧张、越烦恼，青春痘长得越多。

不要挤捏青春痘，以免手上的细菌造成二次感染，或是留下永久性的凹洞。

把你目前使用的药品、保养品和化妆品带给皮肤科医生过目，让医生判断是否和青春痘有关。

配合医生的建议按时治疗，才能得到适当的控制。

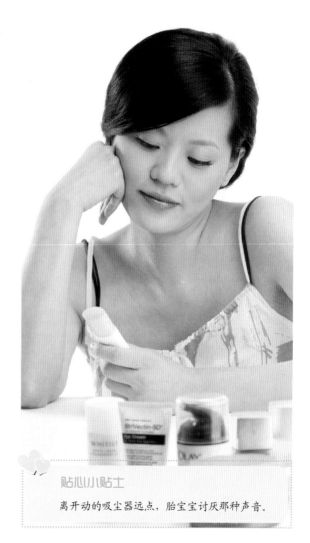

贴心小贴士

离开动的吸尘器远点，胎宝宝讨厌那种声音。

166天 皮肤 痒痒怎么办

不少孕妈妈会有这样的苦恼，手臂、腿上的皮肤时常会痒，怎么搔抓都没有用，真是烦人。不要着急，下面就教你一些解决孕期瘙痒的办法。

🌸 皮肤痒痒，是由怀孕引起的吗

身体健康的孕妈妈在孕期发生的全身肌肤瘙痒，原因大致有两种：一是由于肌肤日益膨胀所致；二是病理性的，医学上称为妊娠期肝内胆汁郁积症。

大部分的孕妈妈孕晚期肌肤逐渐伸展而出现的肌肤瘙痒，主要集中在腹部。这种情况大可不必紧张，主要是由于腹壁过度伸展出现妊娠纹以及腹壁的感觉神经末梢受到刺激的缘故。症状轻微，一般无须特殊治疗。

🌸 皮肤痒痒注意事项

日常生活中需注意不要用热水、肥皂水擦洗。
少吃辣椒、韭菜、大蒜等刺激性的食物。
尽量不要抓挠，避免再刺激而加剧痒感。
多吃新鲜的蔬菜和水果，保持心情舒畅。

💗 贴心小贴士

如果能使用一些质量较好的妊娠按摩霜，滋润腹部肌肤，维持弹性，抵抗过度的肌肤伸张，同时轻轻按摩就更好了。

怀孕经验交流

小心妊娠期肝内胆汁郁积症

妊娠期肝内胆汁郁积症所引起的肌肤瘙痒，主要区别是在眼内或肌肤表层可见黄疸出现，并可伴有呕吐、恶心等症状出现，瘙痒感可遍布全身肌肤。

这种妊娠期肝内胆汁郁积症对胎宝宝的影响很大，严重者会发生早产、胎死宫内等非常严重的后果。因此，如果发现肌肤瘙痒并伴有黄疸出现，孕妈妈应高度重视，尽快到医院就诊，千万不可擅自乱用药。

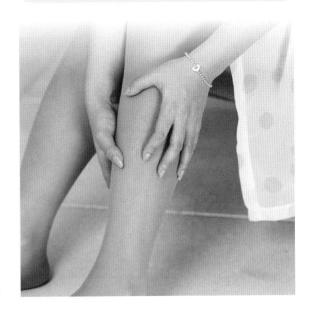

167天

婆婆要来了

随着肚子一天一天变大，家里老人会过来照顾你了。当然，对于你来说，也许可能是个不大不小的"麻烦事"。很多人都说婆媳关系难处，总有吵不完和化解不了的矛盾，你的心情或多或少会受到影响。

🌸 不要来之前就拒绝

很多媳妇不愿意和婆婆住在一个屋檐下，我们姑且不讨论这个观点是对是错。既然老人要来照顾你，肯定是出于一番好意，不要婆婆一开口就马上拒绝。如果真的十分不情愿，可以把这个问题扔给老公。

🌸 既然来了，就把家里的"大权"暂时交给婆婆

家里都是琐事，但是两个人的观点稍有不同，在家里就可能会产生矛盾。聪明的媳妇在怀孕期间会把"大权"交出来，安心养胎，既不用操心，又不用费力，何必为了一些小事斤斤计较?

🌸 需要什么就说出来

比如，婆婆做了一道菜，你不喜欢吃，首先不要挑剔甚至指责，其次也不要不好意思说。你就直接说你想吃点儿什么，老人会很高兴的。其他方面也是如此。

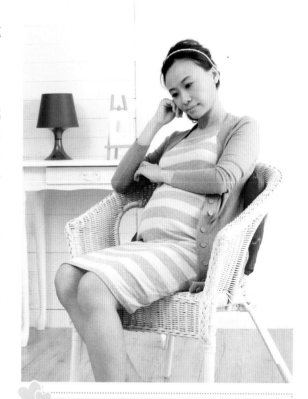

贴心小贴士

胎宝宝的大脑发育更成熟了，甚至开始有了记忆。所以，好习惯要从现在就开始养成了。

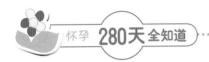

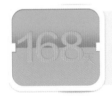

完美婆媳关系必读

❀ 不要为生活中的小事争吵

两个人在一起相处，总会有一些摩擦，而且还有年代上的代沟，所以不是原则性的问题，就应一笑了之，不要去和婆婆争论不休，尽量以理去说服对方，何必为一些小事去争吵呢?

❀ 双方相互体贴

每逢过节，在老公面前提出给公婆买件儿衣服，老人家舍不得穿，作为儿媳妇，理应孝顺他们；平时记住婆婆说的话，如喜欢吃什么啊，什么样的衣服好看啊，这些都可以拿来做参考。这样，老公当然是乐开花了，不用做"双面胶"了。

❀ 在外人面前多夸奖婆婆

比如，"我的婆婆是村里数一数二的女强人，虽说没读什么书，但说起话来、做起事来还是风风火火、有条有理的。""有这样的好婆婆，真是我的福气啊。"很少有人能抵挡得住"糖衣炮弹"的攻击，你的婆婆自然也不例外。

> **贴心小贴士**
>
> 现在就走到客厅，给婆婆或者妈妈一个笑脸。

❀ 尊重她的个人习惯

这显得非常重要。因为习惯这东西很难改的，你不可能因为看不惯她的一些所作所为而制止她去做，否则面临的只能是更多的正面冲突。做儿媳妇的不要处处逞强，最好做个"最不厉害"的人物，你敬她一尺，她自然敬你一丈。

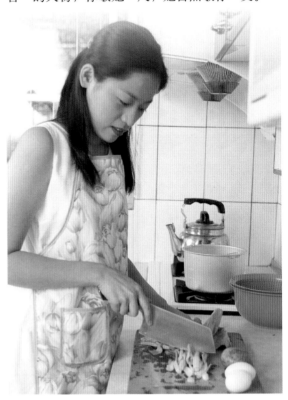

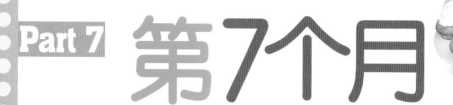

Part 7 第7个月

我会做梦了

孕妈妈子宫底的高度已达到 21 ~ 24 厘米，高过肚脐，增大的子宫压迫盆腔，便秘、长痔疮的孕妈妈增加了，挺着大肚子走路常觉得腰酸背痛。由于腹部皮肤的伸展，导致皮下组织及弹性纤维断裂，出现妊娠纹。

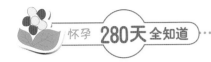
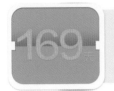

169 准妈妈和胎儿 新变化

准妈妈变化

准妈妈宫底上升到脐上1～2横指，子宫高度为24～26厘米，身体为保持平衡略向后仰，腰部易疲劳而疼痛。准妈妈体重迅速增加，每周可增加500克。

准妈妈便秘现象增多，腿肚子抽筋、头晕、眼花症状在此期时有发生。准妈妈的骨骼关节松弛，步履较以前笨重。

由于胎儿的不断发育，胎儿的重量会给准妈妈的背部增加压力，并且挤压坐骨神经，从而使准妈妈在腰部以下到腿的位置上可能产生强烈的刺痛感。

胎儿变化

孕25周

胎儿体重大约增加到570克了。他舌头上的味蕾正在形成，所以已经可以品尝到食品的味道了。他可以轻松地抓住自己的脚，并津津有味嘬个不停。他第一次睁开了眼睛，可惜子宫就像个城堡，除了灰色，他什么也看不到。如果妈妈用手电筒照自己的肚皮，胎儿就会对光亮做出反应。胎儿大脑细胞迅速增殖分化，体积增大。

孕26周

胎儿的体重大约有750克了，坐高约22厘米长。这周是胎儿听力和视力发育的一个重要里

程碑。胎儿的听力系统（耳蜗和外耳感觉末端器官），在第18周开始发育，现在已经完全形成了，他将对声音越来越敏感。

胎儿开始有了呼吸，他继续在羊水中小口地呼吸，为出生后第一次呼吸空气打基础。他已经可以睁开眼睛了，如果这时候用手电筒照你的腹部，胎儿会自动把头转向光亮的地方。

孕27周

胎儿体重大约有900克，身高38厘米。胎头上已经长出了短短的胎发，眼睛一会儿睁开，一会儿闭上，他的睡眠周期非常有规律。如果是女宝宝，她的小阴唇已开始发育；而男宝宝的睾丸现在还没有降下来。

胎儿大脑活动在27周时已非常活跃。其大脑皮层表面开始出现特有的沟回，脑组织快速增长。

孕28周

胎儿坐高约26厘米，体重1200克左右，这时的胎儿几乎占满了整个子宫，随着空间越来越小，他的活动也越来越少，胎动比过去减少了很多。胎儿现在还在努力地练习做一呼一吸的类似呼吸运动。尽管胎儿现在肺叶还没有发育完成，可如果万一发生早产，胎儿在器械帮助下也可以进行呼吸。

宝宝的睫毛也已经完全长出来了。他的脂肪层在继续积累，他体内的脂肪占2%～3%，为出生后在妈妈子宫外的生活做准备。

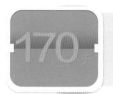

170天 预防贫血要坚持到底

怎么又说到了贫血？没办法，因为越到妊娠中、晚期，孕妈妈患上缺铁性贫血的概率也就越高。前面也已经提到过了，缺铁性贫血会影响胎宝宝的健康生长，甚至可能引起胎宝宝宫内窘迫、早产等危险。所以，预防贫血要坚持到底！

❀ 继续吃富含铁的食物

虽然许多食物都含有铁质，但人体对铁质的吸收率并不高。通常动物性食物的铁质吸收率会比植物性食物好吸收，所以孕妈妈如果想多摄取铁，动物性食物是较好的来源。如瘦肉、家禽、动物肝及血、蛋类等。

豆制品含铁量也较多，肠道的吸收率也较高，要注意摄取。

主食多吃面食，面食较大米含铁多，肠道吸收也比大米好。

❀ 新鲜酸味水果有助于铁的吸收

水果和蔬菜中所含的维生素C，可以促进铁在肠道的吸收，如猕猴桃。

❀ 做菜多用铁炊具烹调

做菜时尽量使用铁锅、铁铲，这些传统的炊具在烹制食物时会使铁溶解于食物中，形成可溶性铁盐，容易让肠道吸收铁。

❀ 多吃富含叶酸的食物

饮食上注意进食富叶酸的食物，如肝脏、肾脏、绿叶蔬菜及鱼、蛋、谷、豆制品、坚果等。并且，在做菜时注意不要温度过高，也不宜烹调时间太久。

❀ 别忘了按时去做产前体检

至少要在妊娠的中期和后期检查两次血色素，多次反复化验血能够及早发现贫血，采取相应的措施纠正贫血。

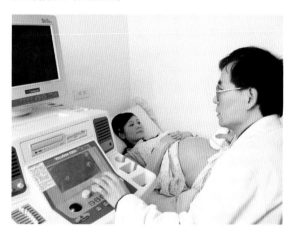

贴心小贴士

你知道吗？胎宝宝已经有味觉了，他的饮食习惯很像你，而且他很可能喜欢甜食。

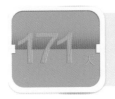

孕妇奶粉，我该不该喝

孕妈妈补充营养除了依靠膳食，还可以有很多选择，如孕妇奶粉。因为孕妇奶粉的配方是根据孕妈妈的身体特点研制出来的，所以营养更全面、更合理，更方便。不过，究竟怎么喝孕妇奶粉？我能不能喝孕妇奶粉？很多孕妈妈还是存在困惑。

孕妇奶粉怎么喝

不要拿孕妇奶粉当水喝

一般来说，孕妇奶粉的产品说明上都会建议孕妈妈每天喝 1 ~ 2 杯。不要擅自增加饮用量，否则对健康有害。

孕妇奶粉并不能满足所有的营养需求

孕妇奶粉的配方只是针对大多数孕妈妈的，如果存在贫血、缺钙严重等状况，还应该针对身体状况，按照医生的诊断，补充铁剂和钙等。

孕妇奶粉和多种维生素不能一起吃

如果同时服用多种维生素，会造成一些营养成分摄入过量。而某些营养元素如果长期摄入过量，对胎宝宝和孕妈妈的健康都是没有好处的。

贴心小贴士

胎宝宝的大脑正在迅速发育，可以吃一些补脑的食品。

孕妇奶粉如何挑选

多尝试，找到自己最喜欢的口味

现在的孕妇奶粉品种很多，很多品牌都会通过超市、商场或者是杂志的渠道免费派发试用装，不妨多要两个品牌试一试。也可以到网站上看看大家都在喝哪些品牌的孕妇奶粉。尝试后再做决定。

根据目的挑选奶粉

可以根据自己的需求来选择孕妇奶粉。例如，你想用孕妇奶粉代替平时吃的多种维生素，那就挑选一种配方里面营养元素种类相对多一些的。

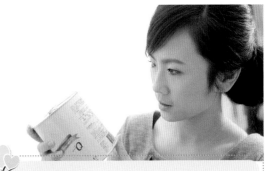

贴心小贴士

不是所有的孕妈妈都适合喝孕妇奶粉

患有妊娠期糖尿病的孕妈妈最好在选择孕妇奶粉之前征求一下医生的意见。

体重超标、体重增长过快的孕妈妈在选择孕妇奶粉之前也应该慎重考虑。

172 天 妈妈多吃鱼，宝宝更聪明

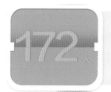

"食不可无鱼"，老祖宗在饮食问题上就早有训诫了。鱼之所以对孕妈妈有益，因为它富含欧米伽－3脂肪酸，这种物质有防止早产的功效。

✿ 促进胎宝宝脑细胞发育

鱼类含有丰富的氨基酸、卵磷脂以及钾、钙、锌等微量元素，这些是胎宝宝发育的必要物质，尤其是神经系统。

鱼的蛋白质丰富，远高于肉类，含有人类必需的氨基酸，属于优质蛋白质，而且易于消化，其消化率高达85%～95%。鱼的脂肪含量少，但质量高，不仅可预防心血管病，而且有利于神经系统的发育。

✿ 怎么吃鱼才健康

多吃深海鱼类，如鲑鱼。

烹调的时候尽量采用水煮的方式，清淡饮食比较好。

对于鱼类过敏的孕妈妈，不妨改吃孕妈妈专用的营养配方食品，以减少宝宝过敏体质的产生。千万不要勉强摄取鱼类，以免造成身体不适。

> **贴心小贴士**
>
> 这段时间是糖尿病的高发期，注意少吃一点儿甜食。

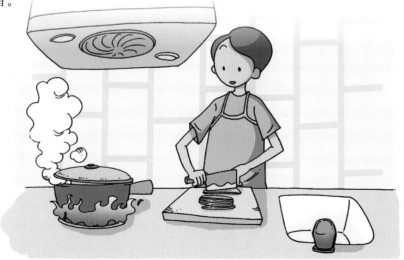

173 鲫鱼是最适合孕妈妈的鱼类

既然吃鱼这么有好处，是不是该了解一下最适合孕妈妈吃的鱼呢？

鲫鱼

有益气健脾、利水消肿、清热解毒、通络下乳等功能。腹水患者用鲜鲫鱼与赤小豆共煮汤服食有疗效。用鲜活鲫鱼与猪蹄同煨，连汤食用，可治产妇少乳。鲫鱼油有利于心血管功能，还可降低血液黏度，促进血液循环。

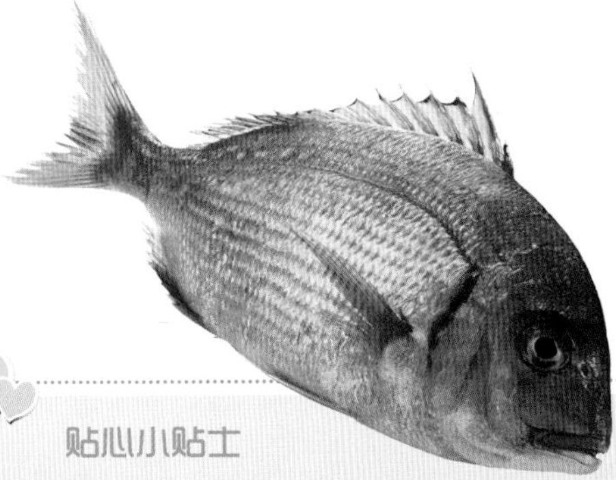

贴心小贴士

鱼趣

会发声的鱼：康吉鲤会发出"吠"音；电鲶的叫声犹如猫怒；鲂鮄的叫声有时像猪叫，有时像呻吟，有时像鼾声；海马会发出打鼓似的单调音。

会发电的鱼：具有发电能力的鱼约有500种之多，如电鳐、电鲶、电鳗、长吻鱼等。

会发光的鱼：烛光鱼其腹部和腹侧有多行发光器，犹如一排排的蜡烛，故名烛光鱼。

鲤鱼

有健脾开胃、利尿消肿、止咳平喘、安胎通乳、清热解毒等功能。鲤鱼与冬瓜、葱白煮汤服食，治肾炎水肿；大鲤鱼留鳞去肠杂煨熟分服之，治黄疸；用活鲤鱼、猪蹄煲汤服食治孕妈妈少乳。

鲢鱼

有温中益气、暖胃、润肌肤等功能，是温中补气养生食品。

墨鱼

有滋肝肾、补气血、清胃去热等功能，有养血、明目、通经、安胎、利产、止血、催乳等功能。

草鱼

有暖胃和中、平肝祛风等功能，是温中补虚养生食品。

带鱼

有暖胃、补虚、泽肤、祛风、杀虫、补五脏等功能，可用作迁延性肝炎、慢性肝炎的辅助治疗。

泥鳅

有补中益气、祛除湿邪、祛毒除痔、消肿护肝之功能；泥鳅与大蒜猛火煮熟可治营养不良之水肿。

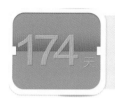

174天 饮食 对抗流感

秋冬季，随着气温下降、人体免疫力降低，面对着"肆虐横行"的流感孕，孕妈妈该如何提高自身的免疫力去对付呢？

孕妈妈在孕期对每一种营养的需求量都激增，身体里储备的营养都会被免疫系统用于对抗病毒，其中以蛋白质、维生素 A 和维生素 C 以及抗氧化剂最为重要。

多摄入优质蛋白

我们自身产生的抗体实际上就是蛋白质，蛋白质能够和某些感染因子发生反应，杀灭病原菌并将其排出体外。所以，孕妈妈要让自己的免疫力处于良好状态，一定得多吃些鸡蛋、瘦肉、牛奶、豆制品等富含优质蛋白的食物。

多摄入维生素A和维生素C

维生素 A 和维生素 C 可以防止病毒的繁殖和复制，提高机体的免疫力和抵抗力，帮助减轻症状并缩短病期。因此，一定要在日常生活中多吃维生素 A 和维生素 C 含量高的天然食物。

多摄入抗氧化剂

别忘了补充富含微量元素硒、锌等抗氧化剂的食物，多吃抗氧化性能极强的新鲜蔬菜水果。比如红色的富含番茄红素的番茄、草莓；黄色的胡萝卜、玉米；大量的绿叶蔬菜；蓝紫色的茄子；黑色菌藻类的海带、紫菜和木耳等。这些都是天然的抗氧化物，是最好的抵御病毒的食物。

大量喝水

大量喝水可以加快体内循环，有助于把病毒从身上带走，还可防止脱水症的发生，而脱水症则是感冒的并发症之一。

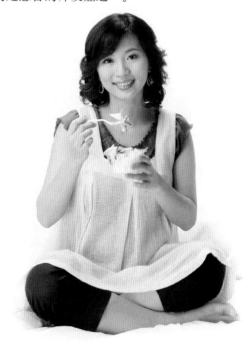

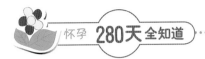
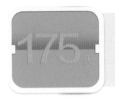
175天 孕期水肿的饮食调理

孕妈妈常发生下肢水肿，一部分是由于胎宝宝发育、子宫增大，压迫下肢，使血液回流受影响，这样的水肿经过卧床休息后就可以消退。

如果孕妈妈下肢甚至全身浮肿，同时伴有各种各样的不适，如心悸、气短、四肢无力、尿少等。出现这些情况就是不正常的了，要赶快去医院检查和治疗，同时要注意饮食调理。

进食足够量的蛋白质

水肿的孕妈妈，特别是由于营养不良引起水肿的孕妈妈，每天一定要保证食入畜、禽、肉、鱼、虾、蛋、奶等动物类食物和豆类食物。这类食物含有丰富的优质蛋白质。贫血的孕妈妈每周要注意进食 2 ～ 3 次动物肝脏以补充铁。

进食足够量的蔬菜、水果

孕妈妈每天别忘记进食蔬菜和水果，蔬菜和水果中含有人体必需的多种维生素和微量元素，它们可以提高肌体的抵抗力、加强新陈代谢，还具有解毒利尿等作用。

不要吃过咸的食物

水肿时要吃清淡的食物，不要吃过咸的食物，特别不要多吃咸菜，以防止水肿加重。

控制水分的摄入

对于水肿较严重的孕妈妈，应适当地控制水分的摄入。

少吃或不吃易胀气的食物

如油炸的糯米糕、白薯、洋葱、土豆等，以免引起腹胀，使血液回流不畅，加重水肿。

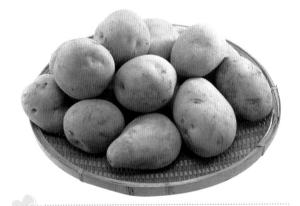

贴心小贴士

你的眼睛可能会有些不适，干涩、怕光，这都是正常现象。

贴心小贴士

游泳也是锻炼腿部的一种运动。所以在得到医生的允许之后，可以试着游泳。

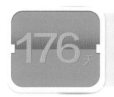

176天 宝宝的头发长出来了

胎宝宝的小鼻子，要到7个月时才有嗅觉，胎宝宝对子宫内的气味能够留下深刻的记忆。

❀ **第25周**

本周胎宝宝体重稳定增加，皮肤很薄而且有不少皱纹，几乎没有皮下脂肪，全身覆盖着一层细细的绒毛。他的身体在妈妈的子宫中已经占据了相当多的空间，开始充满整个子宫。

❀ **第26周**

胎宝宝的体重在800克左右，身长约为32厘米。这时皮下脂肪开始出现,他全身覆盖着一层细细的绒毛。

❀ **第27周**

本周的胎宝宝可以看到胎头上长出了短短的胎发。男宝宝的睾丸尚未降下来，女宝宝的小阴唇已开始发育。这时胎宝宝的听觉神经系统也已发育完全，对外界声音刺激的反应更为明显；气管和肺部还未发育成熟，但是呼吸动作仍在继续。

❀ **第28周**

这个月的胎宝宝重达1300克，35厘米长。他的眼睛既能睁开也能闭上，而且已形成了自己的睡眠周期。醒着的时候，他会自己嬉戏，会踢踢腿、伸伸腰，甚至会把自己的大拇指或其他手指放到嘴里去吸吮。大脑活动也非常活跃，大脑皮层表面开始出现一些特有的沟回，脑组织快速增殖。

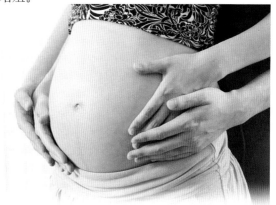

💟 **贴心小贴士**

现在胎宝宝的体重在800克左右，坐高约为22厘米，皮下脂肪开始出现，但并不多，胎儿还是显得瘦瘦的，全身覆盖着一层细细的绒毛。

💟 **贴心小贴士**

亲爱的妈妈，我现在能听到3米外的聊天声、开门声和汽车喇叭的声音。虽然我现在还不能准确地分辨它们，但是各种声音我现在已经不陌生了。

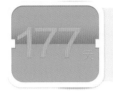
177天

带胎宝宝去散步

现在胎宝宝的小世界越来越精彩了，他有了感知，耳、鼻、味蕾都已经形成了，东西的味道会穿过胎盘到羊水，酸甜咸苦他都能感觉到。

他的脑部开始解释多种感觉，会吐舌头了。最棒的是他的嗅觉也开始发挥作用了，他能闻到妈妈的味道了，这可以帮助胎宝宝出生后直接能寻找到母乳，因为那里有妈妈的气味。

🌸 带胎宝宝去嗅一嗅花香

孕妈妈散步的时候，供给胎宝宝的氧气量要比坐着时高出 2 ~ 3 倍，散步还能让孕妈妈的心情变得愉悦和放松。

现在又多了一项意义，胎宝宝有隐约的嗅觉了。因此，带他去鸟语花香的公园里，可以让他感受一下自然界清新的空气,让他嗅一嗅芬芳的花香。

🌸 与语言胎教相结合

孕妈妈在散步时，最好有准爸爸或家人陪同，一路走可以和胎宝宝聊聊鲜花的味道、颜色，叶子的形状，也可以把这些变成相应的胎教故事讲给胎宝宝听。

胎宝宝已经能感知冷和热了，在带宝宝散步，感受大自然的美好的时候，念首关于四季的童谣给他听，让他对四季有个初步的印象。

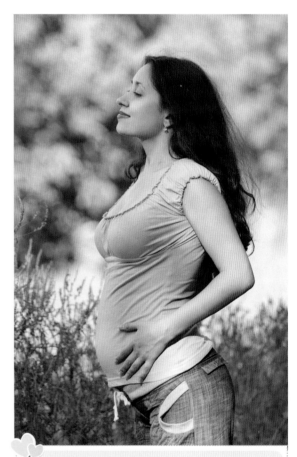

💗 贴心小贴士

胎宝宝有呼吸的动作了，虽然吸进去的是羊水。这是为出生做锻炼呢，孕妈妈也要加油的。

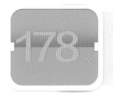

178天 宝宝的外语启蒙

宝宝的听力发育已相当完善了，他在仔细倾听着外界的一切。如果希望宝宝将来成为精通两种语言的人才，最好在胎儿期给他进行英语启蒙教育，并作为胎教的一个内容。

一个例子

有这样的例子，一个宝宝在 4 岁时对突然听到的法语非常感兴趣，甚至能猜出其中的意思。这让旁人大惑不解，因为他的母语不是法语，而且在出生后也从未接触过法语。后来宝宝的妈妈回忆说，她在怀孕的时候曾在一家法国公司工作过几个月的时间，因此，胎宝宝受到了良好的外语启蒙。

一个录音机，一盘磁带

国外曾报道，胎宝宝在母腹内就能够接受莎士比亚语言的启蒙教育。教师埃伦·罗伊说："只需一个袖珍耳筒式录音机，一盘磁带和英文唱的《摇篮曲》，就可以使胎宝宝将来成为精通两种语言的人才。"

贴心小贴士

最近几天你可能睡不好，甚至做不好的梦，这没什么，不要胡思乱想。

一些舒缓的英文歌曲

为了对胎宝宝进行英语启蒙教育，应选用温柔舒缓的英语歌曲。但不能选用摇滚乐，否则，宝宝出生后会变为神经质。要进行英语启蒙教育，孕妇应学会观察胎儿的蠕动，以确定胎儿是醒着的时候，才能打开安放在腹部的录音机。而且，音量应该适当，绝不能过大，因为胎宝宝很怕噪声。

怀孕经验交流

Edelweiss, edelweiss
Every morning you greet me
Small and white
Clean and bright
You look happy to meet me
Blossom of snow
May you bloom and grow
Bloom and grow forever
Edelweiss, edelweiss
Bless my homeland forever
Small and white
Clean and bright
You look happy to meet me
Blossom of snow
May you bloom and grow
Bloom and grow forever
Edelweiss, edelweiss
Bless my homeland forever

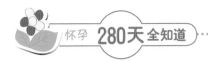
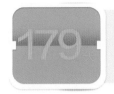
179天
继续光照胎教，
给宝宝送一丝光明

适量适时的光照，对胎宝宝的视觉综合能力有良好的促进作用，继续给宝宝送去光明吧。

🌸 神奇的光刺激

胎宝宝的视觉能力发育较晚，到现在，他的视网膜才具有感光功能，即对光有反应。如果此后能经常送一束光亮给胎宝宝，那么，光线刺激胎宝宝的视网膜，视网膜上的光感细胞受到光刺激后，就使其中的感光物质发生光化学反应。可把光能转化为电能，产生神经冲动，由视觉通过神经传入大脑皮层，在大脑皮层产生复杂的生理变化，使胎宝宝的视觉水平提高。这对宝宝日后视觉敏锐、专注及阅读都将产生良好的影响。

🌸 操作方法

怀孕7个月后，孕妈妈可通过产前常规检查，请医生标注胎宝宝头部的位置。每天选择胎宝宝活跃的时间，用手电筒通过孕妈妈的腹壁照胎宝宝的头部，时间不要过长，每次5分钟。胎宝宝在黑洞洞的子宫里，看到这束光线，他会转头、眨眼，表示他看到了光明。

重要的是，进行光照刺激时要关注胎宝宝的情绪。如果胎宝宝出现了躁动，表明他对光照感到不快，孕妈妈应立即停止；但胎宝宝轻轻蠕动，则表明他在努力地探寻这一线光明，孕妈妈可安心地将这束光明持续5分钟。

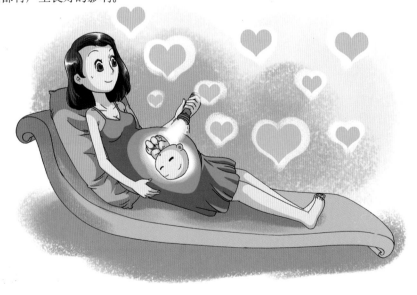

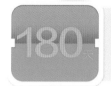

180天 宝宝的作息随妈妈

有必要趁现在调整作息，孕妈妈每天有规律地生活，宝宝出生后，吃饭、睡觉也会很有规律。

宝宝作息习惯很像妈妈

医学研究发现，新生儿的睡眠类型，与孕妈妈的睡眠类型有关。研究人员将孕妈妈分为早起和晚睡两种类型，然后对她们所生的宝宝进行调查。结果发现，早起型妈妈所生的宝宝，一生下来就有早起的习惯；而晚睡型妈妈所生的宝宝，一生出来就有晚睡的习惯。

所以，在胎宝宝出生前，胎宝宝和妈妈就形成了相似的生活习惯。这一研究证明，孕妈妈和子宫内的胎宝宝存在沟通，出生后母子间的情感沟通是出生前母子间沟通的延续。

做宝宝的乖妈妈

从现在开始，你必须彻底放弃没有规律的作息，养成早睡早起的好习惯，每天的睡眠时间不能少于8小时，有条件的话，中午最好还能午休1小时。早晨起床后，到室外去散散步，对健康大有好处。

贴心小贴士

你的腹部和乳房上的妊娠纹更加明显了，暗红的颜色也在加重，看上去好像皮肤要被撑裂了。

不要打扰他

孕妈妈可不要扰乱胎宝宝的生活习惯。在他睡眠的时候，千万不要以做胎教为名，用声音、光亮或是动作去叫醒他，否则，胎宝宝会不高兴的。试想一下，大人们在睡得好好的时候，被突然叫醒是不是也很难受？胎宝宝的这种感觉与大人是一样的。

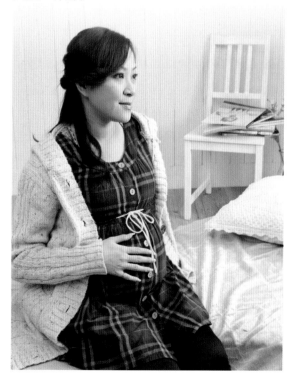

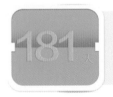

181天 和宝宝玩抚摸肚皮游戏

胎宝宝需要妈妈更多的爱，不但需要温柔的言语、优美的乐曲，而且还需要有肢体的亲昵接触。你摸一摸胎宝宝，腹内的胎宝宝就可以感觉到。

🌸 轻推

在抚摸的基础上，孕妈妈可以用手轻轻推动胎宝宝。胎宝宝很可能会出现踢妈妈腹壁的动作。这时用手轻轻拍打胎宝宝踢的部位，胎宝宝第二次踢腹壁。然后再用手轻轻拍打胎宝宝踢的部位，出现第三次踢腹壁，渐渐形成条件反射。当你用手轻轻拍胎宝宝时，胎宝宝会向你拍的部位踢去。注意轻拍的位置不要距原来的位置太远。

每天 1 ~ 2 次，每次 5 ~ 10 分钟。

经过抚摸、拍打锻炼的胎宝宝出生后，动作敏捷灵活，如翻身、坐、爬、站、走以及动手能力都比未经过锻炼的小孩发展得早一些，而且体格健壮、手脚灵敏、动作协调。

🌸 与语言胎教同时进行

比如，在晒太阳前，可以轻拍一下肚皮，告诉他："宝宝，我们去晒太阳喽。"在晒太阳的过程中，孕妈妈可以一边走，一边轻轻抚摸胎宝宝。这样可以激发胎宝宝运动的积极性，你可能会明显地感到胎宝宝发回的信号，缓慢而有节奏，轻轻地蠕动起来。

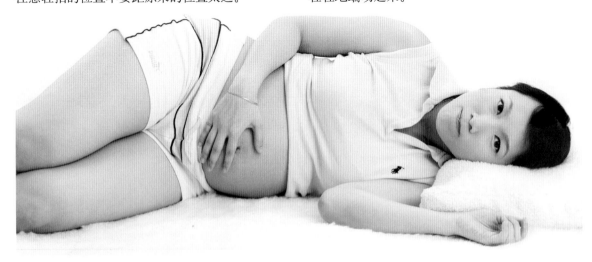

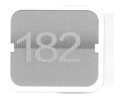

182天

听，心跳的声音

出生几天的宝宝，哭闹是常有的事，如果妈妈把宝宝抱在左胸前，他很快就会安静下来。这是因为，胎宝宝在母体内时就已经习惯了妈妈的心脏跳动声及血流声。

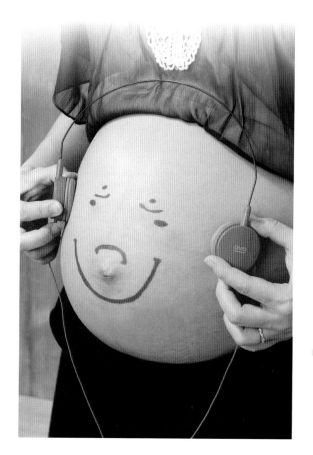

出生后，宝宝耳朵贴近妈妈胸前，这种声音和跳动，会把他带回到昔日宁静的日子和安全的环境中，这种早已体验过的安全感是任何优美的音乐都无法比拟的。

🌸 跟胎宝宝一起听

孕妈妈采用舒服的姿势坐好或倚靠好，手放在自己的脉搏上，想象腹中的宝宝正在认真地听着。事实上确实如此，现在母子二人正感受着同一个心跳，会有一种生命的感动。

🌸 妈妈读书时间

艾米莉·狄金森（1830—1886），美国诗人，一生有一颗赤子之心。她的诗歌纯净如水，透亮地反射出人性的本真。她的许多诗歌，只有用童心去理解，才能品味出其中的滋味。

如果五月和七月对话，他们会说什么呢？他们一定会非常好奇对方的世界是什么样的，也一定想知道，自己的季节里生长的事物，到了另一个季节会怎么样？

> **贴心小贴士**
>
> 总是感到疲惫，腹部也越来越沉重，腰酸腿痛因而更加明显。

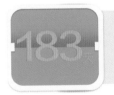

183天

尴尬的小便失禁

在怀孕的喜悦中也会有不和谐的插曲。有一天，你忽然发现自己竟像刚出生的孩子，连最基本的小便控制能力都没有了。尴尬、无措，难道是身体出了什么问题？

🌸 过分紧张没必要

在孕期，经历过尿频的孕妈妈约占9成之多，经常出现漏尿情况的也占到了4成。这是孕妈妈普遍会出现的问题，大可不必紧张或者胡思乱想。

🌸 漏尿的原因

膀胱位于子宫的前侧，怀孕期间子宫变大，在它的压迫之下，膀胱的容量就会变小，打喷嚏、大笑的时候腹肌产生的压力压迫原本容量就小的膀胱，于是出现漏尿也是很正常的。分娩之后一段时间是能够自然恢复正常的。

🌸 避免尴尬

该去厕所时就要去厕所。首先是在有排尿的需要时去厕所；其次就是在间隔一定的时间之后，虽然没有强烈的尿意，但仍要去厕所排尿。很多孕妈妈因为去了厕所也排不出或者虽然尿意很强，可排出来只有一点点，就索性忍着不去厕所——这是非常错误的，尿液的积留很容易引起膀胱炎或其他病症。

如果去了厕所但是排尿很少，应该充分补充水分来促进排尿。

漏尿情况下要注意保持卫生，经常更换内裤或卫生护垫，每日清洁并保持干燥。

🌸 特殊情况要注意

如果你在发生尿频的同时伴有尿急、尿痛、尿液浑浊，则是异常现象，应及时请医生检查。

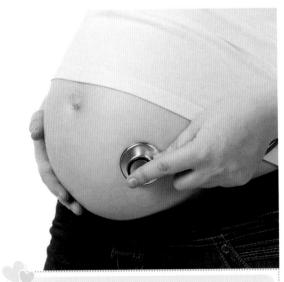

贴心小贴士

27周的胎宝宝现在体重已有900克左右了，身长大约38厘米，坐高大约为25厘米。

184 令人坐立不安的难言之隐

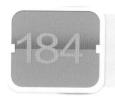

"最近我发现内裤上的分泌物颜色有些变化，而且阴道隐隐地有痒痛的感觉，会不会是生了什么病？会不会影响到肚子里的宝宝？它让我整天不自在，还总是忧心忡忡，不知道该不该去医院！"

当然，大多数人是很难开口向其他人咨询这种烦恼的。对分泌物的量和气味，自己会感到困惑，又无法跟别人比较，因而令很多孕妈妈感觉惴惴不安。

🌸 难言之隐的由来

在孕期，由于雌性激素水平的提升，导致分泌物的分泌旺盛起来（在孕后期，尤为严重）。而分泌物在一定程度上会在阴道内有所滞留。

而且人类的体液经过一段时间之后就会产生异味，所以滞留在阴道内的分泌物在一定程度上都会产生异味。如若分泌物排泄增多，很容易导致外阴肿痛和起疹子，从而导致外阴部和阴道痒痛。

🌸 产后会缓解

产后激素水平会降低，所以排泄的分泌物量也会减少。

贴心小贴士

慎用女性洗护用品，用清水就可以了。

🌸 对策

护垫或内裤要及时更换。另外，由于护垫选用不慎而出现外阴部起疹或阴道痒痛的人也是很多的。所以一定要确认护垫的材质是否适合自己，才可以选用。

当发现分泌物混血、阴部出现不明血迹的时候一定要去看医生。

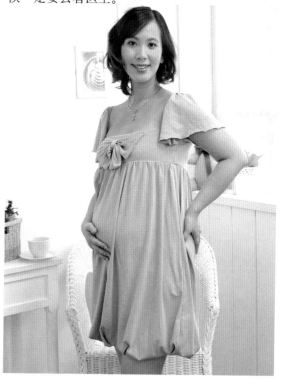

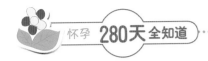

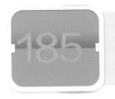
185 有色白带，
孕妈妈别小觑

孕妈妈如果出现下面几种有色白带，就应该加倍小心了，以保证身体的健康。

✿ 白带呈黄色、黏稠状——白色念珠菌感染

白色念珠菌感染。当念珠菌感染时，分泌物会呈黄色、类似奶酪的黏稠状，且出现会阴部位发痒、阴道发红等症状。即使治愈复发概率仍很高，特别是在抵抗力较低的孕期。

白色念珠菌感染后，除了按时服药、涂抹药物之外，必须留意平时的生活习惯。不要穿着太紧的裤子，应选择棉质透气材料，以维持阴部的通风、干爽，以免增加白色念珠菌的数量。

此外，若是私处毛发较为浓密者，也建议稍作修剪。

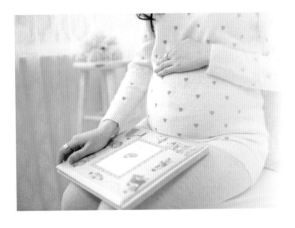

✿ 白带呈灰黄色、有异味——细菌性感染

细菌性感染通常是厌氧性细菌，感染时，分泌物呈灰黄色且有异味，但不一定会痒，严重者阴部会红肿。

细菌性感染的治疗以阴道塞剂及口服药为主。值得注意的是，细菌可能沿着子宫颈进入子宫腔，造成羊膜腔发炎，使胎宝宝受到感染，感染容易诱发子宫收缩而形成早产。因此，孕妈妈要特别留意细菌性感染对胎宝宝可能造成的威胁。

✿ 咖啡色血丝——早产征兆

怀孕20周前出现量多的血丝都可能是早产征兆，但不代表胎宝宝不保。只要尽快进入医院进行检查，并做好安胎，还是能保住胎宝宝的。

而若是介于20～37周之间的分泌物有血丝，甚至有咖啡色的出血，则代表产前出血，可能是子宫颈扩张、胎盘剥离或前置胎盘等引起，应尽快就医。

> **贴心小贴士**
>
> 如果一定要用药物的话，可以选择对宝宝无害的抗生素，首先考虑使用氨苄青霉素、头孢菌素类药物。

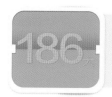

缓解 7月的疼痛

到了第7个月，孕妈妈总是会感到疲惫，腹部也越来越沉重，腰腿痛因而更加明显。当你不舒服的时候，试一试下面缓解疼痛的小方法，看看有没有效果？

缓解手腕疼的方法

减少使用电脑的时间，如果不行可以买一个腕托。当感觉手指上有针扎般的疼痛时，轻轻按摩手指5分钟。腕管综合征多在夜间发病，因此睡觉时最好在手和手腕下垫一个枕头。

缓解腰酸背疼的方法

提东西时，不要提太重的，要运用腿力提起来，不能用腰的力量。如果养成用腿力的习惯，即使不是怀孕时，也会很好地保护背部。方法是，首先弯曲膝盖，保持背部挺直，手抓起物品，伸直双腿站起来。

坐下的时候，要把双腿抬高或者把脚放在凳子上，使双腿弯曲，要避免长时间站立。

缓解骨盆疼痛的方法

出现这种情况时应躺下休息，或洗个热水澡，尝试一些柔和的锻炼。

缓解下肢浮肿的方法

应避免长时间站立或坐着；要穿舒适的鞋子，平躺时要把脚部稍抬高。

缓解坐骨神经痛的方法

睡觉时采用左侧卧姿势，并在两腿膝盖间夹放一个枕头，以此来增加流向子宫的血液。

白天不要以同一种姿势站着或坐着超过半小时，尽量不要举重物过头顶。

游泳可以帮助减轻对坐骨神经的压力。

缓解小腿痉挛的方法

痉挛发生时，可将腿伸直，脚趾向上跷，或用力按摩几分钟均可缓解痉挛。每天睡觉前按摩腿、脚，睡觉时把腿稍垫高一些，可起到预防作用。

缓解静脉曲张的方法

预防静脉曲张应尽量避免长时间站立，多躺卧，将下肢抬高。站立时最好经常跷起脚，用脚尖着地，以促进血液回流。

缓解胃痛和消化不良的方法

每日少食多餐，少吃酸辣、过冷以及油炸的食物。吃饭时尽量坐直，吃饭后半小时内不要躺下，睡觉时要采取侧卧姿势。

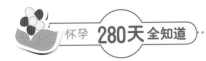

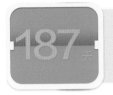
187 天

大龄孕妈妈
安全怀孕手册

随着年龄的增大，女性的生育能力不断下降，而在怀孕和生产过程中所承担的风险也会比正常年龄生育的女性大得多。所以，高龄孕妈妈们一定要注意调理好身体，做个健康准妈妈。

❀ 大龄孕妈妈的危险

难产大出血：女性随着年龄的增长，产道和会阴、盆骨的关节会变硬，不易于扩张，子宫的收缩力和阴道的伸张力也较差，以至于分娩时间延长，容易发生大出血和难产。

对产后恢复不利：年龄大了，身体各项机能的恢复没有30岁以前快；而女性很关注的身材、皮肤等，同样不如年轻产妇恢复得快。

妊娠并发症：大龄孕妈妈产生怀孕相关的妊娠高血压、妊娠糖尿病机会比年轻的孕妈妈还高。而在怀孕时，高血压、心脏病或是肾脏病、糖尿病的内科并发症机会也比较多一点。

贴心小贴士

大龄孕妈妈定期做产检很重要，一定要一丝不苟，严格遵医嘱。此外，最好要比其他孕妈妈提前住院进行观察。一般来说，大龄孕妈妈最好在怀孕38周就住院待产。

❀ 大龄孕妈妈调理秘籍

别怕羊水穿刺：超过35岁以上的孕妈妈，在怀孕4个月时要做羊水穿刺。高龄女性的卵子质量下降，受精卵易发生畸形变异，羊水穿刺就能及早发现病变的苗头。

小毛病也要看"双科"：对于孕妈妈常见的小毛病，像感冒、拉肚子，大龄孕妈妈在看病时除了看相关科室，如呼吸科、消化科外，同时还要看妇产科。

轻松锻炼：大龄孕妈妈尤其要注意运动安全，切勿运动过犹不及。轻松简单的运动有助于生产。

放慢工作脚步：不要把自己逼得太紧，按轻重顺序来做，因为此时胎宝宝和你本身的健康比工作更重要。

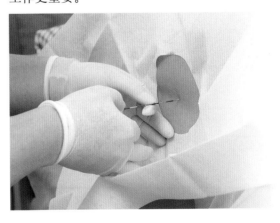

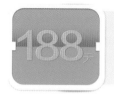

可怕的
妊娠高血压综合征

妊娠高血压综合征，即以往所说的妊娠中毒症。孕妈妈出现以高血压、水肿、蛋白尿为主的表现，称作妊娠高血压综合征。严重的情况会出现抽搐、昏迷、心力衰竭。妊娠高血压严重威胁着孕妈妈和胎宝宝的生命，而且还可能引起后遗症，严重地影响孕妈妈的健康。

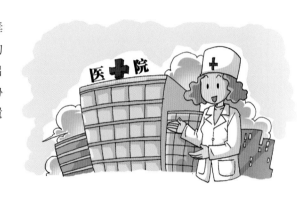

❀ 易患妊娠高血压综合征的人群

1．年轻初产妇及高龄初产妇。

2．体形矮胖者。

发病时间一般是在妊娠 20 周以后，尤其在妊娠 32 周以后最为多见。

3．营养不良，特别是伴有严重贫血者。

4．患有原发性高血压、慢性肾炎、糖尿病合并妊娠者，其发病率较高，病情可能更为复杂。

5．双胎、羊水过多及葡萄胎的孕妈妈，发病率亦较高。

冬季与初春寒冷季节和气压升高的条件下，易于发病。

6．有家族史，如孕妈妈的母亲有妊娠高血压综合征病史者，孕妈妈发病的可能性较高。

❀ 怎样预防

1．控制饮食，不要吃太咸或含钠高的食物，保证蛋白质和维生素的摄入。

2．定期检查，主要是测血压、查尿蛋白和测体重。

3．注意休息和营养。要保持心情舒畅、精神放松，争取每天以侧卧位卧床 10 小时以上。

4．及时纠正异常情况。若发现贫血、下肢浮肿、血压偏高等情况，要及时纠正。

5．注意既往病史。曾患有肾炎、高血压等疾病及曾有过妊娠高血压综合征的准妈妈要在医生指导下进行重点监护。

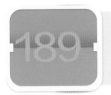

孕中期
日常生活注意事项

看看这个时期的孕妈妈日常生活应该注意的事项，越是到了这个时候，越不能大意。

走路时让臀部略微翘起

在这个时候保持正确的走路姿势可不是一件容易的事，因为身体的重心明显地前倾了。你可以试试这个姿势，它会对你很有帮助：收紧臀部肌肉，将臀部提起，这样可以减轻对脊柱的负担。

运动不能超强度

散步是孕期最健康的运动。但是切忌每日进行超负荷、超强度的行走，这会适得其反的。你需要选择一双好的鞋子，这很重要。它不仅能让你走得舒服，脚不疼，也会对脊柱起到减震的作用。

采购清单不要列得太长

沉重的购物袋不仅会让你感到疲劳，而且还有增加流产或早产概率的可能。其实，制订一个周计划非常有好处，这样你就可以不必每天都拿很多东西。把一周的某一天定为固定的采购日子，还可以让你的老公或其他家人陪同，他们也可以帮你拿东西。

贴心小贴士

适度运动对孕妈妈和胎宝宝都有好处。

防晒是必要的

70%的孕妈妈在孕期都会存在皮肤黑色素沉淀的状况，使面部和颈部出现许多黑斑，而日晒会加重这种现象。不过，孕期使用防晒护肤品是否绝对安全，目前尚没有明确的定论。

可选择其他的防晒方式，比如打伞、戴遮阳帽、尽量走有树荫的地方。最好避免太阳强烈的时候长时间外出。

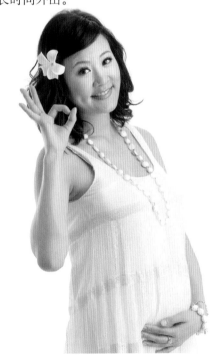

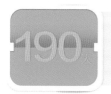
190 摆脱准妈妈对
"身材走样"的担忧

为什么明星在产后能那么快地恢复好身材？

那是因为她们足够重视自己的身材，并一直为此而努力。许多明星在生育之后，都会接受专业健身教练的指导，进行严格的减肥塑身运动。在饮食上也牺牲了普通人热衷的高热美食，而偏向于清淡、少量。

总之，产后身材的恢复关键在个人的努力与否。只要准妈妈有毅力、能坚持，一定可以恢复到以前的妙曼身材。同时，在孕期也要注意控制饮食。如果准妈妈在孕期盲目进食，造成孕期体重增长过速，不仅会导致脂肪的迅速累积，这些增加过快的脂肪，还会撑破准妈妈原本弹性十足的皮肤，产生难以消失的妊娠纹，影响皮肤的完美。

准妈妈在孕期将体重增长控制在 10 ～ 13 千克之内，不要让身体一下承受太多的脂肪。在控制饮食的同时，在医生的指导下进行适量的孕期运动，消耗适量的脂肪，也让生产更加顺利、产后恢复更加容易。

> **贴心小贴士**
>
> 胎宝宝会做梦了，猜一猜，他会梦到什么？

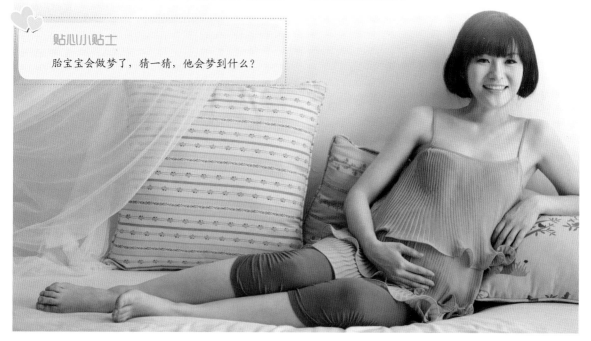

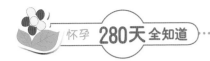

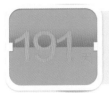

191 交几个妈妈朋友，寻找共同话题

和没有宝宝的闺密倾吐怀孕的喜悦、怀胎十月的艰辛？虽然不失为一个散心的办法，但是可能效果不是很好，因为她不了解在你身上的变化，不能感同身受地为你分忧。还是交几个孕妈妈朋友，或是有宝宝的妈妈朋友，在她们身上你会发现即便之前你们不认识，也有不少共同的话题。

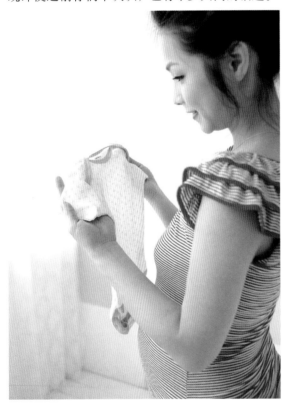

与已经经历过分娩并在养育宝宝的妈妈们交流，会让你获得很多有用的知识，并让你产生期待感，对稳定自己的情绪很有帮助。

🌸 过来人的经验之谈

怀孕期间我很喜欢和附近已经有宝宝的妈妈们一起散步。有时候我可以帮她们推小童车，随着我舒缓有节奏的步伐，童车里的宝宝会轻轻晃动，露出满意的笑容。这让我的心中充满了快乐和满足感，想象着很快我也能推着自己的宝宝沐浴在阳光下了。我还向她们请教了不少令我担心的孕期问题，我们经常在一起讨论这些，她们的经验给了我很大的帮助。

我怀孕到 4 个月时，有一天家里的洗衣机坏了，我拎着一大堆衣服来到洗衣店。在洗衣店短短的一小时，我竟然结识了不少住在我们街区的朋友，以前我竟然从来没有见过她们。我们一起聊天，讨论怀孕的经验，讨论带宝宝的问题。我的经验是怀孕以后也要多出去走走。

> **贴心小贴士**
>
> 怀孕并不意味着就要与社会隔绝，多出去走动，开阔自己的视野，结交更多的朋友，能让你不再感到心情郁闷，不再有空闲胡思乱想。

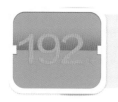

192 找点儿时间充充电

都说"活到老，学到老"，要不断给自己充电才能不被社会淘汰。很多女性把怀孕看成自己事业的一个终结点，其实不然，而且恰恰相反，孕期刚好给女人们提供了一个正大光明的学习时间，不怕耽误工作，也不怕没时间学。

学点感兴趣的

孕妈妈可以把孕期当成一个给自己充电的时间，看一些自己感兴趣或者与职业相关的书籍。比如喜欢文学的孕妈妈终于可以静下心来，慢慢阅读一些诗集或者重温一下名著的魅力；爱好古文化的孕妈妈，可以抽空去附近的博物馆转转，既增长了知识，也是很好的胎教。

培养自己的特长

学习一门陶冶情操特殊才能，也就是培养自己的特长。琴、棋、书、画、手工、摄影……可以陶冶情操的东西很多，只要自己喜欢，种点儿花花草草都可以当作自己的特长。比如学画画、做手工，或者编一些故事，用照片的形式讲述他们的故事；又比如学几道精致的小菜，在老公某天加班回家看到满桌的菜时，要知道，你在他心中的地位又升高了。

当然，除了以上自己寻找到的快乐，和胎宝宝互动的时光，也同样美好！

贴心小贴士

白天的时候你可能也会感觉很疲劳，不妨小睡一会儿。

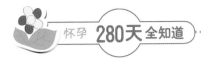

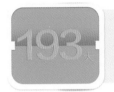

193天 要学会
自我排忧

晚上做梦，宝宝生出来了，多长了一根手指头；白天心情莫名其妙地掉入低谷，于是看见办公桌上的每个文件都烦。嘿嘿，这些情景你是不是很熟悉？

怀孕让情绪变得低落

怀孕后，由于生理上的原因，很多孕妈妈变得比较脆弱，心里常会产生一些莫名其妙的失落感、压抑感、恐惧感，遇事容易发怒、焦虑、惊慌、悲伤等。不过，为了宝宝出生后能形成稳定的性格，从怀孕那天起，当你碰到不愉快的事情时，一定要主动及时地说出来。因为，这些糟糕的情绪都能通过胎盘传递给你的胎宝宝。

把准爸爸当作出气筒

这个时候准爸爸是个重要的角色，偶尔也要做做出气筒。但准爸爸一定要明白，这时的关怀、理解和鼓励是多么的重要。

当然，孕妈妈也一定要跟准爸爸讲清楚你恐惧什么、你忧虑什么、你希望得到什么，从而让他帮助你找出症结所在，为你出谋划策，以便及时消除你心中的种种苦闷。平时，孕妈妈还应多和准爸爸交流胎宝宝的情况，与他一起去观察胎宝宝的活动，一起去想象胎宝宝的模样，一起给宝宝取个名字……这些都会使你的心情兴奋与快乐起来。

要学会自我排忧

还可以约上几位好朋友，一起吃饭聊天，向她们宣泄心中的不快；或约上其他的孕妈妈，一起交流"孕妈妈经"。当然，更要学会一些自我排忧的方法，比如经常听音乐、唱歌、看喜剧片或轻松愉快的书籍等。这些都能使你和胎宝宝放松愉悦，而且对宝宝将来的性格培养大有好处。

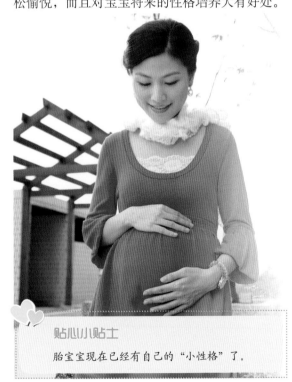

贴心小贴士

胎宝宝现在已经有自己的"小性格"了。

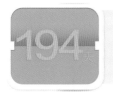

194天 孕妈妈的时尚派对

谁规定了怀孕以后就得中规中矩、安分守己地坐在家里，渐渐远离朋友圈子，慢慢变成一个名副其实的"黄脸大肚婆"？

No，No，No！印象中那个臃肿、迟钝、远离时尚的形象和你没关系，趁着在这安逸的孕中期，该好好享受时尚的"孕"味才是。

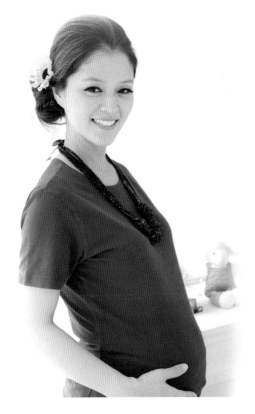

💮 我的孕期我做主

爱热闹的你不会甘心让十月怀胎变成一件孤单的事，而参加日常聚会又有诸多不便。卡拉OK肯定是不能去了，席间有烟枪的饭局也无异于戕害腹中的胎宝宝，湘菜川菜刺激性太强，重庆火锅更是闻着都犯恶心……怎么办呢？

与其勉强让别人适应你或者你适应别人，不如和同样要求的人混在一起。自己做主，组织孕妈妈们聚会！在身边找出几个怀孕朋友一定不是难事，何况还有孕妈妈学校与孕妈妈论坛，只要一想到七八个孕妈妈聚在一间包房吃饭，你已经兴致盎然；再想想吃完饭大家鱼贯而出，满大厅的人一脸愕然，齐行注目礼，你简直都要乐疯了。

💮 玩归玩，安全第一

聚会形式以饭局为主，菜式以清淡的粤菜、潮菜为好，西餐也不错。

聚会环境要好，一定要事先订包房。中餐馆大堂太过喧哗，在这样的环境聊天容易疲劳。

聚会场所一定要选交通方便的地方，最好在大路边、地铁口，无论什么交通工具都可以到门口，不用走太远的路。

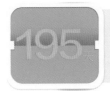

195 根据身体情况写写博客

"不就是怀个孩子吗？能有多少事可以写的呢？又怎样去写呢？"这一定是你提出的疑惑。不过，你一定也知道，如今写博客也是个时尚的事儿呢，那么多的美食博客、美容博客、名人博客，我们就来一个好"孕"博客吧。

博客怎么写

操作起来是很方便的，你可以每天都记，也可以两三天或四五天记一次。内容可随心所欲地发挥，什么都可以写，可长可短。比如早孕反应怎么开始和结束的、什么时候听到胎心音了、感觉到胎动了等，这对产科医生了解你的孕期健康是很有帮助的。

记录下每一个细微的感受

在怀胎十月里，你的身心感受、胎宝宝的成长状况都会发生着一系列的变化，你可以将亲身体验到的每一个细微的感受、每一件有趣的事情记录下来，写在博客里。还可以不定期地让准爸爸给你拍一些照片，然后放在博客上，图文并茂，让朋友们看看你最近的变化。

注意，孕妈妈孕前3个月尽量避免上网，可将自己的感受让老公代写。

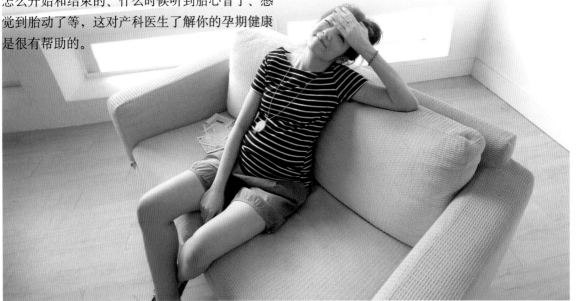

196. 时尚
孕妈妈的网络生活

习惯了网络生活的孕妈妈一定不舍得彻底告别网络吧？只要不长时间地盯着电脑屏幕，适当地上上网也不失为一个降压的好办法。

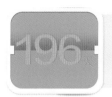 泡孕妈妈论坛

孕妈妈论坛是孕妈妈的天堂，现在各大网站这样的论坛有很多，比如篱笆网等。在专属孕妈妈的论坛里，你的一切问题都会得到解答，一切心情都会得到共鸣，一切不登大雅之堂的体验都会有人拍手响应。

泡孕妈妈论坛，可干的事情很多，除了孕情咨询、心事宣泄、广交朋友，你还可以买孕妈妈用品、婴儿用品，卖你的闲置物品，约人产检，甚至约上预产期临近的网友同去某家医院生孩子。

在淘宝开个店

因为怀孕，也因为即将出世的宝宝，不想再过朝九晚五、身不由己的日子，却又害怕辞职后闲得无聊，家庭经济出现问题。怎么办？开一家网上妇婴用品店，让怀孕成为事业的新起点。

据婴童行业协会预测，目前中国 0～6 岁的儿童数量为 1.08 亿，这个市场的远景容量将是 5000 亿元，婴童产业是当前的朝阳产业。而且数年内，你卖的都将是你最感兴趣、最投入感情的东西，最先受惠的将是自己和朋友们。怎么样，动心了吧？

 怀孕经验交流

豆豆妈妈：我是从淘宝网上购物开始体验网店业务的，先做买家，再当卖家。我每次进货时都是先从自己需要的物品入手，这样可以一举两得；再从满足身边朋友的需求入手，这样逐渐扩大经营范围，也不至于过于劳累、压力过大。

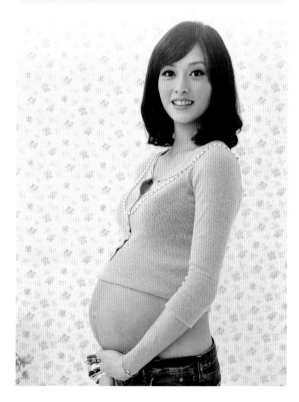

Part 8

第8个月

我能感受初升的太阳了

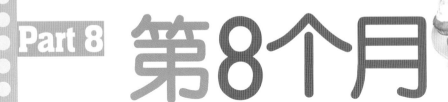

妊娠晚期是一个非常关键的时期。孕妈妈必须时刻注意自己的身体健康，保持有规律的生活，使胎儿在经过 10 个月安适的母腹内生活后，顺利地降临人世。孕妈妈在妊娠晚期一般每周增重 350 克，到妊娠末，胎儿体重 3 ~ 3.6 千克。

孕妈妈在这段时间的变化也非常大。宫底可以在脐耻之间触到，高度 24 ~ 27 厘米，这段时间孕妈妈会感到肚子增大得特快，身子变笨了，轻轻触动子宫时，常可以感到子宫一阵阵变硬，但并不觉得疼痛，这就是过敏性宫缩。这种宫缩是生理性的，对胎儿有一定的好处。

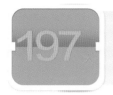

准妈妈和胎儿新变化

准妈妈变化

准妈妈子宫已上升到横膈膜，因此会感到呼吸困难，喘不上气来，吃饭后感觉胃部不适。这些都是正常现象，不必担心。随着胎儿头部开始下降，进入骨盆，准妈妈不舒适的感觉也会逐渐减轻。

准妈妈本月体重增加了 1300 ～ 1800 克，在最后的几周中体重可能会增加很多，这是因为胎儿这时候生长的速度很快。由于胎儿头下降，压迫膀胱，准妈妈感觉尿意频繁。沉重的腹部会让准妈妈不愿意走动，并且感到疲惫，但是为了在生产时候更加轻松些，准妈妈还是要适当地活动。

胎儿变化

孕29周

胎儿头臀长约 26 厘米，体重 1200 ～ 1300 克。胎儿的肌肉和肺继续成熟，皮下脂肪也初步形成，手指甲也已经很清晰。胎儿的大脑中正在生成着数十亿神经元细胞，为了容纳大脑的发育，胎儿的头部也在增大。男宝的睾丸已经从腹中降下来，女宝则可以看到突起的小阴唇。胎儿听觉系统也发育完成。

孕30周

胎儿头臀长约 27 厘米，重 1500 克左右。胎儿头部还在增大，而且大脑发育迅速。大脑和神经系统已经发达到一定的程度，皮下脂肪继续增长。胎儿的眼睛可以开闭自如，大概能够看到子宫中的景象，还能辨认和跟踪光源。男胎儿的睾丸这时正在从肾脏附近的腹腔，沿腹沟向阴囊下降的过程中。女胎儿的阴蒂已突现出来，但并未被小阴唇所覆盖。

孕31周

胎儿身体和四肢继续长大，直到和头部的比例相当。胎儿现在的体重约为 2000 克左右。胎儿这时候各个器官继续发育完善，肺和胃肠接近成熟，可以有呼吸能力和分泌消化液。胎儿喝进去的羊水，经过膀胱排泄在羊水中，这是在为出生后的小便功能进行锻炼。

孕32周

胎儿头臀长约 28 厘米，体重 1500 ～ 1600 克。现在的胎儿与出生时的婴儿相似，但身体仍需要长胖些。他的手指甲和脚趾甲已经完全长出来了。有些胎儿已经长了满头的头发，有些只长出了淡淡的绒毛。眼睛能区分光亮与黑暗。胎儿的生殖器发育接近成熟，各个器官继续发育完善，肺和胃肠功能已接近成熟，已具备呼吸能力，能分泌消化液。

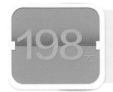

198天 孕妈妈 补钙"新钙念"

怀孕期间，胎宝宝会和妈妈"抢"营养。特别是孕后期，一个不留神，可能会出现腿抽筋、腿抽搐等状况，因此，孕妈妈需要培养个好的"钙念"。

🌸 补钙要趁早

随着胎宝宝生长发育的加快，以及孕妈妈体内各器官功能状况和物质代谢的显著变化，对钙的需求量增加。若不注意补钙，便会造成孕期缺钙，导致血钙降低，并将出现小腿肌肉痉挛、抽搐的现象。因此，从孕期3个月后就要有意识地补充钙，出现小腿抽搐时别不以为然，应尽快咨询医生。

🌸 服用钙剂

即便多喝豆浆和牛奶，多吃蔬菜、肉类等含钙量高的食物，也很少有人在每次餐前都会仔细地计算食物中的钙含量，更没时间顿顿准备补钙大餐。所以，建议孕妈妈还是在医生的指导下服用钙剂，特别是已出现腿抽筋的孕妈妈，应该尽快服用钙片。

🌸 补钙量结合孕期

中国营养学会推荐，妊娠头3个月与未怀孕时一样，需求量为800毫克。随着胎宝宝的发育，怀孕中期（4～7个月）为1000毫克；孕后期（8～10个月）为1200毫克；哺乳期为1500毫克。

🌸 补钙食品

通常认为虾皮含钙丰富、物美价廉，是很好的补钙食品。但是要注意，因为虾皮中含钠很多，对于患有高血压、肾脏疾病的人，就不宜采用虾皮补钙。

孕妈妈必须每天喝250毫升的牛奶、配方奶或酸奶，同时要注意摄取含钙较多且易吸收的食物，如小鱼、豆腐、海带等。

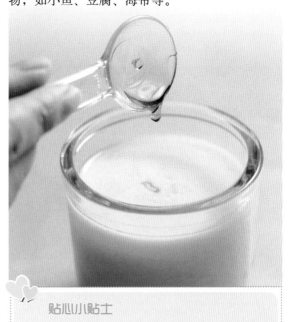

贴心小贴士

不要自己乱服钙片，一定要在医生的指导下服用。

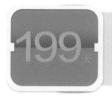

199天 孕妈妈补钙，宝宝到底能防啥

前面已经提到补钙对孕妈妈的好处了，那么对宝宝有没有好处呢？有哪些好处？补钙对宝宝的好处多着呢，下面就来——为你介绍。

预防佝偻病

先天性佝偻病表现为：新生儿囟门增大，前后囟相通，并常伴有低钙惊厥。患病宝宝的妈妈常在孕期有腰酸背痛、小腿抽筋、手足发麻等低钙血症症状。因此，孕妈妈合理补钙有利于新生儿预防佝偻病。

减少夜啼

宝宝老在夜间啼哭，可是又没有其他疾病。其实，这是宝宝缺钙的表现，如果宝宝的钙摄入量充足，夜啼的症状就会得到有效控制。

预防夜惊

由于半岁以前宝宝的大脑神经系统发育不成熟、控制能力较差，睡觉时易出现夜惊现象，这也是由缺钙引起的。钙量充足的宝宝很少发生这种现象。

减少抽筋

宝宝在睡觉时，经常不由自主地抽动一下。通常认为这是宝宝在梦里被吓着了，或者是因为长身体。其实这是一种抽筋，也是由缺钙引起。

避免出牙迟

正常的宝宝 4 ~ 6 个月就能长出新牙；而缺钙的宝宝到了 1 岁甚至 2 岁都不见新牙，或者长牙的次序混乱、牙齿的釉质粗糙。妈妈如果能在孕期和哺乳期补好钙，就能减少类似的症状。

促进大脑发育

孕期是胎宝宝脑部发育成长的关键时期，脑细胞的生长、代谢以及脑部的正常运作都离不开钙。因此，钙对于新生宝宝智力发育与神经系统十分重要，补钙能增强胎宝宝将来的智力发育。

缓解多动症

多动症的产生，是由于宝宝大脑发育不完善，神经细胞及神经纤维之间还未很好地绝缘，大脑过度敏感。而钙能维持神经系统的正常联络，降低神经系统的兴奋性，起到镇静作用。因此，不想宝宝太过于"好动"，关键在于补钙。

贴心小贴士

亲爱的妈妈，你可以经常摸摸肚子，让我感觉你温柔的手。这样能促进我的感觉系统、神经系统和大脑的发育。

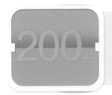

孕期 "吃苦" 快速去火

就食物而言，苦味食品是"火"的天敌。苦味食物之所以苦是因为其中含有生物碱等苦味物质。中医研究发现，这些苦味物质有解热下火、消除疲劳的作用。

❀ 最佳去火食物

最佳的苦味食物首推苦瓜。不管是凉拌、炒，还是煲汤，只要能把苦瓜做得熟且不失青色，都能达到去火的目的。

除了苦瓜，还有其他苦味食物也有不错的去火功效，如苦菜、芥蓝等。

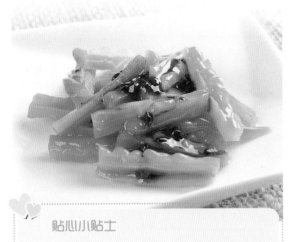

贴心小贴士

你的髋关节现在在扩张，为分娩做准备，所以你会感到这个部位不舒服。

❀ 不苦的去火食物

大豆，在滋阴、去火的同时还能补充被大量消耗的蛋白质。

番茄，它同样可以下火宁神、平肝去火，补充维生素。

草莓，不但好吃，还有药用价值。它有去火功效，能解热、除烦。

牛奶，很多人认为喝牛奶会加重上火，引起烦躁，其实，牛奶不仅不会上火，还能解热毒、去肝火。中医认为牛奶性微寒，可以通过滋阴、解热毒来发挥去火功效，而且牛奶中含有多达70%左右的水分。

❀ 去火食谱

银耳雪梨

主料：火龙果、银耳、木耳、雪梨各适量。

辅料：冰糖、青豆、枸杞子各适量。

做法：将银耳、木耳用开水泡开、择洗干净；火龙果取果肉，果壳备用，火龙果肉和雪梨切成均匀的块。将切好的火龙果块、雪梨块同银耳、木耳、冰糖一起加满水用文火熬1小时。与此同时，将青豆煮熟备用。将熬好的汤盛入火龙果壳中，撒上青豆、枸杞子即可。

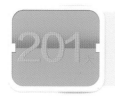

201 上班族孕妈妈 的美味营养便当

许多上班族孕妈妈每天吃饭的时间一到，就开始头痛，"今天该吃点儿什么呢？"吃腻了单位附近的菜，又担心营养不够，难道没有更好的选择吗？现在为孕妈妈们介绍一下便当简单的烹调方法，加上均衡的营养成分，以及漂亮的摆设方式，肯定让你胃口大开。

注重营养搭配

孕妈妈的便当料理，应注重钙质、蛋白质、纤维素等的营养搭配。通常一道主菜、两道副菜的营养就已足够，建议孕妈妈可选择一道味道好的为主菜，以增加食欲。此外，多吃一些高纤蔬菜、五谷杂粮，可以防止便秘。

烹调方式

适合孕妈妈便当料理的烹调方式，以烫、煮、凉拌的方式，可以避免便当菜色回锅后变色、变味，而且不油腻。

摆放技巧

便当菜的摆放技巧在于不要把所有的菜都通通放在饭上，不妨选择菜、饭分开装。另外，酱汁不要直接洒在饭上，可用袋子装起来，等便当蒸好了再洒上食用；或是利用铝箔纸，将油炸食物包起来，再放到便当盒里蒸，可以吸收多余的油脂，使蔬菜看起来比较诱人。

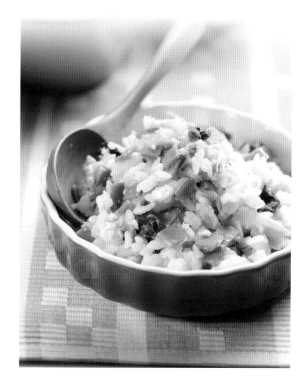

> **贴心小贴士**
>
> 怀孕后期，孕妈妈的饭量会大增，除便当外，建议可以另外带一些生菜到单位，放到冰箱里保鲜，在下午的时候可以吃一点儿；或者也可以吃点儿饼干、牛奶之类的食品。

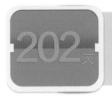

202天 防辐射又养颜的食物

孕妈妈们平常一副武装去跟辐射"捉迷藏"，那试想过有一种简单又享受的方法去防辐射吗? 饮食防辐射法，能让你在防辐射的同时又美容。

🌸 红色水果：番茄、樱桃

这些红色水果富含一种抗氧化的维生素——番茄红素，以番茄中的含量最高。番茄红素是迄今为止所发现的抗氧化能力最强的，它的抗氧化能力是维生素E的100倍，具有极强的清除自由基的能力。研究表明，番茄红素可大大改善皮肤过敏症状，驱除因皮肤过敏而引起的皮肤干燥和瘙痒感。此外，对于皮肤老化的大敌——紫外线，番茄红素也有很好的防护作用。

🌸 十字花科蔬果：甘蓝、油菜、芥菜

各种豆类、橄榄油、葵花子油和十字花科蔬菜富含维生素E，而鲜枣、橘子、猕猴桃等水果富含维生素C。维生素E和维生素C都属于抗氧化维生素，具有抗氧化活性，可以减轻电脑辐射导致的过氧化反应，减轻皮肤损害。

> **贴心小贴士**
>
> 你原来向里凹的肚脐看起来变平了，甚至还会凸出来，分娩后即恢复正常。

🌸 富含胶原弹性物质的食物：海带、紫菜、海参

这一类食品的代表有海带、紫菜、海参，动物的皮肤、骨髓等。因为食物中的胶原物质有一种黏附作用，它可以把体内的辐射性物质黏附出来排出体外，而且其中动物皮肤所蕴含的弹性物质还具有修复受损肌肤的功能。

🌸 含胡萝卜素的食物：鱼肝油、西蓝花、胡萝卜、菠菜

胡萝卜中含有丰富的天然胡萝卜素，天然胡萝卜素是一种强有力的抗氧化剂，能有效保护人体细胞免受损害，从而避免细胞发生癌变。

此外，天然胡萝卜素能提高人体免疫力、延缓细胞和机体衰老，减少疾病的发生。目前，国外还将天然胡萝卜素用于化妆品中，发挥其防辐射、保护、滋润皮肤和抗衰老的作用。

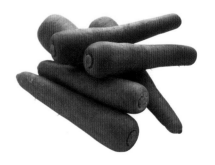

203 天 孕妈妈营养禁忌你知道几个

🌸 忌偏食、挑食

有的孕妈妈偏食鸡鸭鱼肉和高档的营养保健品；有的只吃荤菜，不吃素菜；有的不吃内脏如猪肝等；有的不吃牛奶、鸡蛋。结果造成营养单一。

🌸 忌无节制地进食

有的孕妈妈不控制饮食量，想吃什么吃什么，想吃多少吃多少，喜欢吃的东西拼命吃。有位孕

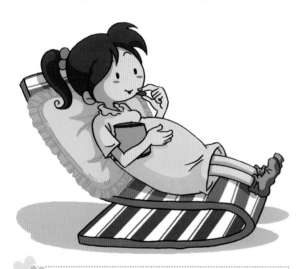

妈妈一个月内吃了一箩筐橘子。还有的孕妈妈怀孕期体重增加达 45 千克，造成孕妈妈肥胖、胎儿巨大，这会增加难产的风险。

🌸 忌旧的传统习惯影响

有的孕妈妈在孕期常吃桂圆，说吃桂圆生出的宝宝眼睛又大又圆，其实孕期吃桂圆是不利的；有说吃蟹的孕妈妈生下的宝宝会口吐白沫，也不能吃鱼、虾。我们前面也说过吃鱼对宝宝的好处了。蟹还是要少吃，吃多了易导致流产。

🌸 忌食品过精、过细

孕妈妈是家庭的重点保护对象，一般都吃精白粉和精白米、面，不吃小米粥和粗粮、麦片，容易造成维生素 B_1 严重缺乏和不足。

🌸 忌摄入过多植物脂肪

如豆油、菜油等，造成单一性的植物脂肪过高，对胎宝宝脑发育不利，也影响母体健康。应提倡摄入一定量的动物脂肪。

🌸 忌随意进补

内热的人不宜吃人参、桂圆等热性食品；体虚怕冷者不宜食珍珠粉、柿子等。体虚者不能短期大量进补，芝麻、核桃食用过多会引起腹泻、厌食。

贴心小贴士

随着胎宝宝的不断长大，他会压迫你的内脏器官，这会使你出现气喘。

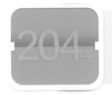
宝宝开始玩"倒立"了

胎宝宝九成的时间在睡觉，不易被吵醒。胎宝宝现在每天能喝半公斤的羊水，饭量还不小呢。

第29周

这时胎宝宝的体重大约1300多克，身长大于35厘米了。此时他还会睁开眼睛并把头转向从妈妈子宫壁外透射进来的光源。现在胎宝宝的皮下脂肪已初步形成，手指甲也已能看得很清楚了。

第30周

本周男胎宝宝的睾丸正在向阴囊下降，女胎宝宝的阴蒂已很明显；大脑的发育也非常迅速。大多数胎宝宝此时对声音有了反应；皮下脂肪继续增长。

第31周

胎宝宝的肺部和消化系统已基本发育完成，身长增长趋缓而体重迅速增加。本周胎宝宝的眼睛时开时闭，他能够辨别明暗，甚至能跟踪光源。

> **贴心小贴士**
>
> 亲爱的妈妈，已经是最后3个月了，你感觉还好吗？这3个月里是我成长最快的阶段，我将能够感觉光线，肺和消化器官也会成形。

第32周

胎宝宝现在的体重为2100克左右，身体约40厘米长；全身的皮下脂肪更加丰富，皱纹减少，看起来更像一个婴儿了。你会发现胎动次数比原来少了，动作也减弱了，但只要胎动次数符合规律就问题不大。胎宝宝的肺和胃肠功能接近成熟，已具备呼吸能力，能分泌消化液。而且在本周，胎宝宝的小身体会倒过来，头朝下进入妈妈的骨盆。

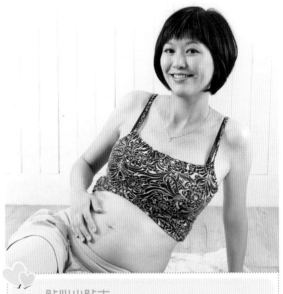

> **贴心小贴士**
>
> 别忘了该去做产检了。

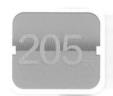

205天 读一些 好听的儿歌

最后几个月是语言胎教的重点，孕妈妈可以多学几首儿歌，选出自己喜欢的唱给胎宝宝听。这些好听的歌，可以一直唱到宝宝上学的时候。

另外的收获是，这些多年来流传下的儿歌中，有很多民间的智慧或道理。

🌸 原来古代就有儿歌了

我国古代称儿歌为童谣或童子谣、孺子歌、小儿语等，《左传》中有"卜偃引童谣"的记载。它原属民间文学，随着社会文明的进步，儿歌才成为儿童文学的重要样式之一。

歌词多采用比兴手法，词句音韵流畅，易于上口，曲调接近语言音调，节奏轻快，有独唱或对唱。儿歌中既有民间流传的童谣，也有作家创作的诗歌。

🌸 儿歌的重要性

语言是人类特有的用来表情达意、交流思想的工具，是思维的直接现实，人的思维随着语言能力的发展而提高完善。宝宝思维能力的发展更与语言能力的发展密切相关。无论是语言正误、词汇积累，还是用语句表情达意，都反映和制约着思维的发展变化，儿歌在这些方面就能发挥重要的作用。

儿歌朗朗上口，又有节奏感，胎宝宝爱听。

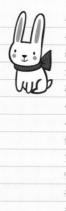

小白兔
小白兔，白又白，
两只耳朵竖起来，
爱吃萝卜爱吃菜，
蹦蹦跳跳真可爱。

小老鼠
小老鼠，上灯台，
偷油吃，下不来，
哭着叫着喊妈妈，
叽里咕噜滚下来。

摇摇船
摇，摇，摇，
摇到外婆桥，
外婆对我笑，
叫我好宝宝。
糖一包，果一包，
吃完饼儿还有糕。
摇，摇，摇，
摇到外婆桥，
外婆叫我好宝宝。
请吃糖，请吃糕，
糖啊糕啊莫吃饱。
少吃滋味多，多吃滋味少。

一二三四五
一二三四五，上山打老虎。
老虎没打到，见到小松鼠。
松鼠有几只？让我数一数。
数来又数去，一二三四五。

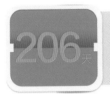

206天
宝宝
开始形成性格和习惯

胎教的过程中，外界的刺激不仅可以使宝宝发育得更快、更健康，甚至对宝宝的性格和生活习惯都有一定的影响。

🌸 宝宝的作息习惯随妈妈

出生后一直到两三岁，宝宝的一些作息习惯都会和妈妈怀孕时一致。如果妈妈在怀孕的时候作息不规律，那么不仅会影响宝宝的健康，宝宝在出生后更可能夜里喜欢哭，睡觉不正常。

🌸 宝宝熟悉的味道

研究显示，宝宝出生后对妈妈在孕中、晚期吃的食物会比较熟悉，也更容易接受。所以，宝宝在妈妈肚子里不仅能获得妈妈提供的养分，也能和妈妈分享美食的味道了。孕期妈妈均衡饮食对将来宝宝不挑食很有帮助。

🌸 宝宝出生前就有"小脾气"了

宝宝的性格和怀孕期间妈妈的性格关系很大，甚至超过出生后一两年的培养。如果你在孕期脾气暴躁，很可能宝宝将来也是个坏脾气的小孩。

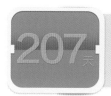

207天 孕妈妈动脑时间：脑筋急转弯

宝宝大脑细胞分裂增殖的第二个高峰期来了。这个时候孕妈妈如果供给胎宝宝丰富的物质和精神营养，脑细胞的分裂便可趋于顶峰，可为宝宝具有高智商奠定基础。

孕妈妈赶紧开动脑筋，让脑子转起来。今天我们来玩儿脑筋急转弯的游戏吧。

流行的脑筋急转弯

脑筋急转弯最早起源于古代印度，就是指当思维遇到特殊的阻碍时，要很快地离开习惯的思路，从别的方面来思考问题。现在泛指一些不能用通常的思路来回答的的智力问答题。脑筋急转弯分类比较广泛：有益智类、搞笑类、数学类、成人类等。脑筋急转弯是种娱乐方式，同时也是一种大众化的文字游戏。

脑筋急转弯的好处

开发智力、激活脑细胞，让脑筋得到锻炼、提高想象力。

开始，让脑子转起来

冬瓜、黄瓜、西瓜、南瓜都能吃，什么瓜不能吃？——答案：傻瓜。

盆里有 6 个馒头，6 个小朋友每人分到 1 个，但盆里还留着 1 个，为什么？——答案：最后一个小朋友把盆一起拿走了。

你能以最快的速度，把冰变成水吗？——答案：把"冰"字去掉两点，就成了"水"。

老王一天要刮四五十次脸，脸上却仍有胡子。这是什么原因？——答案：老王是个理发师。

有一个字，人人见了都会念错。这是什么字？——答案：这是"错"字。

小华在家里,和谁长得最像？——答案：自己。

鸡蛋壳有什么用处？——答案：用来包蛋清和蛋黄。

不必花力气打的东西是什么？——答案：打哈欠。

贴心小贴士

太刺激、太幽默的脑筋急转弯要少玩，大笑还是有一定危险的。

贴心小贴士

亲爱的妈妈，现在我的营养需求达到了最高峰，需要摄入充足的蛋白质、维生素C、叶酸、B族维生素、铁质和钙质，妈妈为了我要不停地吃。

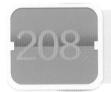

208天 播下一粒种子

也许你有过经验，不小心掉进花盆里的水果核居然长出了小芽；也许你今天才知道吃剩的水果核还有这样的"妙用"。这都不要紧，让我们从现在开始动手吧，播下另一粒种子。每天在给胎宝宝补充营养的时候，别忘了给它些"营养"，对你和胎宝宝来说，也是身体和精神的双重营养呢。

🌸 播下种子

把吃剩下果核如荔枝核洗干净，用清水浸泡几天。可别忘了每天要换水。

🌸 长芽了

等芽发出后，就可以把它移到好看的花盆中了，注意发芽的一端朝上。

看着种子发芽，破壤而出，我们能体会到生命萌发的力量和意义。身为孕妈妈的你，是不是更有体会呢？

🌼 **怀孕经验交流**

　　妞妞妈妈：怀孕那会儿在阳台上吃西瓜，有几粒西瓜子不小心掉进花盆里了。当时也没太在意，没想到过了几天，居然长出了小芽，再过几天居然还长叶子了！真是有趣。从那以后只要是带子的水果，我都会留几粒种在花盆里。看着它们发芽，等待它们长大，心情也变得很好。

🌸 一盆别致的绿植

几天以后，一盆别致的绿植就长出来了。是不是很与众不同呢？等朋友来你家，听着他们的惊讶声"哇，这个也能种""这居然是果核长的"，心里那个美呀，连胎宝宝都能感觉到。

🌸 培养胎宝宝的小情趣

橘子、橙子、桂圆、桃子……哪怕是一块红薯，只要是能发出芽来，都可以当作绿植来种。说不定，胎宝宝因此爱上了园艺，成为了不起的园艺师呢。

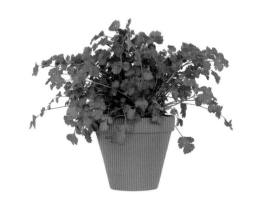

💗 **贴心小贴士**

卧室里可别放太多绿色植物。

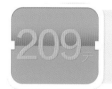

209 天 爱的手语，告诉宝宝我爱你

手语同语言一样，是一种交流的方式。在手语的传递中，孕妈妈的心绪宁静，这对胎宝宝的良性刺激同样不可小觑。

孕妈妈轻柔地舞动着手指，对胎宝宝心灵相通地"讲话"，是不是很美好？另外，手语是全球唯一真正通用的语言。

手语的魅力

国外开展婴儿手语研究近 20 年了，研究发现，在宝宝不会讲话前，用手语与他们交流，宝宝学会说话的年龄更早，而且以后的智商也比其他宝宝要高一些。

令人惊喜的是，用手语交流过的这些宝宝一旦提前学会了说话，他们往往有更多的话要说。因为在应用手语的过程中，他们不知不觉地学会了语言的结构。专家们还在研究中发现，会使用手语来表达自己需要的宝宝不容易有挫折感。

贴心小贴士

在做手语时，你的眼睛要注视着你的手，并用心记住手的运动轨迹。这一切，都将以传递信号的方式传达给你的胎宝宝。

学一句欢迎词：爸爸爱你，妈妈爱你

孕妈妈和准爸爸一定爱极了自己的小宝宝了吧？那么现在试着用手语告诉他吧。

"爸爸"——手伸拇指贴在嘴唇上。

"爱"——一手抚摸另一手拇指指背，表示一种怜爱的感情。

"你"——手食指指向对方。

现在胎宝宝还在孕妈妈的腹中，因此孕妈妈在表达"你"的时候，可将食指指向自己的腹部。

"妈妈"——手伸食指贴在嘴唇上。

"爱、你"——再重复上面的"爱、你"动作。

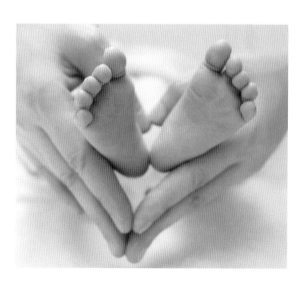

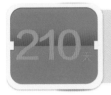

210天 小动物们都长什么样

用胎教卡片教宝宝认识数字的工作还在继续吧？是不是觉得有些枯燥了？那就换一个方法，让可爱的小动物们来帮忙。

🌸 动物卡片来帮忙

将来你会发现，宝宝对动物有着特别的兴趣。用动物来让宝宝熟悉数字，他们会更容易接受。因此，现在不妨将一些动物卡片作为胎教素材。

🌸 描述小动物们的样子

同时，基于胎宝宝了不起的听力，给他绘声绘色地读一读童谣，再描述一下小动物们都长得什么样子，他会更高兴的。

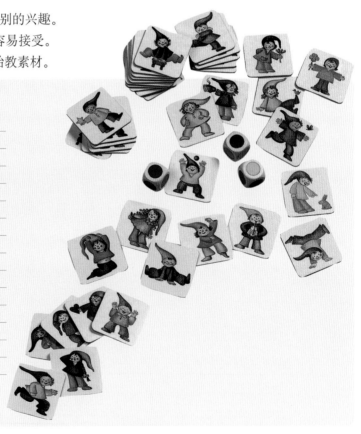

一只小猪肥又壮，一盆食儿全吃光。

两只蜜蜂采蜜忙，两朵鲜花把头昂。

三只小兔来吃饭，三个萝卜它们尝。

四只小猫做游戏，四个皮球拍得响。

五只母鸡咯咯嗒，五个鸡蛋大家尝。

六只青蛙捉害虫，六条虫子进肚囊。

七条春蚕吐丝忙，七个茧房亮堂堂。

八只蚂蚁在搬家，八粒白米搬进仓。

九只小鸭来游水，九条小鱼水中藏。

十只小鸟爱劳动，十个小窝搭得棒！

一条虫，两条虫，小虫喜欢钻洞洞。

三只猪，四只猪，小猪睡觉打呼噜。

五匹马，六匹马，马儿一跑呱嗒嗒。

七只鸡，八只鸡，公鸡打鸣喔喔啼。

九只鸟，十只鸟，清早起来唧喳叫！

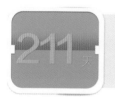

准爸爸会遇到的难题

再粗枝大叶的准爸爸，现在也该注意到妻子的一些变化了。比如，她汗毛变重了，她脸上开始长斑了，往日善解人意的她变得喜怒无常了……这些难题，你有解决的法子了吗?

她皮肤变黑了

大多数孕妈妈在怀孕后皮肤色素加深，有些孕妈妈面部还形成蝴蝶斑。这是由于雌激素和孕激素刺激了垂体促黑素的分泌，是正常的妊娠现象。

你应该——

学会赞美妻子。长了蝴蝶斑的妻子有一种欧美风情，告诉她你非常喜欢她现在的样子。

她体毛变重了

她的身上的毛发会变得比较浓密，甚至连乳房上也开始长汗毛。不要对此流露出不满的情绪，她在这时非常敏感。

你应该——

尽可能地接受并喜欢这种变化。如果你做不到的话，记住它只是暂时性的，是亲爱的宝宝带来的。

贴心小贴士

撒娇耍赖记住一个度，偶尔为之是种情趣，经常蛮不讲理可就不对了。他也很累，要体谅他。

她失眠了

到了孕晚期，你的妻子可能会睡眠很少，一夜醒好几次。她反复折腾时会把你弄醒。

你应该——

干脆坐起来陪她聊聊天、听会儿音乐。怀孕期间她比较多梦，这些梦总与怀孕、宝宝性别有关。不要对她的诉说表现出心不在焉，积极回应她的猜想更有意思。

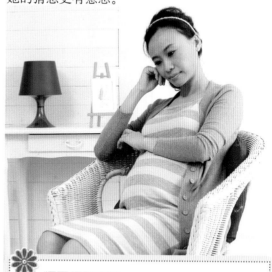

怀孕经验交流

网友小顾：希望每位准爸爸都能体谅孕妈妈，多给她们关怀，这是我的经验。爱可以战胜困难，两个人的感情经过洗礼也会越来越好的。

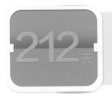

准爸爸
也应该学习分娩知识

大多数准爸爸对妻子的临产，都表现得很不自信，尤其是在妇产医生给妻子注射药物或征求准爸爸意见是否引产时，他们会感到很恐惧。为此，建议准爸爸们在妻子生产前不妨学习一下有关的知识，这样对消除自己在现场时的恐惧心理非常有帮助。

拉梅兹法

这种分娩呼吸方法，从怀孕早期开始一直到分娩，通过对神经肌肉控制、产前体操及呼吸技巧训练的学习过程，有效地让产妇在分娩时将注意力集中在对自己呼吸的控制上。从而转移疼痛，适度放松肌肉，能够充满信心地在分娩过程中出现产痛时保持镇定，以达到降低产痛、加快产程并让宝宝顺利出生的目的。

拉梅兹分娩呼吸法最大的优点就是丈夫可以积极地参与到分娩过程中。在生产时，协助妻子随着不同的阶段来配合不同的呼吸法。

破水

破水是指羊膜破裂羊水流出的现象。正常的生产是在子宫口开大的过程中或子宫口开全、胎儿进入产道时才会开始破水。

如果感觉在出现阵痛前有水从阴道流出，就可能是早期破水，应到医院检查，及时治疗。否则可能会引起细菌感染，导致胎宝宝死亡。

剖宫产

剖宫产是经腹部切开子宫，将胎儿取出的分娩方式。当孕妈妈或胎宝宝、胎盘等出现异常情况，不宜进行阴道分娩时，剖宫产是重要的手段，但剖宫产不是最理想的分娩方式。

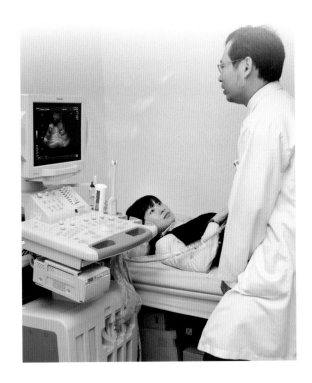

213天 更悉心地呵护她

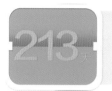

到了孕晚期，孕妈妈可能连最简单的穿衣、起床都很困难了。发挥准爸爸体贴的时刻到了，用你的行动给她更悉心的呵护吧！

🌸 按摩

孕妈妈会经常出现腰酸背痛、下肢水肿等现象，为了缓解或预防这些情况发生，轻柔地按摩是比较有效的办法。准爸爸最好在每晚临睡前，帮助妻子按摩腰背、小腿，只需轻轻揉揉就会让孕妈妈感到很舒服。在丈夫温暖的大手安抚下，孕妈妈的心情也会更加平和、甜蜜。

🌸 洗脚、剪脚趾甲

孕妈妈的肚子会大到看不见自己的脚，这就会使一些需要弯腰去做的事变得难以实施了，比如洗脚和剪脚趾甲。每天准备好一盆热水，帮妻子舒舒服服地泡个脚，再帮她擦干，定期修剪脚趾甲，既解决了妻子面临的难题，又能让妻子倍感欣慰，何乐而不为呢？

> **贴心小贴士**
>
> 给孕妈妈：能做的事情还是自己做，衣来伸手饭来张口对健康可不是什么幸福的事。

> **怀孕经验交流**
>
> 网友小张：刚做准爸爸的时候，发现要做的事特别多，这个要做那个也要做，常常忙得焦头烂额的。后来我就想了一个办法，把要做的事放到每一个时间点上，到时间就按计划去做，然后一切就尽在掌握之中了。

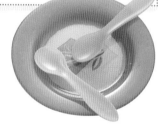

🌸 穿衣、系鞋带

有些孕妇装，特别是孕妇裙都是在背后有个拉链。行动越来越"笨"的孕妈妈想要自己拉好拉链还是挺吃力的，系鞋带也同样有难度。有眼力的准爸爸这时如能主动上前帮妻子的忙，一定会让她心情大亮。

🌸 翻身

对于孕晚期的孕妈妈来说，睡觉可不是件舒服的事。翻身变得越发有难度，要么是身子先过去，再把肚子挪过去；要么是肚子先过去，身子再跟过去；甚至干脆翻不过去。这一时期的准爸爸就要牺牲一点儿自己的睡眠了，警醒一些，多留意身边的妻子，适时帮她翻个身。

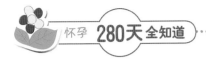

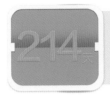

214天 一起去产检

孕妈妈稳定、快乐的情绪是胎宝宝健康发展的基础，这个道理准爸爸一定也知道，那么拿出点儿行动来吧。

增加夫妻感情

丈夫参与产检，不仅会对胎宝宝的存在和成长有直接感受，而且对妻子的负担更能体会、更加疼惜，可以起到增加夫妻感情、巩固家庭关系的作用。

减少孕期忧郁症的发生

女性在怀孕期间，丈夫的经常陪伴和恰当开解非常重要。丈夫宽阔的肩膀是孕期妻子幸福的港湾，丈夫通过直接参与孕期检查，了解妻子的心理需求，对于她的情绪波动及时加以开导，将有助于减少孕期忧郁症的发生。

对妻子的生理变化了如指掌

除了心理需求，孕期女性的生理变化也需要丈夫的监控和了解。比如，一些女性在怀孕后，就觉得一定要好好地吃，结果吃得太多、太好，但运动又太少，造成摄入和消耗不均衡，导致超重，不仅在孕期会造成孕妈妈并发症发病增高，而且胎儿发育成巨大儿也会造成分娩困难。

在产检时，医生建议的孕期女性营养补充的具体实施很需要丈夫的帮助，起码丈夫还能帮妻子记下医生叮嘱的事情，然后监督执行。有时女性怀孕时就像个孩子，不仅脾气大，还记不住事情。

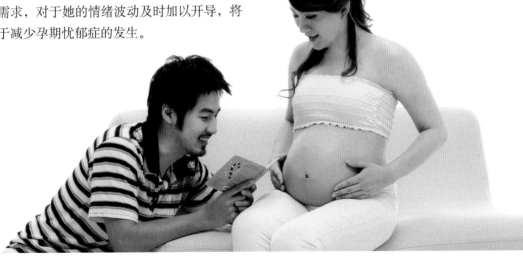

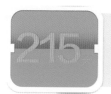

准爸爸产房里要避免的尴尬事

还有一个多月宝宝就要与你们见面了，在妻子被推进产房的时候，很多准爸爸们为了不错过人生最重要的一刻，会勇敢地走进产房，陪着妻子。

可是没有经验的准爸爸都是兴奋而慌乱的，一不小心，往往会做出尴尬事。看看下面的介绍，以下的尴尬事你可就要避免喽。

在产房里紧握妻子的手

我们在电影里常常看到在产房的丈夫可以紧握妻子的手，在她耳边说一些鼓励性的话语。这样的场景看着固然温馨，实际上，医生会禁止这种行为，因为不适宜产妇生产，准爸爸可要记住了。

不停地在产房走动、说话

由于孕妈妈在分娩时的听觉和嗅觉会比平时灵敏许多，所以无论是开门的声音，还是你嘴里发出的声音都会影响到她的。因此，当你坐下的话最好闭嘴，不要啰唆发出太多的噪声。

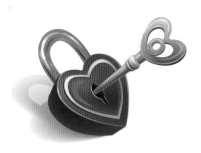

在检查时讲笑话

当看见医生在检查准妈妈的子宫口时，准爸爸最好不要自以为调节气氛、讲笑话，这样会适得其反。特别是医生准备检查的时候，不要叫妻子做深呼吸。

只顾着录像忘了一切

从妻子开始分娩的那一刻，准爸爸最好不要打开摄像机，你可以将开始之后的这一过程拍下来。但宝宝出来以后，你要压制住看回放录像的想法，因为医生会让你亲手为宝宝剪脐带。所以如果你跟医生说，等一等我要看看摄像是否成功的话，妻子和医生都会觉得很难接受的。

开宝宝的玩笑

准爸爸不要自认为自己是世界上最有趣的人就拼命讲笑话，或者拿宝宝的生理开玩笑。例如，宝宝刚出生时皮肤比较黄，需要立刻送到护理室接受反黄灯光的照射，你还跟妻子开玩笑说"我们的孩子该叫小黄"等。

贴心小贴士

你知道吗？胎宝宝在子宫内的视力范围是很小的。

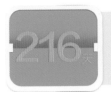
216天

陪她一起
给宝宝准备物品

也许孕妈妈已经有目的地准备了一些宝宝用的物品，准爸爸这时候趁她行动还方便，陪她把一些该买的东西先提前准备齐了吧。看看下面的一些建议，想想还需要给宝宝准备些什么。

❀ 向过来人取经

过来人都有经验，可以向他们取取经。比如，问问公司有了宝宝的同事，问问他们在做生产准备的时候，什么东西是要多备的，什么是买了根本没用的，再根据他们的建议购置。

❀ 一个品种不买太多

宝宝长得快，小婴儿装很快就穿不上了，小号的奶嘴、纸尿裤也会很快过渡到中号或大号。加上季节更替，一个品种备多了，用不上反而浪费。

❀ 直接说出自己的需求

如果好友或亲戚要给你送礼物，可以在他们征求你意见的时候，直接把需要告诉他们，既给他们省了事，你也得到了最需要的东西，还能避免礼物的雷同。

❀ 买打折的品牌商品

一些大的品牌商品，会在一定的时候推出较高折扣的商品，可以趁此机会采购一些。既能保证质量，又能节省开支，而且妻子还会夸奖你真是个会过日子的老公呢。

❀ 暂时可以不买的

不要想在怀孕前就把宝宝出生以后很长时间的东西都预备齐了。把月子以内需要的物品备齐了就行，如果想从容些，最多备到宝宝3个月用的就足够了。

宝宝出生后，可能会收到好几套朋友送来的婴儿洗护套装、宝宝套装等。所以，你可以暂时不用购买这类东西，即使买也要少买，或买最需要的单品。

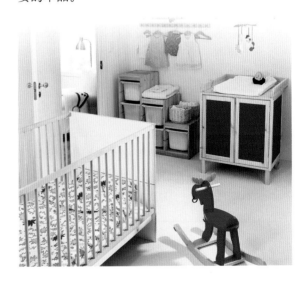

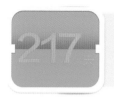

分娩的最后时刻，陪在她身边

妻子在产房内快要生宝宝了，准爸爸必须陪伴在她身边。那么，准爸爸陪产该注意哪些事项？

帮她放松心情

你可以沏一杯茶，或者应妻子的要求为她按摩。有时候在她额头上放一块凉的湿毛巾，也会让她觉得很受用。

和妻子的呼吸保持一致

跟妻子保持和谐的呼吸步调也很管用。你可以先关注她怎么呼吸，然后把自己的呼吸调整过来，你会发现妻子变得很镇静，精神很集中。

美好的想象

如果你练习过想象，可以跟她讲述你想象的场景，带她进入一个祥和的世界。

自己要先稳住阵脚

到了临产的时候，很多孕妈妈会显露出害怕、愤怒或者痛苦的神情，你要更加努力地集中精力，花心思照顾好妻子。自己千万要稳住阵脚，尽量不要情绪激动，你现在要做的，就是帮助妻子缓解紧张的情绪。整个分娩过程可能会非常费神，尤其是当你听到妻子喊痛或者哭喊时，会觉得非常难受。

为她换条湿毛巾

现在可以调暗灯光了，并将她额头上的湿毛巾拿下来重新洗一下。如果是水袋，就取下来重装一袋新鲜的凉水。

不要离开她身边

老老实实地待在产房陪妻子并不容易做到，尤其对于那些比较活跃、不习惯闲着的人来说，这样闷在产房简直太难受了。但是，你的陪伴、你的爱可以给妻子带来无尽的力量。所以，还是尽量地陪她吧。

需求帮助

如果你也感到筋疲力尽了，可以向接生员寻求帮助。她可能会建议你休息一下，喝点儿水，吃点儿东西，这样就可以恢复精力了。妻子看到后也会受到丈夫的感染，感觉更有劲儿了。

> **贴心小贴士**
>
> 此时的准爸爸要保持充沛的精力，不要饿肚子，时刻保持充沛的精力。

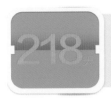

218天 这些 不适症状你无须担心

越到孕晚期一些不适症状会更加严重，不用担心，大部分不适是正常的，不会对孕妈妈和胎宝宝造成不良的影响，只要处理得当，就会安然度过。

❀ 疲倦

由于身体的额外需要，你可能又开始觉得疲惫。这时你只要有时间就尽可能地休息，如有可能每天把脚垫高 1 ~ 2 个小时。

❀ 臂痛

妊娠后期，有的人会感到手部疼痛。这主要是与孕期脊椎骨变化，压迫脊神经有关。应避免做拉肩膀的动作，以减轻疼痛。

出现以上情况不要服用止痛药。生活中，要注意保持正确的姿势，加强体育锻炼或做适当的按摩。

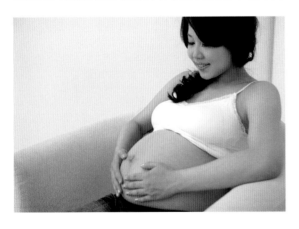

❀ 腰背痛

随着怀孕时间的增加，不少孕妈妈会感到腰背疼痛。这常与过度挺胸而导致的脊柱痛有关。一般在晚上及站立过久时疼痛加剧。

❀ 骨盆痛

孕后期，随着子宫的增大，骨盆的关节韧带被压迫牵拉，会引起疼痛。注意休息，即可减轻。

❀ 牙龈出血

受胎盘激素的影响，牙龈组织中的毛细血管扩张、弯曲、弹性减弱、血流瘀滞血管渗透性增加，造成牙龈肿胀、脆软、出血。因此，孕期要注意口腔卫生，做到餐后刷牙，清除食物残渣，避免伤及牙龈。

❀ 小腿痉挛

怀孕后期，有些孕妈妈会出现腿肚子抽筋的现象，这多是由于缺钙所致。另外，孕妈妈的腹部体积增大，加重腿部肌肉的负担。痉挛发生时，可将腿伸直，脚趾向前跷，或用力按摩几分钟均可缓解痉挛。每天睡觉前按摩腿脚，睡觉时把腿稍垫高一些，可起到预防痉挛的作用。

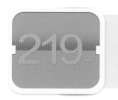

219 坚持做产检（一）

按常规来说，如果你是一个正常的孕妈妈，28 周以后，你需要两周一次做常规产前检查。36 周以后要每周检查 1 次，直到分娩为止。

🌸 孕晚期，8 次检查必须要

孕30周检查					
血压	体重	宫高	腹围	测胎心	尿常规

孕32周检查								
血压	体重	宫高	胎心监护	腹围	血常规	尿常规	B超骨盆测量	白带检查

小提示：这次B超主要目的是监测胎宝宝的发育情况、羊水量、胎盘位置、胎盘成熟度及胎儿有无畸形，了解胎宝宝发育与孕周是否相符。

孕34周检查					
血压	体重	宫高	腹围	胎心监护	尿常规

孕36周检查							
血压	体重	宫高	腹围	胎心监护	血常规	尿常规	肝功能

小提示：在提供了静脉血、指血之后，孕妈妈还得贡献出一点儿耳血，以检测其体内激素水平是否在正常范围内，从中可以间接地了解胎盘功能是否正常。

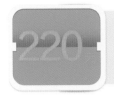

坚持
做产检(二)

确认胎位是临产前很重要的一项检查,医生会告诉你胎儿是头位、臀位还是其他异常胎位。这是确定准妈妈自然分娩还是手术助产的重要依据。临产前,准妈妈还要做一次全面的检查,了解有关生产的知识,为宝宝的顺利到来做好铺垫。

 贴心小贴士

发现产检结果异常不要慌,可能只是暂时的,听医生的,并且回家休息几天后再检查一次。

孕37周检查					
血压	体重	宫高	腹围	胎心监护	尿常规

小提示:从38周开始,宝宝就是足月儿了!准妈妈一定要保证每周1次的产检,平时严密监护宝宝的动态,因为宝宝随时都有可能出来与你会面。

孕38周检查						
血压	体重	宫高	腹围	胎心监护	尿常规	B超

小提示:这是孕期做的最后一次B超,确定胎位、羊水、胎盘位置与功能,为确定生产的方式提供可靠的依据。

孕39周检查					
血压	体重	宫高	腹围	胎心监护	尿常规

孕40周检查						
血压	体重	宫高	腹围	胎心监护	血常规	尿常规

小提示:整个孕期,共需检查14次,一般至少应检查8次以上。超过28周后应加强产前检查,有妊娠合并症或并发症者(如妊娠高血压、妊娠期糖尿病、妊娠合并心脏病等),由医生酌情增加检查次数。

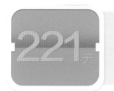

221天

胎位不正
别慌张（一）

什么是胎位不正

"胎位"是指胎儿在母体子宫最接近子宫颈的部位。在怀孕初期，因为羊水很多，胎儿在子宫内动来动去，姿势和位置都会改变，此时并没有固定胎位。到了准妈妈怀孕约 7 个月时，子宫渐渐成为长椭圆形，这时候胎儿的位置才慢慢固定下来，通常是胎头较重，朝下接近子宫颈的位置，而脚部向上在活动空间较大的子宫底部，这种头下脚上的姿势是正常"头先露"的胎位。

胎位既是最接近子宫颈的部位，因此也是胎儿出生时最先露出的部位。除了头骨先露的头胎位是正常的胎位外，其他如先露部是胎儿的臀部、是肩膀或手的横位以及颜面位和额位，都属于胎位不正的情形。根据统计，正常的头胎位约占 95.7%、臀位约 3.5%、横位约 0.4%、颜面位和额位各约 0.2%。

胎位不正的原因

胎位不正的原因，除了可能是孕妈妈骨盆腔太小、胎头无法进入外，胎盘着床太低或脐带太短都可能让胎头不易下降。

胎位不正的检查方法

在怀孕 20 周左右，可以做一次超声波检查，这个检查的目的主要在观察胎儿的器官是否发育正常，同时也可以得知胎位的情形。通常在此时期，

约有 1/3 的孕妈妈会出现胎位不正的情形，而大多数孕妈妈在得知胎位不正后，都会担心引发危险和难产。事实上，在此时有胎位不正的情形，无须过度惊慌，因为根据医学上的统计，当怀孕至 8 个月时，胎儿头部较重，会呈头下脚上的姿势，此时胎儿不正的比例已下降到 10%；等到足月生产时，胎儿不正的比例仅有 5% 左右。

在怀孕后期，检查胎位主要靠的是腹部触诊，通常胎头较为圆且硬，当子宫松软时，可清楚地由腹部检查出头部、臀部、背部和胎儿手脚的位置。但有时因为臀部较硬，也可能误诊，因此可以靠超声波检查来得知胎儿靠近子宫颈口的部位，此时如有胎位不正的情形，医生就应先提出建议和看法，和孕妈妈商量如何处理。

头位　　颜面位　　额位　　　　　　横位

直腿臀位　　　弯腿臀位　　　单脚臀位

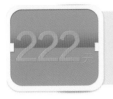
222 天 胎位不正
别慌张(二)

❀ 如何让胎位转正

膝胸卧式

在怀孕 7 个月时,可以做"膝胸卧式"的姿势来让胎位转正,但这种姿势对孕妈妈来说其实不太舒服,加上在这个时期胎位不正的比例约达 1/4,因此到了怀孕 32 周时,如果仍然有胎位不正的情形,再来做膝胸卧式的姿势矫正也不迟。

不过对这种方法,也有许多医生持保留态度。一是大腹便便的孕妈妈做起来很不舒服,二是效果并不显著,若不幸发生虽然胎位转正但脐带却绕到颈部而早产或并发症的情形,实在是得不偿失。

膝胸卧式的做法:双膝跪在软垫上,脸和肩膀贴在垫上,胸部渐渐向膝部靠近,然后将臀部抬高,起初先维持这样的姿势约 2 分钟,待习惯后渐渐增加到 10 分钟。

胎位外转术

在某些臀位或横位的情况下,如果孕妈妈子宫未曾动过手术,有人会考虑于第一胎怀孕 32 周、第二胎怀孕 34 周时实施行"胎位外转术",不过这种手术也可能引起胎盘早期剥离、脐带绕颈、子宫收缩或破裂的危险,除非孕妈妈坚持,否则并不建议如此做。

❀ 胎位不正的危险

在胎位不正的情况下,产妇生产时依不同的胎位情况,可能会产生几种不同的并发症:

头位:若是有枕骨横位或枕骨后位的情形,胎儿的头部可能无法顺利通过骨盆,因此胎儿可能面临拉伤或窒息死亡的危险,母亲则可能产生产道裂伤及产程延长的情形。

臀位:自然生产时可能发生胎儿在肩膀出来后,胎头仍然卡在阴道内,因而引发胎儿脑内损伤、缺氧甚至窒息而亡,还要慎防产前脐带脱垂的情形。

横位:自然生产时要慎防产前脐带脱垂的情形。

颜面位和额位:生产过程会较长,因此产道受伤、难产和胎儿窘迫的危险性也较大。

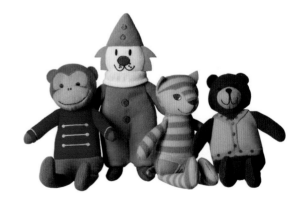

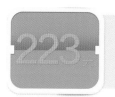

223 胎位不正别慌张(三)

怎么生产才安全

胎位不正的孕妈妈最关心的是怎么生产才安全?

臀位: 在胎位不正的情况中,臀位占80%以上,如果产妇的胎儿大小正常且前胎曾经自然生产,则可以考虑自然生产;但若是第一次生产,则要考虑在怀孕38周时剖宫生产。

横位: 接近子宫颈口的先露部是肩膀或手,接近产期时一有阵痛就应当立即到医院检查,横位的情形是不可能自然产的,一定要剖宫生产才安全。

头位: 若是有枕骨横位或枕骨后位的情形,可以等到生产前子宫颈开全、胎头下降时,再由医生将胎头转成正常的枕骨前位,使其容易顺利自然产。

颜面位: 大多是在生产前子宫颈口开了2~3厘米时内诊才被察觉,胎儿头部向上仰起,枕骨贴靠近背部,对经产妇而言,即使是颜面位,只要产程进展顺利,也可能自然生产,但若产程拖得过久,就要进行剖宫产。

额位: 也是在生产前子宫颈口开了2~3厘米时内诊才被察觉,头部部分向上仰起,枕骨前端的额部成了先露部。额位一定要转成颜面位或头位才能自然生产,如果子宫颈口开全1小时仍持续停留在额位姿势没有改变,就应当立即进行剖宫产。

妇产科医生的建议

胎位不正的胎儿死亡率高出正常头胎位胎儿一倍以上,但只要孕妈妈定期产检,和自己的妇产科医生配合良好,还是可以平安顺利地生产。

首先,若是在怀孕26周前发现胎位不正的情形先别太紧张,不过要留意是否有其他因胎儿、子宫和胎盘的问题而造成胎位不正的情形,如果一切没有异状,就可以安心静待胎儿自然转正。

在怀孕7~8个月时,可以考虑做膝胸卧式的姿势来让胎位转正,但若不舒服也无须勉强。32周起,每两星期检查一次胎位是否转正,到了36周,若仍是胎位不正就应和医生讨论,在考虑母亲和胎儿安全的前提下选择最适合的生产方式。

只要事前做好详细的检查及评估,尽管胎位不正,仍可由自然产、产钳辅助生产及剖宫产方式让母子均安,顺利产下健康的宝宝。

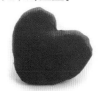

贴心小贴士

怀孕26周前发现胎位不正别紧张,只要规则产检,若无异状就可安心静待胎儿自然转正。

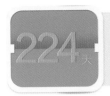

脐带绕颈 不可怕

脐带是宝宝重要的生命线，它最容易带给准妈妈的困扰就是脐带绕颈。一旦孕妈妈被告知，宝宝被脐带绕颈了，难免会产生些许恐慌，急着想知道会不会有危险。其实"脐带绕颈"没那么可怕。

字母V=脐带绕颈

超声可看到胎儿是否有脐带绕颈、缠绕周数及松紧度。在胎头及颈部纵切面上，胎宝宝颈部后方有"V"形压迹，表示脐带绕颈一周；"W"形压迹，表示脐带绕颈两周，"波浪形压迹"表示脐带绕颈两周以上。

为什么会脐带绕颈

脐带绕颈与脐带长度及胎动有关，如胎宝宝较多地自动回转或外倒转术，都可能导致脐带绕颈。脐带绕颈一般来说没什么危险，不必过于担心。

脐带绕颈并不可怕

脐带绕颈一周的情况很常见，脐带绕颈松弛，不影响脐带血循环，不会危及胎儿。绝大部分脐带绕颈在妊娠期不会对胎宝宝产生大的危害，所以不用过于担心，只要监测胎动和按时产前检查就可以了。

不过，如果遇到胎动突然特别频繁或胎动明显减少甚至不动，就要及时就诊了。

数胎动是自我监护最好的办法

学会数胎动，胎动过多或过少时，应及时去医院检查；羊水过多或过少、胎位不正的要做好产前检查；通过胎心监测和超声检查等间接方法，判断脐带的情况。

还有就是，孕妈妈要注意减少震动，保持睡眠左侧位。

脐带绕颈≠剖宫产

分娩中，若脐带绕颈不紧并有足够的长度，则不需剖宫产。绕颈圈数多且紧，脐带相对过短，胎头不下降或胎心明显异常，才考虑是否手术。

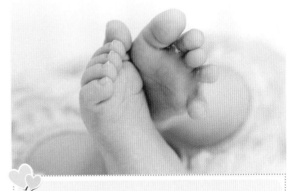

贴心小贴士

按时产检会让问题在第一时间发现，把危险降到最低。

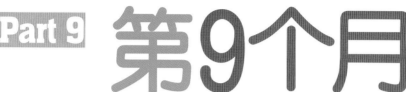

Part 9 第9个月

我在飞快地长大

随着胎儿的增大，子宫已经占据大部分腹腔，压迫胃、膈肌，使它们上移，并压迫心脏，使心脏向左上移，引起心悸、气喘、胃胀，没有食欲，排尿也更加频繁。同时还可清楚地感到子宫的收缩，但并不一定感到疼痛。

子宫底的高度 28 ~ 30 厘米。宫底达剑突下，位置最高。

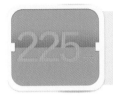

准妈妈和胎儿新变化

准妈妈变化

准妈妈腹部更加膨隆，子宫底的高度达到30～32厘米。准妈妈胃痛、消化不良、呼吸困难等症状可能会加剧，还可能会有心慌、气短的感觉。腿脚的水肿会更为严重，手和脸也可能水肿了。腿部痉挛的情况增多，腰背部疼痛加剧。阴道分泌物变得更加浓稠，其中含有更多的黏液。牙龈经常出血。有的准妈妈还可能出现头痛、恶心、眩晕等症状。准妈妈身体越来越笨重，动作迟缓，容易感到疲劳。子宫的敏感性增加，准妈妈经常感到肚子发硬、紧绷。

胎儿变化

孕33周

胎儿体重已有2000克了，身长约为48厘米。胎儿皮下脂肪已较前大为增加，皱纹减少，胎儿的皮肤不再那么红红的、皱皱的，身体开始变得圆润。胎儿的呼吸系统、消化系统发育已近成熟。有的胎儿头部已开始降入骨盆。胎儿现在头骨很软，每块头骨之间有空隙，这是为了在生产时候头部能够顺利通过阴道做准备。

孕34周

胎儿体重大约2300克，坐高约为30厘米。胎儿现在圆圆的，皮下脂肪正在形成，这将会在胎儿出生后调节体温。同时胎儿也在为分娩做准备了，头转向下方，头部进入骨盆。

孕35周

胎儿一般已有2500克重了，身长达到了50厘米左右。现在，胎儿已经完成了大部分的身体发育，看起来已经很丰满了。胎儿的听力已充分发育，两个肾脏已经发育完全，肝脏也可以自行代谢一些东西了。胎儿指甲长长了，有的可能会超过指尖。

孕36周

胎儿大约已有2800克重，身长46厘米左右。胎儿的肺已经完全成熟，但仅靠自身的力量还不能呼吸。覆盖胎儿全身的绒毛和在羊水中保护宝宝皮肤的胎脂开始脱落，皮肤变得细腻柔软，胎儿变得越来越漂亮了。

宝宝的四肢会自由地活动，手碰到嘴唇时，会吸吮自己的小手，已经有了很好的吸吮能力，宝宝会自由地把眼睛开或闭上。宝宝的骨骼已经很坚硬了，为了能够顺利地通过产道，宝宝的头骨保持着很好的变形能力，会根据需要调整自己的头形。

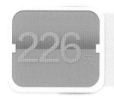

226 天 这样吃，要不得

有些食物单独吃没有关系，可是和其他食物混搭着吃，可能就有危险了，孕妈妈一定要小心。

危险搭配1：鸡蛋与豆浆

鸡蛋和豆浆在一起吃，会降低蛋白质的吸收。

生豆浆中含有胰蛋白酶抑制物，它能抑制人体蛋白酶的活性，影响蛋白质在人体内的消化和吸收；鸡蛋的蛋清里含有黏性蛋白，可以同豆浆中的胰蛋白酶结合，使蛋白质的分解受到阻碍，从而降低人体对蛋白质的吸收率。

危险搭配2：牛奶与巧克力

牛奶和巧克力一起吃，很容易发生腹泻。

牛奶含丰富的蛋白质和钙，巧克力则含草酸，若二者混在一起吃，牛奶中的钙会与巧克力中的草酸结合成一种不溶于水的草酸钙。食用后不但不吸收，还会发生腹泻、头发干枯等症状，影响生长发育。

危险搭配3：萝卜与橘子

萝卜和橘子也不适合一起吃，因为容易诱发甲状腺肿大。

萝卜会产生一种抗甲状腺的物质硫氰酸，如果同时食用大量的橘子、苹果、葡萄等水果，水果中的类黄酮物质在肠道经细菌分解后就会转化为抑制甲状腺作用的硫氰酸，进而诱发甲状腺肿大。

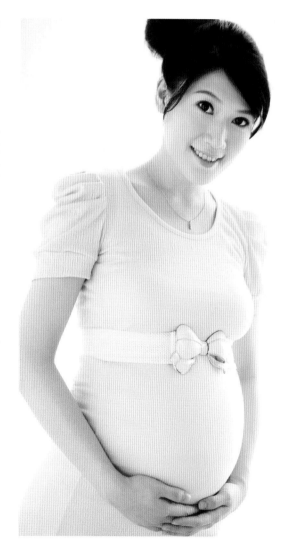

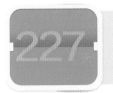

227天

孕妈妈
饮食该与不该

是不是从知道已怀有身孕开始，妈妈、奶奶、姨妈、姑姑便纷纷提供心得，说这些不能吃，那些应该忌食？其实，这些传统禁忌有多少是对多少是错的呢？让我们详细道来。

🌸 传统谬误

不要吃生冷、寒冷的食物，如凉粉、西瓜、雪糕，这会造成早产，甚至小产呢！

这是无科学根据的，但孕妈妈吃后不舒服如出现泻肚子，最好暂停食用，对胎宝宝是无影响的。

吃羊肉会令胎宝宝"发羊痫风"？

羊痫风（癫痫的通称）和羊肉是没有关系的，而且羊肉含丰富维生素 B12 和铁质，营养丰富，孕妈妈吃绝对有益无害。

吃鱼虾会令胎宝宝的皮肤差和产生皮肤敏感？

如果孕妈妈本身对鱼虾敏感，在怀孕期应避免进食，这是怕孕妈妈对鱼虾敏感的情况遗传给胎宝宝的机会增加；而没有敏感的孕妈妈，就算吃了都不会令胎宝宝的皮肤差和产生皮肤敏感。

贴心小贴士

其实，只要你不是有些特别的偏好，就按照你正常的饮食爱好就可以了，不要把自己弄得太累。

🌸 有医学根据的饮食禁忌

不要过量摄取维生素

孕妈妈摄取太多的维生素 A，会导致早产和胎宝宝发育不健全，所以每日只可摄取 400 ～ 1250 微克的维生素 A。其中猪肝含极丰富的维生素 A，孕妈妈不宜过量进食。

要限制饮用含咖啡因的饮品

摄取太多咖啡因会影响胎宝宝的骨骼成长，有可能出现手指、脚趾畸形的情况，也会增加流产、早产、宝宝体重过轻的情况。最好避免饮用含有咖啡因的饮品，如果非喝不可，每日不可多过两杯咖啡或 3 杯半浓茶。

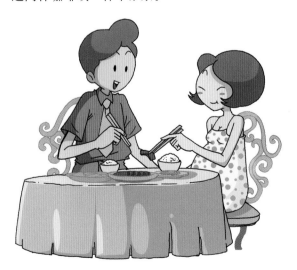

228 天

均衡营养，
不能只吃精细食物

孕妈妈的日常饮食，最好是有粗有细、荤素俱食，尤其不要因为刻意追求精致而使得某些营养元素吸收不够，因为有些营养素更多的是包含在粗粮里。此外，粗粮还有意想不到的食疗作用，比如玉米、红薯、糙米，就是粮食中的上等精品。

❀ 玉米

粗粮中的黄金——玉米含有丰富的不饱和脂肪酸、淀粉、粗蛋白、胡萝卜素、矿物质、镁等多种营养成分，它的每个部位都富含人体所需的营养成分。其中的黄玉米，富含镁，能够舒张血管、加强肠壁蠕动、促进身体新陈代谢、加速体内废物的排泄；它还富含谷氨酸，能促进脑细胞的新陈代谢，排除脑组织中的氨。而红玉米，则富含维生素 B2，如果经常食用，可以预防并且治疗舌炎、口腔溃疡等因缺乏核黄素而引发的病症。

❀ 红薯

红薯富含淀粉、钙、铁等矿物质，而且氨基酸、维生素 A、B 族维生素、维生素 C 含量都远高于那些精制细粮。红薯还含有一种类似于雌性激素的物质，孕妈妈经常食用，能令皮肤白皙、娇嫩。

❀ 糙米

每 100 克糙米胚芽就含有 3 克蛋白质、1.2 克脂肪、50 毫克维生素 A、1.8 克维生素 E 以及含锌、铁各 20 毫克，镁、磷各 15 毫克，烟碱酸、叶酸各 250 毫克，这些营养素都是孕妈妈每天需要摄取的。

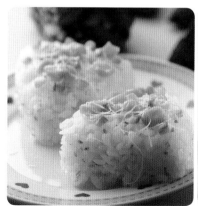
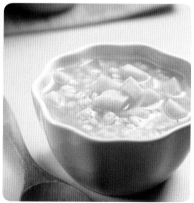
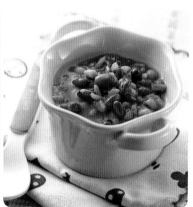

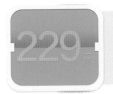

229 孕妈妈 节日里的健康饮料

怀孕以来一直小心翼翼的你，可别因为节日里的举杯欢庆而功亏一篑了。要知道，在整个孕期，孕妈妈不应饮用任何含酒精的饮料，哪怕是啤酒和葡萄酒这样含酒精量非常低的酒饮。那么，节日里，孕妈妈可以选择哪些饮料呢？

矿泉水

矿泉水是孕妈妈的好选择，清冽干净、清凉解渴。谁说用水做饮料难显节日气氛？孕妈妈完全可以选择一个好看的水杯来配合气氛。将为人母的你，喝着纯净的矿泉水，更感受到自己不一样的骄傲——"亲爱的宝贝，妈妈和你一起喝最天然的饮料！"

香蕉奶昔

用一根香蕉和半杯牛奶，一起放入搅拌机里粉碎搅拌，就成了一杯香蕉奶昔。香蕉奶昔不仅美味，还含有孕妈妈需要的大量钙质及蛋白质。

新鲜的果汁

任选一种水果，如苹果、梨、西瓜、橙子等，用榨汁机为自己榨一杯新鲜果汁。还可以根据个人口味的不同将不同种类的果汁混合在一起，配制成既解渴又健康的饮料。

牛奶或酸奶

孕妈妈坚持每天喝牛奶或酸奶，可以在孕期更好地摄取钙质和蛋白质。

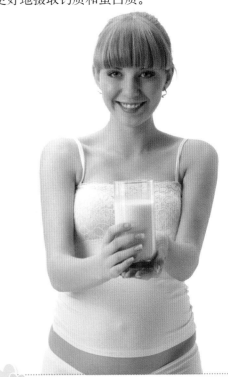

贴心小贴士

亲爱的妈妈，这个月开始我的头部转向子宫口，骨骼变硬，皮肤上的皱纹也少了。

230 胃口不好，不妨吃点儿零食

在怀孕后期，随着胎宝宝压迫消化系统会影响到孕妈妈的饮食。但此时又是胎宝宝对营养的需求量大的时候，更需要营养的补充。试试吃点儿零食，用少吃多餐的办法来解决吧。

选购健康零食

零食包装袋反面是购买前首先应该阅读的。对健康的零食而言，低糖、低脂肪、低热量、低胆固醇、不含化学添加剂（如人工色素、防腐剂、味精等）是其所必备的条件。

吃零食对身体的好处

多数零食耐嚼，能起到健齿作用，既锻炼了牙齿，又有健脑作用。如果每天坚持嗑几十粒瓜子，就可以使皮肤光洁亮丽。

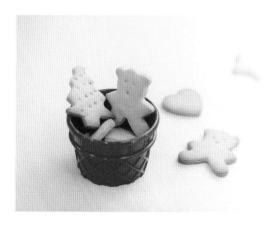

吃零食还能调节情绪

零食可以使人的精神进入最佳状态。研究发现，吃零食能够缓解紧张情绪、削减内心冲突。在手拿零食时，零食会通过手的接触和视觉，将一种美好松弛的感受传递到大脑中枢，产生一种难以替代的慰藉感，有利于减轻内心的焦虑和紧张。

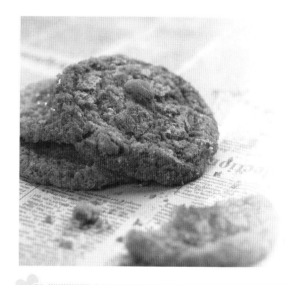

贴心小贴士

亲爱的妈妈，这个月开始我已经可以喝羊水了，来练习呼吸。我的头部转向子宫口，骨骼变硬，皮肤上的皱纹也少了。

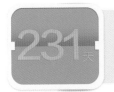

231天

该吃一点儿通乳食物了

产前吃些通乳的食物，对产后下奶会有帮助的。

🌸 通乳菜谱

奶油白菜 将白菜洗好，切小段。把油熬热，即将白菜倒入，再加些肉汤或水，烧至七八成熟，放入盐及味精。将生粉用少量水调匀，再将牛奶加在生粉中混匀，倒在白菜上成为乳白色汁液，再烧开即可。

鲜蘑炒豌豆 将鲜口蘑洗净，切成小丁，与鲜豌豆一起入热油锅内翻炒，加适量高汤、盐等调味，水淀粉勾芡即可。

🌸 通乳汤

菠菜鱼片汤 将鲤鱼去鳞、去肠杂，洗净后切成0.5厘米厚的薄片，用精盐、料酒腌渍半小时；菠菜洗净切段；火腿切末。锅上火放入油，待油烧至五成热时下入姜片、葱段；爆出香味再下鱼片、略煎，然后加入适量清水、料酒，用旺火煮沸；改用小火焖20分钟，投入菠菜段，撒入火腿末，放精盐，盛入汤碗即成。

> **贴心小贴士**
>
> 通乳食物不是丰乳食物，木瓜可不宜吃。

🌸 通乳饮品

益血安胎饮

桑寄生100克（中药铺有售），鸡蛋2个洗净同放入瓦煲加清水两碗半，煲1半个小时。加红糖50克。待茶已出味，蛋取出去壳，食蛋饮寄生茶，多饮数次。

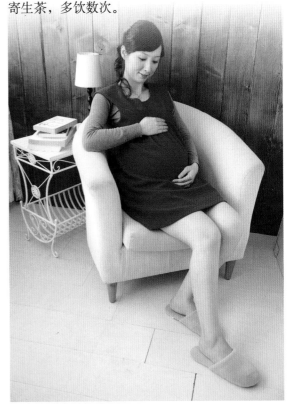

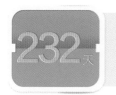

232天 宝宝已经发育完全了，就是有点儿瘦

和发育完的宝宝比起来，宝宝现在还显得有点儿瘦，除此之外，他和你看到的任何新生儿已经没有差别。他的头上已经长了头发，皮肤开始变得光滑，脸也不再那么皱皱巴巴的了。

第33周

现在胎宝宝体重大约2000克，身长为40多厘米；皮下脂肪较以前大为增加，皱纹减少，身体开始变得圆润。他的呼吸系统、消化系统发育已近成熟；有的已长出了一头胎发。指甲已长到指尖，但一般不会超过指尖。如果是个男宝宝，他的睾丸很可能已经从腹腔降入了阴囊；如果是个女宝宝，她的大阴唇已明显隆起，这说明胎宝宝的生殖器官发育也接近成熟。头部已降入骨盆。

第34周

胎宝宝现在体重大约2300克。他已经做好出生的准备姿势，但此时姿势尚未完全固定，还有可能发生变化，需要密切关注。他的头骨现在还很柔软，而且每块头骨之间还留有空隙，这是为了在分娩时使头部能够顺利通过狭窄的产道。

第35周

现在的胎宝宝越长越胖，变得圆滚滚的，皮下脂肪将在他出生后起到调节体温的作用。35周时，胎宝宝的听力已充分发育。如果在此时出生，他存活的可能性为99%。

第36周

36周的胎宝宝大约已有2900克重，身长约为45厘米。这周他的指甲又长长了，两个肾脏已发育完全，肝脏已经能够处理一些废物。

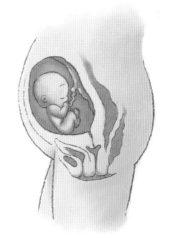

贴心小贴士

亲爱的妈妈，我的身体器官全部长成，我快和你正式见面了。你紧张吗？

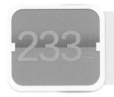

233天 经过胎教的宝宝会怎样

营养胎教、抚摸胎教、音乐胎教、美学胎教……这些,到了这个时候,你都已经了如指掌了吧?可是,你是不是清楚地知道,经过你精心教育了近9个月的宝宝,以后会是个什么样?是个音乐小天才还是对艺术感兴趣,抑或是个小外语通?

其实,这些都不是最重要的,最最重要的一点是,经过了胎教的宝宝,都会变得更健康、更活泼,也更快乐。这正是你所希望的,不是吗?

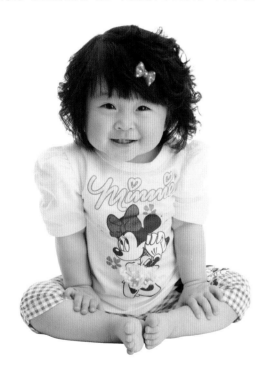

经过胎教的宝宝更聪明、更活泼

经过胎教后的宝宝,如果在出生后继续坚持系统的感觉教育,这些宝宝的进步也更加迅速。

表现出音乐天赋。一听见他在胎宝宝期听过的音乐,则表现得非常高兴,并随韵律和节奏扭动身体。

心理行为健康,情绪稳定。总是笑吟吟的,夜里能睡大觉,很少哭闹。

语言发展快,说话早。有的宝宝2～3个月就能发"a、u、ba、ma"等音,半岁时会发"爸、妈、爷、奶、姨"等音,1岁时会说2～4个字的词句。

运动能力发展优秀。这些宝宝抬头、翻身、坐、爬、站等动作都早,动作敏捷、协调,走路也较早。

手的精细运动能力发展良好。手抓握、拿、取、拍、打、摇、击、捏、扣、穿、套、绘画等能力强。

学习兴趣高。喜欢听儿歌、故事,喜欢看书、看字。不少孩子还不会说话,就拿书要妈妈讲,学习汉字的能力惊人,智能得到超常发展。

给胎宝宝最需要的

胎宝宝是聪明的,个个都是学习的"天才",只要给他创造一个良好的教育环境,那么,每个胎宝宝都可以健康地发育、成长,都会更聪明、更快乐。

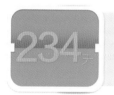

234 给宝宝讲述自然的神奇

胎宝宝此时已经能非常清晰地听到准爸爸准妈妈的讲话声,他一定迫切地想了解外面的世界,是时候向他介绍大自然了。

描绘大自然

除了聊天和讲故事之外,孕妈妈可有意识地教宝宝一些自然知识,如春天为什么会百花争妍,冬天为什么会下雪等。

如果有人钓鱼,也参与一下,给胎宝宝讲讲静静的湖面、摆动的杨柳。

看到幼儿画报中的狮子时,可以给胎宝宝讲野生的狮子是怎么生活的,母狮子是怎么养育小狮子的,这与动物园中的狮子有什么不同。

生活中的教材处处都是,关键是,你是不是一位热爱生活的孕妈妈呢?

漫不经心不可取

漫不经心地观察事物是不可取的。只有孕妈妈对看到的东西有感触并充分理解了其内容,胎宝宝才能"看"得见。可以说无论是散步还是外出度假,你看到的事物越新鲜、越令人感动,胎宝宝的收获也就越多。

大自然的声音

把大自然中的各种声音介绍给胎宝宝听,小鸟的鸣唱,风吹树木的沙沙声等胎宝宝都很喜欢。

听自己喜欢的声音

孕妈妈喜欢的声音,胎宝宝听到后也会备感舒适,如果孕妈妈勉强地听音乐或声音,这种心情也会传给胎宝宝。所以一定要记住这一点,选择自己的喜欢的声音,才能收到良好的效果。

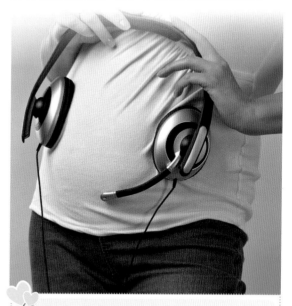

贴心小贴士

进行运动胎教和情绪胎教是每天不可少的内容,哪怕只是简单地出门散散步。

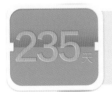

235天 和宝宝
玩光影游戏

光照胎教可以和语言、游戏结合在一起，能起到更好的胎教效果。

🌸 **胎宝宝喜欢弱点儿的光线**

这个阶段的胎宝宝，如果孕妈妈用强光照射腹部，胎宝宝会为了避免受到光线的刺激而将脸转到一旁，或闭上眼睑；若改为弱光，胎宝宝则会有眨眼的动作，并且会感兴趣地将头部转向光源位置。

只要是不太刺激的光线，皆可给予胎宝宝脑部适度的明暗周期，刺激脑部发育。利用晴朗天气外出散步时，也可让胎宝宝感受到光线强弱的对比。

🌸 **音乐胎教同时进行**

孕妈妈也可以在每天晚上听音乐时，用手电的微光一闪一灭地照射胎儿的头部，给他一种节奏感。每次不宜超过5分钟。

🌸 **手影游戏**

孕妈妈和准爸爸还可以一起玩手影游戏，然后孕妈妈试着将这种有趣的影像讲给胎宝宝或传输给胎宝宝。

236 分娩的痛是什么样的

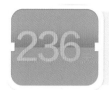

即便孕妈妈一想着马上就要与宝宝见面就满脸幸福的样子，但之前的那一关——分娩，却是让每一个孕妈妈想起来就提心吊胆的，到底痛不痛，有多痛啊？

过来人怎么说

现在的无痛分娩可以减轻疼痛，即使这样也是痛的。我的感觉是比平时痛经要痛上两三倍。

宫缩痛是一阵一阵的，疼的时候真疼，疼过去了就像一点儿事儿都没有一样。

现在不少人选择剖宫产，顺产是生的时候痛，生完就好了。剖宫产痛的时间长，要一两天，并且恢复时间长。说不痛那是骗人的，都很痛。不过，当看到宝宝的时候，多痛都值得。

幸福的疼痛

有一首诗这样写：值得用疼痛来纪念的，只有生命。分娩痛绝对是可以忍受的。人类几千年繁衍下来，都是这么过来的，宫缩痛和下坠感是提醒你马上就要和宝宝见面了，骄傲与激动应该先占上风。

分娩的痛让宝宝受益

分娩过程中子宫的收缩，能让胎宝宝的肺部得到锻炼。

宝宝经过产道时，头部受到挤压，头部充血，可提高脑部呼吸中枢的兴奋性，有利于宝宝出生后迅速建立正常呼吸。

免疫球蛋白在自然分娩过程中可由母体传给胎宝宝，自然分娩的宝宝具有更强的抵抗力。

胎宝宝在产道内受到触、味、痛觉及本位感的锻炼，有利于促进大脑及前庭功能的发育。

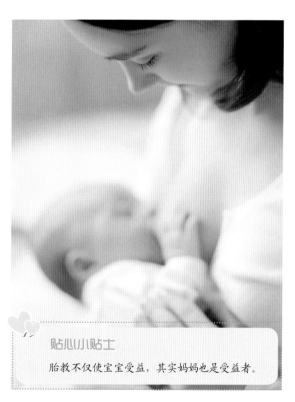

贴心小贴士

胎教不仅使宝宝受益，其实妈妈也是受益者。

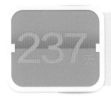

237天 可以给宝宝接触一些简单的汉字卡片了

🌸 学习方法

比如，教宝宝认识 "人"。一边正确发音，一边用手指临摹字形，并将注意力集中在字的色彩上以加深印象。

重要的是孕妈妈要保持平静的心情和集中注意力，在学习前，就要把呼吸调整得均匀而平静，然后闭上眼，用头脑把"人"的形状反复描绘。

🌸 加入联想

"人"像什么？像一个人迈开腿向前走？像一把伞上半部分的形状？……把你所有想到的都逐个在脑中重现。

🌸 再学其他的字

以此方法学习其他的字。如"心"字，仍是一边正确发音，一边用手指临摹字形，并将注意力集中在字的色彩上加深印象。"心"像什么？像雨露落下来？……把你所有想到的都逐个在脑中重现。

> **贴心小贴士**
>
> 宝宝出生后会对这些卡片"有印象"，他熟悉的不是文字的意思，而是文字的形状。

> **贴心小贴士**
>
> 教胎宝宝学习汉字不仅限于本书提供的几个字，只要孕妈妈心情平静，并且有信心让胎宝宝接触更多汉字，每天都可以用3~5张汉字发光卡让胎宝宝学习。

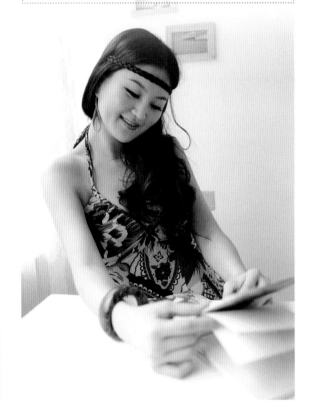

238

美学胎教：
赏瓷

瓷器绚烂的颜色、优美的造型，往往给人以美的享受，对胎宝宝来说，是非常好的美学胎教。

🌸 china——瓷器

中国是瓷器的故乡，中国瓷器的发明是中华民族对世界文明的伟大贡献，这种自豪感孕妈妈可以在做胎教时就让胎宝宝感知到。大约在公元前16世纪的商代中期，中国就出现了早期的瓷器。

🌸 瓷器是怎么制成的

瓷器脱胎于陶器，它的发明是中国古代先民在烧制白陶器和印纹硬陶器的经验中，逐步探索出来的。烧制瓷器必须同时具备三个条件：一是制瓷原料必须是富含石英和云母等矿物质的瓷石、瓷土或高岭土；二是烧成温度须在 1200℃ 以上；三是在器表施有高温下烧成的釉面。

> **贴心小贴士**
>
> 购置几件自己喜欢的瓷器，欣赏之余，不仅给胎宝宝上了一堂生动的美学胎教课，别致的瓷器也能为家里增添文化品位。
>
> 选购瓷器时首先是要看瓷器的整体外观，主要观察器形是否周正，有无变形、扭曲，釉面是否光洁，有无黏釉、缺釉、磕碰掉瓷及疤痕存在，色度有无异样，胎体是否通透、厚薄是否均匀一致，画工是否精细，线条是否流畅等。

🌸 越演变越漂亮

中国瓷器从陶器发展演变开始，到宋代时，名瓷名窑已遍及大半个中国，是瓷业最为繁荣的时期。被称为"瓷都"的江西景德镇在元代出产的青花瓷已成为瓷器的代表。青花瓷釉质透明如水，胎体质薄轻巧，洁白的瓷体上敷以蓝色纹饰，素雅清新，充满生机。青花瓷一经出现便风靡一时，成为景德镇的传统名瓷之冠。另外，还有雕塑瓷、薄胎瓷、五彩胎瓷等，均非常精美，各有特色。

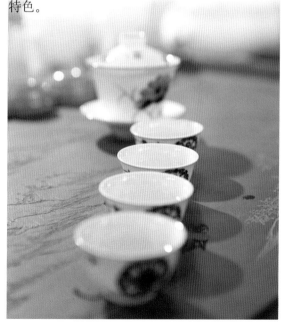

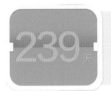

239天 缓解 静脉曲张的方法

孕晚期，孕妈妈的小腿、脚背及外阴部，常可见到蚯蚓般的条状物，呈现出青色，而且形状突出，于腿上蜿蜒而行，这就是静脉曲张。

静脉曲张的原因

日渐增大的子宫压迫大血管，使下半身血液回流受阻，淤积在下半身的静脉中，导致静脉发生扩张。它使孕妈妈感到发胀、酸痛、麻木和乏力；有时血液积聚成球状，血管壁非常薄，极易破裂。一旦破裂将会血流如注，对于孕妈妈和胎宝宝都非常危险。

这样护理

在刚有静脉曲张时，不要长久站立和久坐不动，最好经常变换体位休息。如果久坐则应该经常活动脚部，每次蹲厕不要时间太长，条件允许时把双腿抬起。外阴静脉曲张时适当卧床取左侧卧位休息。

每天起床后，趁静脉曲张和下肢水肿较轻时穿上高弹力的尼龙袜，或在小腿上缠上弹力绷带；外阴部可用弹力月经带，到晚上取下；内衣不要过紧地勒在腹部。这样既可减轻静脉曲张的症状，还可避免磕碰等外伤造成的出血及感染。

睡眠时用枕头垫高双腿以促进静脉血回流，避免用过冷或过热的水洗澡，与人体温度相同的水最为适宜。

防止便秘。如果有慢性咳嗽应彻底治愈。少吃高脂食物、甜食及糖。

外阴静脉曲张时应及时就医。外阴静脉曲张的同时常伴有阴道和子宫颈的静脉曲张，若不采取措施，临产时胎宝宝的头经过时，可能发生静脉破裂出血。

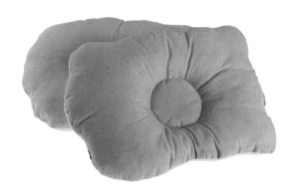

贴心小贴士

现在会感到疲劳，要服从自己身体的感觉，多休息，适当活动。比如饭后和丈夫一起在花园里散散步，或者做一做孕妇体操，缓解一下腰背的疼痛。

240

学两个
有助于分娩的动作

🌸 **运动原则**

这个时期千万不能过于疲劳，运动以舒展和活动筋骨为主。

🌸 **扭骨盆运动**

1. 仰卧在床上，两腿与床呈45°，双膝并拢。

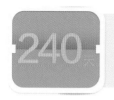

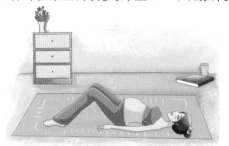

2. 双膝并拢带动大小腿向左右摆动。摆动时两膝好像是一个椭圆形，要缓慢有节奏地运动。双肩和双脚板要紧贴床面。

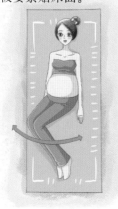

3. 左腿伸直，右腿保持原状，右腿的膝盖慢慢向左倾倒。

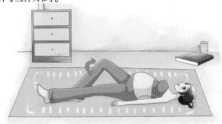

4. 右腿膝盖从左侧恢复原位后，再向右侧倾倒。此方法两腿交换进行。

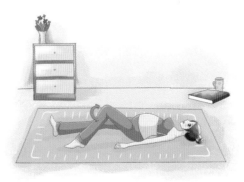

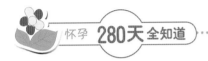
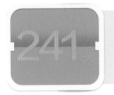
241
开始
进行呼吸练习

分娩能否顺利进行，在很大程度上取决于孕妈妈是否懂得呼吸的方法。所以孕妈妈应该从这几个方面进行训练。

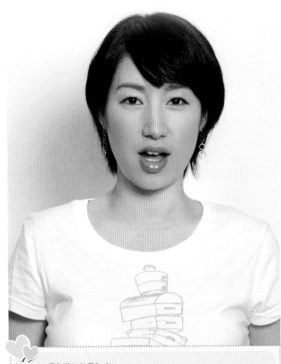

贴心小贴士

已经被医生认为有早产可能的孕妈妈，就绝对不能练习分娩的辅助动作了。

🌸 腹式深呼吸

适用于孕妈妈在分娩开始，感到有子宫收缩及阵痛出现时进行，可以减轻子宫收缩带来的疼痛。具体方法是：孕妇把肩膀自然放平，仰卧，脚弯着也没关系，把手轻轻地放在肚子上，不断地进行深呼吸；先是把气全部呼出，然后慢慢地吸气，使肚子膨胀起来；气吸足后，再屏住气，放松全身，最后慢慢地将所有的气全部呼出。

🌸 胸式呼吸

同腹式呼吸有着同样的作用，但要注意：吸气时，左右胸部要鼓起来，胸骨也向上突出；气吸足够后，胸部下缩，呼出气。

🌸 浅呼吸

像分娩时那样平躺着，嘴唇微微张开，进行吸气和呼气间隔相等的轻而浅的呼吸。此法用于解除腹部紧张。

🌸 短促呼吸

像分娩那样，双手握在一起，集中体力连续做几次短促呼吸，为的是集中腹部力量，使胎儿的头慢慢娩出。肌肉松弛法：肘和膝关节用力弯曲，接着伸直放松。这是利用肌肉紧张感的差异进行放松肌肉的练习。

242 孕妈妈 更需要的是心理保健

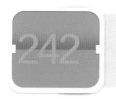

由于临近预产期，对分娩的恐惧，孕妈妈焦虑或不安的情绪会加重。这种不安的情绪给你和胎宝宝带来的不良影响可远胜于生理上的不适，因此孕妈妈是该好好给自己做个产前的"心理保健"了。

了解分娩知识有助于减轻压力

克服分娩恐惧，最好的办法是让自己了解分娩的全过程以及可能出现的情况。现在许多地方的医院或有关机构都举办了"孕妇学校"，在怀孕的早、中、晚期对孕妈妈及准爸爸进行教育，专门讲解有关的医学知识，以及孕妈妈在分娩时的配合。这对有效地减轻心理压力，以及做好孕期保健、及时发现并诊治各类异常情况等均大有帮助。

充分做好各项准备

分娩的准备工作包括孕晚期的健康检查、心理上的准备和物质上的准备。一切准备的目的都是为了保证母婴平安，因此，准备的过程也是对孕妈妈的安慰。如果孕妈妈了解到家人及医生为自己做了大量的工作，并且对意外情况也有所考虑，那么，她的心中就应该有底了。

> **贴心小贴士**
> 和胎宝宝说说话吧，他能给你勇气。

提早入院不可取

毫无疑问，临产时身在医院，是最保险的办法。可是，提早入院等待时间太长也不一定就好。首先，医疗设置的配备是有限的，如果每个孕妈妈都提前入院，医院不可能像家中那样舒适、安静和方便；其次，孕妈妈入院后较长时间不临产，会有一种紧迫感，尤其看到后入院者已经分娩，对她也是一种刺激，最后，产科病房内的每一件事都可能会影响住院者的情绪，这种影响有时候并不十分有利。

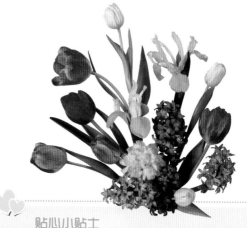

> **贴心小贴士**
> 亲爱的妈妈，紧张的时候让爸爸多安慰你，多出去散步，多晒太阳，多呼吸新鲜空气，记得一定要保持愉悦的心情啊！

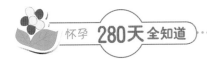
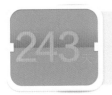

243 孕晚期 可能出现的异常状况

绝大多数的孕期都将会是安然度过的，不过，未知和意外也同样可能发生。所以，孕妈妈们懂得识别那些非正常状况的预警信号，就十分必要了。在某些不适或异常征兆出现时，自己要小心辨别。如果你出现了以下这些反应，就最好立即在家人的陪同下前往医院。

❀ 前置胎盘

胎盘正常的附着处在子宫体部的后壁、前壁或侧壁。如果它附着在子宫下段，或者覆盖在子宫颈内口处比胎宝宝的先露还要低，就是前置胎盘。

前置胎盘最主要的表现是在妊娠晚期或临产时，发生无痛性、反复阴道出血。如果处理不当，将会危及母子生命安全，需格外警惕。

❀ 臀位

正常情况下，胎宝宝在孕妈妈腹中是"头朝下，屁股朝上"的，但有3%～4%的胎宝宝是倒过来的，"头朝上，屁股朝下"，形象地说就是"坐在妈妈肚子里"，这就是臀位。在妊娠中期，臀位较为多见，但如果到了怀孕后期还没有转为头位，一般就很难自然回转了。如果B超显示是"混合臀位"，就需要比预产期提早2周左右住院，以自然分娩或剖宫产结束妊娠。

❀ 羊水过多或过少

羊水量超过2000毫升，称为羊水过多。其中30%～40%的患者是不明原因的；另外一部分则可能是合并有胎儿畸形或者是多胎妊娠，通过B超检查可以进一步明确原因。

羊水量少于300毫升，称为羊水过少。在过期妊娠或者胎儿畸形时可以发生。对胎宝宝的影响较大，甚至发生死亡，所以要十分重视。

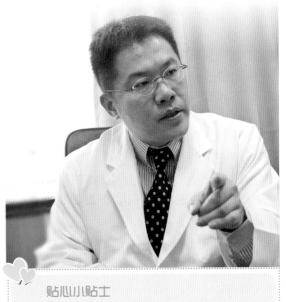

贴心小贴士

现在的宝宝如果意外降生，已经可以成活了。

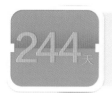

肚子太大，怎么洗头

对现在的你来说，连洗头这样一件小事情，也变得不那么简单了。淋浴要站太久，觉得太累；而坐浴又不适合，怎么办？办法肯定是有的，而且还不少呢。

❀ 准爸爸来帮忙

这是最好也最省事的办法。孕妈妈可以躺在躺椅上，由准爸爸来帮着洗头。这对于准爸爸来说是举手之劳，不仅解决了孕妈妈洗头难的问题，也能让洗头过程充满爱意，这是交流感情的好机会。

❀ 坐着洗头

可以拿一个小板凳放在浴缸里，坐着洗头，身体既不会浸没在水里，又比较轻松。

❀ 到美发店洗

偶尔出去享受享受还是很惬意的，顺便按摩一下颈椎、肩膀也不错。不过，最好带上自己的洗发水，这样比较安全。

❀ 自己动手讲究方法

短发孕妈妈：头发比较好洗，可坐在高度适宜、让膝盖弯呈90度的椅子上，头往前倾，慢慢地清洗。

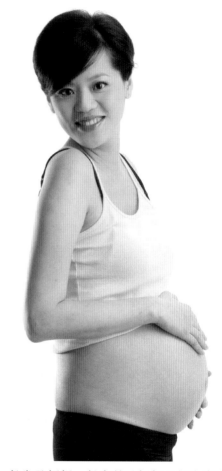

长发孕妈妈：长发的孕妈妈最好坐在有靠背的椅子上，请家人帮忙冲洗。若嫌这样太麻烦，干脆将头发剪短，比较清爽好洗，等生完之后再留长好了。

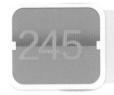

245 宫缩痛，要学会转移注意力

宫缩和孕妈妈的活动量有很直接的关系。随着妊娠的进展与胎宝宝的变大，孕妈妈身体负担也越来越重，子宫变得比平时敏感，微弱的刺激就会引起腹部发硬。

宫缩大多数为生理现象，如果频率在正常范围就没有问题。但次数太多，1个小时以上也不见缓解，就应该注意了。

🌸 注意事项

不要走太多的路程和搬重物。走路过多，光胎宝宝的体重就对孕妈妈是个很大的负担；另外，持重物会导致腹部用力，很容易引起宫缩。

疲倦时躺下休息，保持安静，会很有效。

不要积存压力。精神疲劳和身体疲劳一样会导致各种问题的发生。压力积攒后也容易出现腹部变硬，最好能做到身心放松。

防止着凉。空调使下肢和腰部过于寒冷，也容易引起宫缩。可以穿上袜子，盖上毯子，防止着凉。

🌸 用呼吸法应对

平卧，闭目，以鼻深呼吸。

以口深呼吸放松腹部。

以鼻吸气后，屏气，然后长呼气。

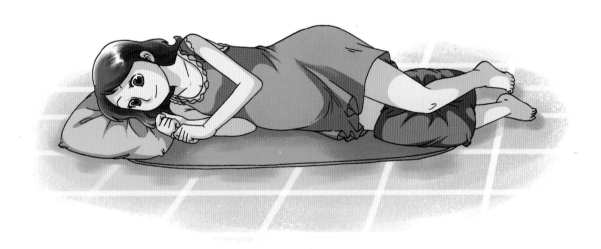

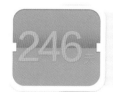

羊水早破的护理方案

随着子宫不断地收缩，子宫口开大处的胎膜承受不了较大的压力而破裂，使羊水从阴道里流出，这种情况被称为破水。如果在子宫没有出现规律性收缩以及阴道见红的情况下就发生了羊水破裂，也就是说胎膜在临产前破裂了，这种情况被称为羊水早破。

一旦发生羊水早破怎么办

孕妈妈及家人不要过于慌张，不知所措的情况下反而容易做出不当举止。为了防止胎宝宝的脐带脱垂，让孕妈妈立即躺下，并且采取把臀位抬高的体位。

只要发生破水，不管孕妈妈是否到预产期，有没有子宫收缩，都必须立即赶往医院就诊。即使在赶往医院的途中，也需要采取臀高的躺卧姿势。

如何预防羊水早破

坚持定期做产前检查，4～6个月每个月去检查1次；7～9个月每半个月检查1次；9个月以上每周检查1次；有特殊情况随时去做检查。

孕中、晚期不要进行剧烈活动，每天保持愉快的心情，适当地到外面散步。

不宜走长路或跑步。走路要当心摔倒，特别是上、下楼梯时；切勿提重物以及长时间在路途颠簸。

孕期减少性生活，特别是怀孕晚期3个月。怀孕最后1个月禁止性生活，以免刺激子宫造成羊水早破。

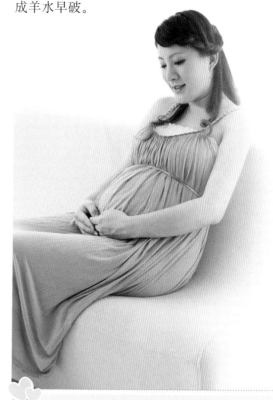

贴心小贴士

亲爱的妈妈，别忘了告诉爸爸，让他经常陪着你，一旦发生紧急情况，也好及时把我们送到医院。

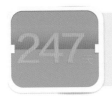

247天

天热，宝宝也会"提前报到"

孕妈妈都希望宝宝按时来到这个世界，但是，有的宝宝尚未足月就提前来报到了。对于快要临产的孕妈妈来说要格外小心，可别让宝宝"提前报到"了。

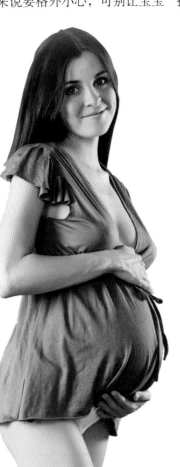

🌸 气温高孕妈妈易早产

气温升高，由于孕晚期胎宝宝的生长发育较快，孕妈妈的新陈代谢旺盛，食物的摄入量与废物的排泄量明显增加，基础代谢率比常人高，极易感到疲劳，如不注意休息，会使抵抗力下降；再加上气温高，食物易变质，孕妇不注意吃下后易引起腹泻，这些原因都易导致提前分娩。

🌸 都是水果惹的祸

随着各种水果的大量上市，很多胃口不好的孕妈妈每天吃大量的水果度日。桃子、西瓜这些水果虽然能解渴消暑，但含的糖分也很高，很容易发生妊娠糖尿病，而妊娠糖尿病是引发早产的重要原因。

🌸 洗澡不注意

夏天，洗澡时如果水温调得低，温差过大，会刺激孕妇的子宫收缩，从而造成早产。

🌸 预防早产

保持轻松愉快的心情，同时注意一些细节，早产还是可以避免的。夏季气温高，孕妈妈要注意保持自己的情绪稳定；饮食要清淡，不要太油腻，避免高糖食品，在选择水果时应尽量选择含糖量低的水果；洗澡水的温度不要太低，洗澡时间也不要太长。

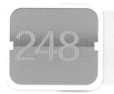
248 做好应对疼痛的心理准备

每个人对疼痛的感受程度都不一样，你可能只有模糊的感觉，别人却已经很痛了。因此，在进产房之前，做好应对疼痛的心理准备还是很有必要的。不管你读了多少书，准备得有多充分，你还是不能完全掌握这次分娩的情况。一般来说，准备得越好、信息越丰富，你就越不怕，分娩过程也就越不痛。

孤独感作祟

在分娩过程中孕妈妈害怕自己一个人面对，会非常希望有人陪伴在身边，从精神上给予支持，这样会减轻疼痛感。现在，越来越多的医院允许准爸爸进产房陪产了，你可以选择这样的医院分娩。

体力不支

在疼痛的间隙准妈妈应该抓紧时间休息，或者吃一点儿流质食物，借以应付下一次宫缩时的疼痛。

心情紧张或急躁

孕妈妈在宫缩间歇期间要注意精神放松，在宫缩时注意吸气（深呼吸）。最好在怀孕的时候参加孕妈妈培训班，学习并掌握分娩呼吸训练法。

> 贴心小贴士
>
> 胎宝宝大概已经有2500克重了。

越怕痛就越痛

孕妈妈在疼痛来临时应尽量使注意力分散，不要总是想着宫缩会如何疼痛，要多想想即将出生的宝宝。

对分娩的无知

孕妈妈在分娩前应多阅读一些这方面的书籍，多向别人了解一下这方面的经验，参加分娩学习班等。

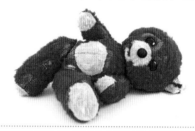

>
> 贴心小贴士
>
> 药物以外的止痛办法
> 1. 心情放松，深呼吸。
> 2. 让准爸爸按摩或使劲儿挤压后背部。
> 3. 频繁变换体位。
> 4. 后背部放个冰袋。
> 5. 用网球当按摩器。
> 6. 口中吸或含上冰块，保持湿润。
> 7. 看电视、玩游戏、听音乐等分散注意力。
> 8. 当宫缩越来越频、越来越痛时，放慢呼吸或做深呼吸，间歇期间注意休息。

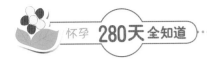
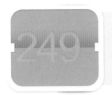
三种
迹象预示早产

孕妈妈怀孕28～37周之间的分娩称为早产，早产儿的发生率占所有怀孕的5%～10%，但却占新生儿死亡的80%，越早出生的宝宝面临的问题越多。孕妈妈要留心以下情况，谨防早产。

🌸 子宫收缩是最明显的迹象

子宫收缩是早产的最明显迹象。怀孕时子宫通常是松弛的，在怀孕中期，一天当中子宫可能会有3～5次的收缩，此时孕妈妈会感觉肚子硬硬的。但如果收缩的次数过于频繁，甚至可能到达每小时3次以上，就要十分注意。此外，如果有下腹、下背酸痛，明显的下坠感，外阴部压迫或出血、破水等，就要立即就医。

🌸 孕妈妈劳累最易造成早产

要预防早产，孕妈妈不要让自己处于太劳累的状态。尤其是职场女性，压力大，甚至经常加班熬夜，有很多的早产都是因为孕妈妈劳累所致。随时注意自己的身体状况，有任何不适要尽快就医。

🌸 胎宝宝体重太低易早产

一般来说，胎宝宝的体重低于1500克，就是极低体重，这种情况说明孕妈妈的身体状态不佳，往往容易引起早产。

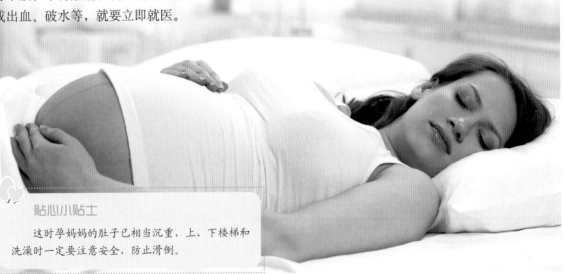

贴心小贴士

这时孕妈妈的肚子已相当沉重，上、下楼梯和洗澡时一定要注意安全，防止滑倒。

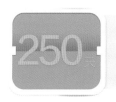

一提就走的待产包

250 天

准备一个待产包，如果那天突然来临，也不会手忙脚乱地忘这忘那了。已经开始准备的孕妈妈也可以来对一下，看看还漏了些什么？

证件	身份证、准生证、孕产妇保健手册、献血证、住院押金（起码准备4000元）、随身现金及银行卡
娱乐类	摄像机、充电器、照相机、充电器、手机、充电器、电话本、记事本、笔、笔记本电脑
日用品	妇婴专用长卷卫生纸、抽取式纸巾、消毒湿巾、消毒棉片（哺乳用）、产妇卫生巾 妈妈洗漱包（洗手香皂、洗面皂、漱口水、毛巾、牙缸、梳子、口香糖） 爸爸洗漱包（牙刷、牙膏、电动剃须刀、洗发水、滋润乳、毛巾） 脸盆两个（洗脸、洗PP）、毛巾两条（擦身、擦PP）、一次性纸杯、弯头吸管、吸管杯、眼镜、饭盒（一次性筷子、勺子）、洗涤剂、马桶垫
妈妈服装及用品	棉睡袍一件、开身睡衣（哺乳衫）两套、开身毛衣一件、出院衣服一套（可后来再取）、产妇用内裤两条、产褥垫一包、厚袜子3双、妈妈棉拖鞋一双、爸爸拖鞋一双、哺乳文胸、防溢乳垫一包、乳头保护罩、手动吸乳器、剖宫产专用束腹带（剖宫产用）、产妇帽
宝宝用品	妈妈奶粉、宝宝奶粉、奶瓶2个、奶粉盒、奶瓶刷、消毒锅、奶瓶洗涤剂、浴盆、消毒皂、儿童霜、洗发沐浴液、润肤露、按摩油、爽身粉、口手湿巾1包、消毒湿巾5包、纱布口水巾6条（3条蓝色、3条粉色）、大口水巾1条、毛巾2条、大浴巾1条、纸尿裤1包、大小尿布若干、出生衣服1套、内衣3套、帽子、袜子2双

贴心小贴士

入院时，孕妈妈的用品是最多的，最好早点儿开始准备。物品可以按照使用时间来分类进行放置，如入院、分娩、住院和出院的用品可以放进不同的袋子，然后再放进分别待产包。

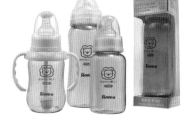

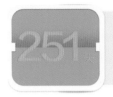
251天

睡好
对顺利分娩十分重要

对于孕妈妈而言，良好的睡眠质量非常重要。建议孕妈妈晚10点前就睡，睡足8～9个小时。尤其是晚上11点到次日凌晨4点这段时间内，一定要保证最佳的睡眠质量。养成规律的睡眠习惯，晚上在同一时间睡眠，早晨在同一时间起床。

但对于有些孕妈妈来说，好睡眠却可能是一件可望而不可即的事。肚子越来越大，想翻身都不那么容易；习惯于仰睡现在却不敢，腰酸、背痛，有时候腿还抽筋；宝宝的运动也会影响睡眠，真没办法。下面介绍的方法，希望能够帮上你的忙。

🌸 正确的睡姿

仰卧时增大的子宫会压迫腹部主动脉，影响子宫的供血和发育，所以尽量不要仰卧，最好取左侧位睡眠。孕妈妈左侧位对胎宝宝比较有利。当然，整晚只保持一个睡眠姿势是不太可能的，可以左右侧卧位交替。

🌸 舒适的卧具

对于孕妈妈们来说，过于柔软的床垫如席梦思床并不合适。以棕床垫或硬板床上铺9厘米厚的棉垫为宜，并注意松软、高低适宜。市场上有不少孕妇专用的卧具，可以向医生咨询，应该选购哪种类型的。千万不要舍不得换掉你的高级软床垫，这可是保证你睡眠的重头戏。

🌸 临睡前应注意的问题

尿频严重时会影响睡眠质量，所以临睡前不要喝过多的水或汤。

避免进食含高糖食物，避免高盐食物和酒精；咖啡因和酒精都会干扰睡眠。

鲜牛奶营养丰富，还有利于安眠，但注意一定要提前2小时喝。

睡前吃适量的点心，能防止半夜饿醒。

适量的运动可以缓解一些失眠症状，但切记至少要在睡前3小时结束运动。

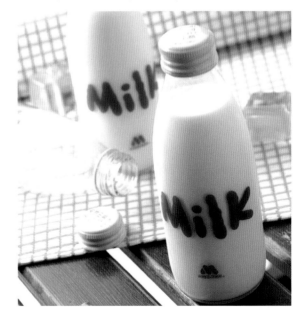

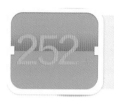

252 确定生产医院，做好随时入院的准备

每个父母都希望能在一家环境最好、条件最好、服务最好、水平最高的医院把宝宝生下来。所以在选择分娩医院的时候往往十分犹豫，希望能找到一家服务好的医院。

看路程，太远的医院首先排除

你可以先把周围的备选医院全都列出来，然后看一下距离的远近和交通情况。一般来说，车程在 20 分钟以内，交通良好的医院是最佳选择。路程超过 1 小时的医院不管它条件多好，也要排除。

看资质，小诊所、不正规的医院排除

虽然几乎所有的医院都可以做分娩手术，但是正规的大医院条件更好一些，不要为了图便宜或者受广告的影响而去一些连你自己都不了解的医院。

最好就在孕检的同一家

最好就选择每个月做孕检的医院，因为医生会比较了解孕妈妈的情况。而且孕妈妈每个月都来，对医院的环境比较熟悉，不容易产生紧张、恐惧的情绪。

贴心小贴士

别忘了把医院的电话记在手机上，并用小卡片做备份。

公立大医院和私人医院各有长处

公立医院医生时间上更稳定一些，收费相对低一些；而比较好的私立医院服务态度更好一些，住院环境也更舒适，但相对来说费用会更高。

另外，不妨在网上或者向周围的人打听一下医院的口碑，准爸爸也可以亲自去医院"考察"一番。

选定医院以后做什么

手机和通信录里要记录医院的相关电话。

提前半个月和医院预约打好招呼。

孕妈妈可以在身体不错的时候，去医院转转，熟悉一下环境。

准爸爸亲自坐车或开车在相对出行高峰的时候走一下路线，看看时间，并记住路线。

 怀孕经验交流

我有一个邻居，很早就把住院的各种东西都准备齐打包放好了，什么都没落下。结果到了医院，当天没生，准爸爸回家的时候发现忘了带钥匙，没办法只好请开锁公司的人帮忙把锁打开了。

俗话说，百密一疏。临产的时候全家人都高度紧张，即使准备得再充分，也会有你想不到的地方。不过没关系，这些小小的疏忽在将来会变成你甜蜜的回忆。

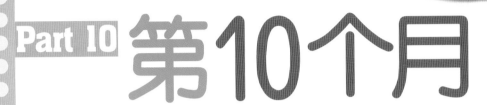

Part 10 第10个月

爸爸妈妈我来啦

　　孕妈妈会感觉好像肚子向下了，呼吸畅快了，其实是胎头向下进入了骨盆腔的入口，虽然看起来肚子不像以前增长得那样快，但子宫对盆腔和下肢的压迫却加剧了，孕妈妈会感到小便频繁，下肢肿胀也较以前明显。耻骨联合因准备分娩空隙变宽，常感疼痛、翻身困难。

　　一个受精卵经过266天的发育变化长成一个能独立生存的小人儿，这其中离不开母体子宫——胎儿生长的宫殿以及其他各器官、系统的变化。在十月怀胎的过程中，母体会出现许许多多为适应胎儿生长的变化。了解了这些变化，就有助于我们更好地照顾和护理腹中的胎儿。

253天 准妈妈和胎儿的新变化

准妈妈变化

在怀孕 10 个月时，准妈妈由于体内胎儿的原因，腹部有下坠之感，准妈妈子宫高为 30 ~ 35 厘米。胎儿位置有所降低，子宫底位置也会下移，腹部凸出部分有稍减的感觉，胃、心脏的压迫感减轻，胎儿压迫胃的程度渐小，胃舒服了，食欲也增加了。膀胱和直肠的压迫感却增强，尿频、便秘会加重，而且阴道分泌物也增多起来，要注意保持身体清洁。

准妈妈会常感到肚子发胀，子宫出现收缩的情况。子宫颈和会阴变得更加柔软。怀孕最后一个月体重还在继续增长，这是准妈妈在为胎儿提供营养和为自己分娩积蓄力量。准妈妈行动时重心不稳，睡眠不佳，常常睡不安稳，手腕无力，手指则常发胀、发麻，甚至疼痛。

胎儿变化

孕37周

胎儿仍然在生长，本周宝宝身长 51 厘米左右，体重约 3000 克左右。宝宝的头现在已经完全入盆。宝宝的头发已经长得又长又密了，从本周起就已经可以称作足月儿了。

孕38周

胎儿身长 52 厘米左右，体重 3200 克左右。

宝宝的头部在盆内摇摆，这样的位置有利于宝宝有更多的空间放自己的小胳膊小腿。现在胎儿身上的绒毛和大部分胎脂逐渐脱落，皮肤开始变得光滑。脱落的物质和分泌物会随着羊水被胎儿吞入肚中，在宝宝出生后形成黑便而排出体外。

孕39周

胎儿身长 53 厘米左右，体重 3200 ~ 3400 克。通常情况下，男孩出生时的体重会比女孩重一些。宝宝在本周的活动越来越少了，这都是正常现象，不必担心。宝宝的体重在本周会继续增加，脂肪的储备会让孩子在出生后进行体温调节。宝宝此时身体各器官都发育完成，肺是最后一个发育成熟的器官，通常是在宝宝出生后几个小时内肺才建立起正常的呼吸方式。

孕40周

大多数的胎儿都将在这一周诞生，但真正能准确地在预产期出生的胎儿只有 5%，提前两周或推迟两周都是正常的。但如果推迟两周后还没有临产迹象，那就需要采取催产等措施尽快生下胎儿。这时胎儿所处的羊水环境也有所变化，原来的羊水是清澈透明的，现在由于胎儿身体表面绒毛和胎脂的脱落，及其他分泌物的产生，羊水变得有些浑浊，呈乳白色。胎盘的功能也从此逐渐退化，直到胎儿娩出即完成使命。

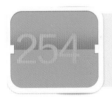

254 能让你放松下来,轻松入眠的几种食物

产前一个月最怕睡不好,一是本来情绪就可能很紧张,睡眠再不足的话更会胡思乱想;二是分娩需要储备体力,睡不好、身体疲倦,就没有足够的力气应对分娩。但让孕妈妈困扰的是产前又不能吃安定或者安眠药,药物对胎宝宝有很大的危害。这时候,一些帮助放松入眠的食物是首选。

🌸 香蕉

香蕉是包着果皮的"安眠药",香蕉中除了含有帮助睡眠的物质以外,还有帮助放松肌肉的物质,而且香蕉还有缓解便秘的作用。

🌸 牛奶

牛奶补钙又安眠,是最常用的安眠食物。注意是鲜奶才可以,酸奶没有安眠的效果,睡前喝牛奶最好用温水热一下。

🌸 蜂蜜

蜂蜜辅助安眠。蜂蜜本身有提神的作用,但是滴在牛奶里的话,又可以帮助安眠。

🌸 土豆

土豆能帮助你清除睡眠障碍。土豆本身不能催眠,但是可以清除影响睡眠的一些酸性物质。

🌸 甜杏仁

甜杏仁里的镁是助眠的良药。注意每天晚上吃 5 ~ 10 颗就可以了,或者喝一杯杏仁茶。

🌸 菊花茶

菊花茶让你紧张的情绪放松下来,从而做个好梦。注意不是菊花和绿茶的混合花茶,只是简单的干菊花。

🌸 全麦食品

全麦食品也有一定的安眠作用,而且含有丰富的膳食纤维,可以帮助你消除便秘。

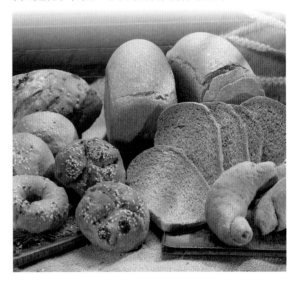

255天 哪些食物有助产的作用

最后一个月吃一些助产的食物很重要，尤其是那些平时运动少、体能差的孕妈妈，在注意锻炼的同时，要吃一些蛋白质丰富的食物来补充体力。另外，所有的孕妈妈都可以吃一些有助产作用的食物。这些食物除了能补充体力以外，主要作用是协助排毒，为顺利分娩创造一个良好的内部环境。

🌸 动物血

如猪、鸭、鸡、鹅等动物血中的蛋白质被胃液和消化酶分解后，会产生一种具有解毒和滑肠作用的物质，可与侵入人体的粉尘、有害金属元素发生化学反应，变为不易被人体吸收的废物而排出体外。

🌸 海带

海带对放射性物质有特别的亲和力，其胶质能促使体内的放射性物质随大便排出，从而减少积累和减少诱发人体机能异常的物质。

🌸 海鱼

含多种不饱和脂肪酸，能阻断人体对香烟的反应，并能增强身体的免疫力，而且还是补脑佳品。

🌸 豆芽

贵在"发芽"，无论黄豆、绿豆。豆芽中所含的多种维生素能够消除身体内的致畸物质，并且能促进性激素的生成。

🌸 韭菜

又称起阳草，富含挥发油、硫化物、蛋白质、纤维素等营养素。韭温中益脾、壮阳固精，其精纤维可帮助排泄体内的毒素。

🌸 鲜果、鲜菜汁

能解除体内堆积的毒素和废物，把积累在细胞中的毒素溶解并由排泄系统排出体外。

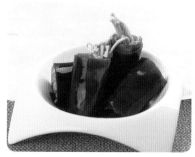
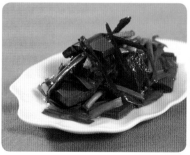
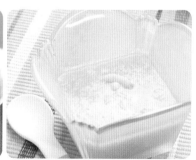

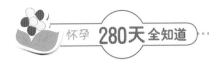

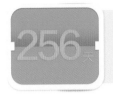 准妈妈
可以吃黄芪炖母鸡吗

黄芪是人们较为熟悉的补益肺脾之气的中药，鸡的营养价值也很高。两者合用炖食，其补养身体的效果更强。这也是一些准妈妈喜欢吃黄芪炖鸡的原因所在。

但是，妇产医生观察到，一些准妈妈尤其是临产前的准妈妈，由于吃了黄芪炖鸡，不少人引起过期妊娠，或因胎宝宝过大而造成难产，结果只好做会阴侧切、产钳助产，甚至于不利剖宫分娩，这不仅给准妈妈带来痛苦，同时也增加了胎宝宝损伤的机会。

这是因为，黄芪炖鸡有益气、升提、因涩的作用，干扰了妊娠晚期胎宝宝正常下降的生理规律，再加之黄芪有"助气壮筋骨，长肉补血"的功能，加上母鸡本身是高蛋白食品，两者起滋补协同作用，使胎宝宝骨肉发育长势过猛，造成难产。还有，黄芪有利尿作用，通过利尿，羊水相对减少，以致延长产程。

临产前的一周应禁吃人参、黄芪等补物，人参、黄芪属温热性质的中药，自然产前单独服用人参或黄芪，会因为补气提升的效果而造成产程迟滞、甚至阵痛暂停的现象。

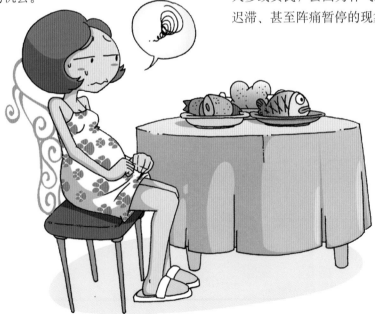

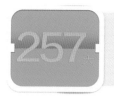

产前保健食谱

再有 3 周，孕妈妈就可以和宝宝见面了。孕妈妈现在要做的是充分休息，做好一切准备，耐心等待分娩的来临……当然，在等待的过程中，可别忘了继续补充营养，多吃些保健食物。

🌸 荷兰豆煮玉米

原料 荷兰豆、玉米各100克，西芹50克，洋葱30克，腊肉适量。

调料 高汤、盐、鸡精各适量，番茄酱50克。

做法 ①将西芹、洋葱、腊肉切成细条。②用中火翻炒腊肉和西芹、洋葱，然后加入高汤和番茄酱。③煮开后撇去沫子，加入玉米和荷兰豆，用盐、鸡精调味即可。

🌸 墨鱼鸡肉饭

原料 母鸡1只约2000克，带骨墨鱼干1条，糙糯米150克。

调料 盐适量。

做法 ①将母鸡洗净，连墨鱼一同放入砂锅，炖熟。②把鸡肉、墨鱼捞出，用浓汤煮糙糯米。③最后加入盐调味，用鸡肉、墨鱼佐餐即可。

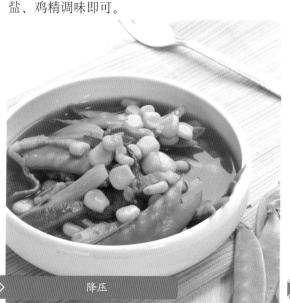

降压

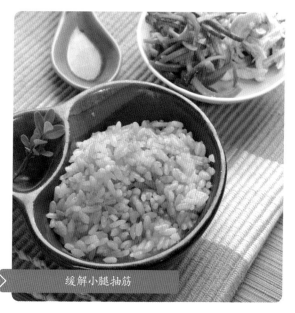

缓解小腿抽筋

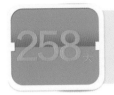

不需要滋补药品和保健品了

这个时候，亲戚朋友会经常来看你，可能会带很多的保健品。虽然补品、补药、保健品都是好东西，但是吃错了就是毒药了。尤其是现在的广告不负责任的多，一个保健品吹嘘得什么人都可以吃，什么病都可以治。在彻底弄清楚能不能吃之前，孕妈妈最好不要乱吃。

服用保健品不当的危害

综合类的保健品：这类保健品一般都含有激素，激素对胎宝宝的危害极大，可能会使胎宝宝性早熟、畸形、早产、难产。

蛋白粉、维生素丸、钙片及其他微量元素保健品：这类保健品在人体某种营养缺乏的时候吃一点儿是有好处的，但是最好在医生的指导下服用。过量服用的话也有害处，营养过剩和维生素及微量元素超标摄入，这不仅不会促进胎宝宝的生长反而会影响其发育，甚至有可能导致流产、早产、胎儿畸形等严重后果。

补益性的中药最好也不要吃

大补的中药不适合孕晚期的孕妈妈，危害主要是两个方面。一方面是激素分泌失衡危害宝宝；另一方面是营养过剩，宝宝太大导致难产。

如果要进补的话，可以选择食补，食物的性质平和，不会对身体造成什么影响。

最后一个月吃的食物就能满足需要了

在怀孕过程中，因为孕妈妈和胎宝宝都需要营养的支持，所以很可能会出现某一方面的营养缺乏。到了最后一个月，胎宝宝已经基本发育完全了，对各种营养素的需求减少。只要均衡饮食，每天吃的食物就足够满足孕妈妈和胎宝宝的需求了。

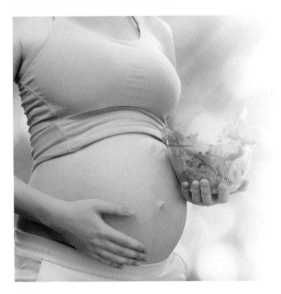

贴心小贴士

给宝宝起的名字他满意吗？诸如此类事情，可与丈夫讨论一下。

268

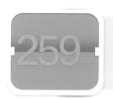

259天 分娩饮食——高热量，能迅速补充体力的食品

分娩是一项重体力活，产妇的身体、精神都经历着巨大的能量的消耗。其实，分娩前期的饮食很重要。饮食安排得当，除了补充身体的需求外，还能增加产力，促进产程的发展，帮助产妇顺利分娩。在中国，一直以来就有在分娩前进补以帮助顺利分娩的做法。

在第一产程中，由于时间比较长，产妇睡眠、休息、饮食都会由于阵痛而受到影响。为了确保有足够的精力完成分娩，产妇应尽量吃些东西。食物以半流质或软烂的食物为主，如面条、蛋糕、面包、粥等。

快进入第二产程时，由于子宫收缩频繁，疼痛加剧，消耗增加。此时产妇应尽量在宫缩间歇摄入一些果汁、藕粉、红糖水等流质食物和巧克力，以补充体力，帮助胎儿娩出。

分娩时的食物，应该选择能够快速消化、吸收的高糖或淀粉类食物，以快速补充体力。不宜吃油腻、蛋白质过多、需花太久时间消化的食物。

现在可以计划好临产的食谱，做些必要的准备。但是要注意，目前不宜高热量饮食，以免体重增加。

民间有产时吃桂圆鸡蛋或桂圆汤增力气、补气血的风俗，其实是缺乏科学依据的。桂圆进入胃内，被消化、吸收有一个过程，不能在半小时内马上见效，起到补充体力的作用。从中医角度来看，桂圆安胎、抑制子宫收缩，会减慢分娩过程，还有可能促使产后出血，所以分娩时不宜多吃桂圆。

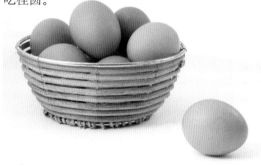

 怀孕经验交流

网友小艾：给大家介绍两款分娩食谱

红糖小米粥

小米200克，熬成粥后加入35克红糖，加少许水继续熬10分钟。在医院可以放在保温瓶里，也可用微波炉加热1分钟左右，在温热了的情况下服用。

海带莲藕排骨汤

100克海带，200克排骨，200克洗好切净的藕块，用高压锅炖烂。用勺子把汤里的食材压成小块，放在保温瓶里，生产间隙喝汤，不要吃里面的食物。

贴心小贴士

整理一下婴幼儿用品，这时一看到宝宝出生后要穿的小衣服，孕妈妈内心会变得激动不已。

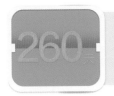

260 出生后
要巩固胎教成果

在宝宝出生后妈妈如果把曾用于胎教的实物，再次摆在他面前，这时他在胎内学过的东西，就会逐渐反馈回来，并将做出令你吃惊的反应。

但如果宝宝出生后，爸爸妈妈就不再继续施行以前进行过的胎教内容，很快宝宝就会将它们忘记，这是十分遗憾的事情。

宝宝出生后，爸爸妈妈可以这样巩固胎教效果：

🌸 读读过的故事，听听过的音乐

把那些在孕期说给胎宝宝听的小故事，再一次地说给宝宝听，以加深他的印象，说不定他还会露出满意的表情呢。还有那些胎教音乐，在宝宝出生后，妈妈可以继续放给宝宝听，这样有助于唤醒宝宝最初的记忆。

🌸 看胎宝宝期"看"到的物品

孕妈妈在教宝宝数数的时候，可以把曾经用

于胎教的实物拿出来，比如闪光卡片、玩具等，摆放在宝宝的面前，这样他在胎内学过的东西有可能会慢慢地反馈回来，表现出不寻常来。

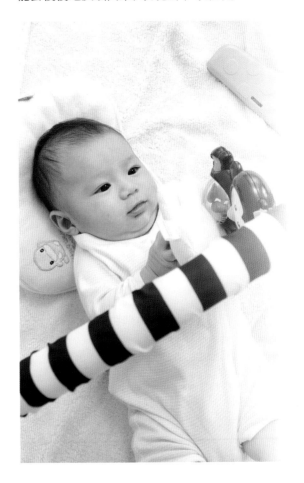

贴心小贴士

孕妈妈经常哼唱的歌曲和孕期唱过的一些简短的儿歌，宝宝出生后，孕妈妈可以继续唱给宝宝听，你会发现宝宝听到这个熟悉的声音之后，会表现出对你更加亲近。

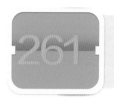

261 分享 新生宝宝的神奇

还有几天就可以与自己的宝宝见面了，他会是什么样子？今天我们就先来了解一下新生宝宝有哪些了不起的本领吧。胎宝宝和新生宝宝的差别仅在于是否经过了分娩这一过程。现在的胎宝宝已有多种本领了，等他一出生，这些本事都将展现在你面前。

❀ 吸吮反射

当奶头、手指或其他物体碰到新生宝宝的嘴唇时，他的小嘴巴立即会做出吃奶的动作。这是一种食物性无条件反射，即吃奶的本能。

❀ 怀抱反射

当新生宝宝被抱起时，他会本能地紧紧靠贴抱起他的人。

❀ 眨眼反射

物体或气流刺激眼皮或眼角时，新生宝宝会做出眨眼动作。这是一种防御性本能，可以保护眼睛。

❀ 抓握反射

当大人的手指触及新生宝宝的掌心，他能立即把手指紧紧握住。如果试图拿走，他会抓得更紧。

❀ 击剑反射

当新生宝宝仰卧时，把他的头转向一侧，他立即伸出该侧的手臂和腿，屈起对侧的手臂和腿，做出击剑的姿势。有人说击剑反射和惊跳反射是人类进化过程自我防护的本能。

❀ 惊跳反射

突如其来的噪声刺激，或者被猛烈地放到床上，新生宝宝能立即把双臂伸直，张开手指，弓起背，头向后仰，双腿挺直。

❀ 迈步反射

大人扶着新生宝宝的两腋，把他的脚放在平面上，他会做出迈步的动作，好像两腿协调地交替走路。

❀ 蜷缩反射

当新生宝宝的脚背碰到平面边缘时，他会本能地做出像小猫那样的蜷缩动作。

❀ 巴宾斯基反射

用手指轻轻地触及新生宝宝的脚掌时，他会本能地竖起大脚趾，伸开小趾，使五个脚趾变成扇形。

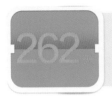

262 抚摸胎教替换为助产操，可以帮助顺产

最后一个月是忙碌的一个月，很多事情需要梳理、准备，宝宝的衣服、奶粉、日常用品、婴儿床、摇篮、婴儿车等，去医院准备的东西，还有其他很多事情。很多孕妈妈因为这些事情而暂时中止了胎教，这样做会让之前几个月的胎教成果毁于一旦。

❀ 此时不宜抚摸胎教

在临近预产期时不宜进行抚摸胎教。

有不规则的子宫收缩、腹痛、先兆流产或先兆早产的准妈妈，不宜进行抚摸胎教，以免发生意外。

曾有过流产、早产、产前出血等不良产史的孕妈妈，也不宜进行抚摸胎教，可用其他胎教方法替代。

❀ 用助产操代替抚摸胎教

这个月，宝宝已经很大了，子宫内已经没有什么活动空间，所以进行抚摸胎教的时候宝宝做游戏的"兴致"就很少了。

助产操不仅可以帮助孕妈妈调整情绪和身体，也可以承接抚摸胎教，不致使抚摸胎教断层，对胎宝宝又无任何有害刺激，安抚胎宝宝的情绪，同时还能帮助胎宝宝摆正胎位。

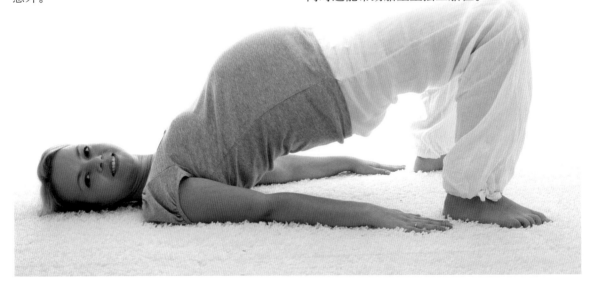

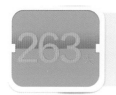

263天

准爸爸，
做好胎教的助理员

其实每天准爸爸只需抽出 10 分钟参与胎教，都能让孕妈妈感受到被重视与被疼爱，并且会增进准爸爸与胎宝宝之间的感情，有益于胎宝宝出生后的智力发育和情绪稳定。

坚持才有效

很多准爸爸和胎宝宝对话，总是一时兴起，很少每天坚持。研究表明，经过对话胎教的胎宝宝出生后一定要坚持对话，这是促进胎宝宝大脑发育、开发智力潜能的重要方法。

给宝宝讲个故事吧

每天讲故事或念诗给腹内的胎宝宝听，会使他感到安心和高兴。而重复讲同样的故事，会培养胎宝宝敏感的语言意识、对事物的好奇心和理解家人对他的爱心。

选择你喜欢的一则童话故事和适合胎宝宝的两首诗歌，内容要丰富、生动、令人快乐，最好是充满爱心和祥和气息的故事。

宝宝的回应

你讲故事的时候，是否在讲到某些特殊句子时胎宝宝会踢肚子？当然，这并不表示胎宝宝理解句子的意思，也许只是他对不同声调的反应。换个故事读，看看胎宝宝的反应会不会起变化？

但是，不要过分期待胎宝宝的反应，更不必因为胎宝宝没有回应而担心。应该相信，每天传给胎宝宝的声音，必然会一点一滴地提高胎宝宝对语言的感受性。

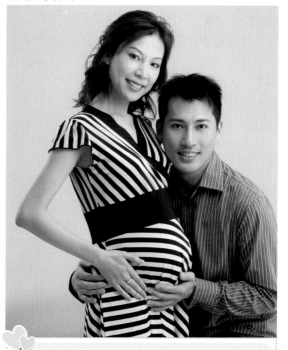

贴心小贴士

还是要坚持去附近的公园散步，呼吸着新鲜的空气，身心就会变得轻快起来。注意，孕晚期最好有准爸爸陪同。

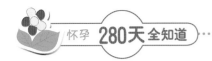
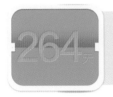

264天
冥想+舒缓的音乐，是让你静下心来的最好办法

舒缓的音乐让人放松，而冥想除了放松心情以外，还有梳理大脑的功效。冥想其实就是做白日梦。科学证明，人在平时接触到太多的信息，这些信息杂乱无章地"放"在你的大脑里，而做梦可以梳理这些信息，像我们打扫房间一样，把有用的信息分类放好，形成记忆。一些无用的记忆碎片则被处理掉。大脑井井有条了，莫名其妙的烦躁情绪就消失了。

打开音响，选择一首你喜欢的节奏舒缓的胎教音乐。晚上把大灯关掉，找一个躺椅或者沙发，用最舒适的姿势躺下来，缓慢而悠长地呼吸几下，脑子里开始想象：

你在一间小木屋里，木屋的中间有一张没有上过油漆的原色的木质桌子，桌子上有个花瓶，花瓶里插着一束鲜艳的花，花朵的芬芳充满整间屋子。画面拉伸，桌子前面是一扇打开的窗户，窗户外没有院子，而是一圈简单的篱笆，两只小狗在互相追逐。篱笆外面是一大片绿色的草地，草地上有一群一群白色的羊，和碧蓝天空上的云相呼应。草地远方是一条河流，河流的对面视野极远处是一片森林……

你还可以想象自己像在天空俯视一样移动视野，去"看看"森林里有什么，森林那边有什么。

还可以想象，我将来会生一个男（女）宝宝，他（她）一天天长大，会说话，会走路，上幼儿园，上小学，上中学，上大学，谈恋爱……

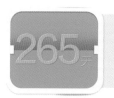

265天 保持愉悦，记住你是个幸福的孕妈妈

现在的你是不是情绪开始有些焦躁不安了，担心、焦虑情绪又开始滋长了？别忘了，胎宝宝可是能感受到你不安的情绪。把心情放轻松，让即将出世的宝宝在出生之前就感受到你是幸福的，作为你的宝宝他也是幸福的。你可以试着这样做，嘴角上扬，让幸福的情绪蔓延开来。

❀ 让心态平和

科学家们发现，老年人常常比年轻时更能保持快乐，他们不会轻易就心情不好。有数据表明，年龄在 20 ～ 24 岁之间的人平均每个月有 3 ～ 4 天心情不好，而 65 ～ 74 岁之间的人平均每个月只有不足两天会这样，其中的关键就是多数老人拥有经过世间风雨后的平静。

❀ 珍视拥有

一个古老的问题，你如何描述一个装了半瓶水的瓶子。你会怎样描述它？"有半瓶水的瓶子"？还是"空了一半的瓶子"？珍视拥有的东西，会更乐观、更积极，身体也会更健康；而持后一种观点的人，患心脏病的概率比持前一种看法的人高一倍。

❀ 拥抱朋友

朋友与幸福的关系是绝对的。美国伊利诺伊大学于 2002 年进行的一份研究发现，10% 的快乐程度最高、沮丧迹象最少的学生最突出的特性是：他们和家人、朋友有着很密切的联系，并且经常跟他们在一起。

❀ 笑一笑

笑也许是世界上最好的药物，笑声可以减少精神压力和降低血压，并可以增强人体免疫力。同时，笑容具有奇妙的传递作用，会把好心情带给更多的人。

在幸福的情绪中，静静地等待天使的降临吧！

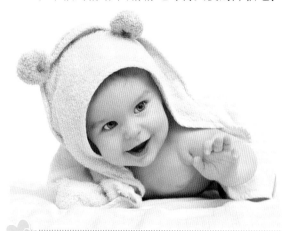

💕 贴心小贴士

胎宝宝有可能早于预产期提前出生，为应付紧急情况，再检查一下所有联系人的电话。

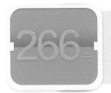

266天 整理好胎教的资料，为早教做准备

接受了良好胎教的胎宝宝已经做好了吸收更多新知识的准备，因此，在宝宝出生后，你在照顾他的吃喝拉撒之余或是过程中，还是要微笑着重复那些胎教的内容。以前，你对他温柔地讲述的一切，已经在他头脑的某个地方扎下了根，出生后，别让他把这些美好的记忆和有用的知识忘掉。

把胎教使用过的物品分类，放在宝宝的婴儿房里。把怀孕日记和胎教日记放好，准备好育儿日记。

宝宝出生后，给他看以前"看过"的东西

在胎宝宝出生后，你第一次教他数数时，如果把曾用于胎教的实物，如玩具、发光卡片等再次摆在他面前，这时，他在胎内学过的东西，就会逐渐反馈回来，很可能会做出令你吃惊的反应。

给他读胎教时的故事

你喜欢的故事、胎宝宝喜欢的故事，在胎宝宝出生后，你一定要如数家珍，再将那些故事讲给他听，看看他会不会露出满意的表情。

贴心小贴士

听听周围过来人的分娩经验，了解得越多，对分娩的恐惧就会越少。

经常放胎教时的音乐

那些美妙的音乐，我们曾经称之为"胎教音乐"，实际上可以一直伴随宝宝的童年。那些优美的旋律在宝宝的头脑中根深蒂固，对持续提升宝宝的智力和加强修养很有帮助。

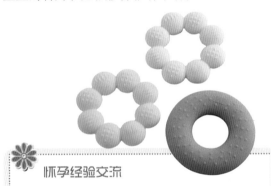

怀孕经验交流

最初的一个月，孩子们一天的大部分时间都是在睡眠中度过的。当她们睁开眼睛时，我总是像她们还未出生时一样轻声地对她们讲话，给她们唱歌，十分珍惜这短暂的交流时间。刚出生后不久的孩子们，对我那充满爱的声音和对她们的照顾，表现出十分满足的样子。

苏珊出生后一个月，就会数彩色皮球，能一口气数到3。这是因为在苏珊出生前，我常用这样的皮球教她数数。对苏珊来说，这已不是她初次接触的事物，而是在胎儿时期就已通过某种形式，储存在她的记忆和思维系统里的内容了。

——《斯瑟蒂克》节选

267天

只要条件适合，最好坚持顺产

顺产还是剖宫产，是很多孕妈妈一直在考虑的事情，涉及疼痛、身材、恢复、宝宝的智力等各方面的问题。其实，这是一个很简单的道理：顺应自然规律的最好，顺产与剖宫产相比，有很多优势。

顺产其实没有剖宫产痛

很多人想当然地认为，顺产小孩从那么窄的产道出来，一定会特别痛，所以一些年轻孕妈妈害怕疼痛而选择剖宫产。其实，剖宫产比顺产还要痛，只不过因为使用了大量的麻醉药，所以感觉稍微好一点儿。但是麻醉药总是有时限的，而且麻醉本身有着不可避免的风险和副作用。

顺产更容易恢复体形和预防产后疾病

对孕妈妈来说，分娩阵痛时子宫下段变薄，上段变厚，宫口扩张。这种变化使产妇产后子宫收缩力增强，有利于产后恶露排出、子宫复原，减少产后出血。且免受麻醉和手术的影响，产后恢复快。

贴心小贴士

顺产和剖宫产不是自己决定的，而是医生根据客观情况给你的建议。一般情况下，医生都会建议顺产。但是也不一定就是某一种生产方式，可能在顺产的过程中出现问题，临时换成剖宫产。

顺产的宝宝更健康、抵抗力更强

分娩过程中子宫有规律地收缩，能使胎宝宝的肺得到锻炼，出生后有利于新生儿呼吸的建立，促进肺成熟；分娩时宫缩和产道的挤压作用，可将胎宝宝呼吸道内的羊水和黏液排挤出来，使新生儿湿肺和吸入性肺炎的发生率大大减少；免疫球蛋白 G（IgG）在自然分娩过程中，可由母体传给胎宝宝，剖宫产儿缺乏这一获得抗体的过程，因而自然分娩的新生儿具有更强的抵抗力。

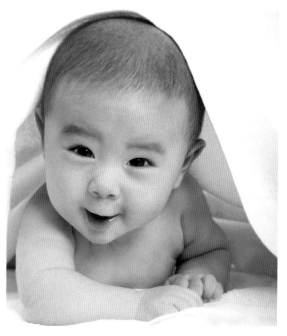

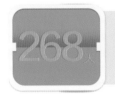

268
剖宫产
——不得已的选择

剖宫产是在分娩过程中，由于新妈妈及宝宝的原因，无法使宝宝自然娩出，而由医生采用的经腹开子宫取出宝宝及其附属物的过程。对于有这样那样的问题而不能自然分娩的孕妈妈，剖宫产是最好、最安全的选择。

🌸 以下几种情况，医生会建议你选择剖宫产：

产道方面，如骨盆狭窄、骨盆畸形、软产道阻塞（如盆腔、阴道肿瘤）、高龄初产新妈妈宫颈硬韧不易扩张等；膀胱或直肠阴道瘘修补术后、子宫脱垂修补术等。

产力异常，宫缩无力、产程延长经催产无效，给母子双方带来严重危害者。

胎位不正，如横位、臀位等。

胎盘因素，如前置胎盘或胎盘早期剥离。

巨大宝宝，形成头盆不称者。

重度妊娠高血压综合征，经治疗无效，需迅速结束分娩，而无阴道分娩条件者。

妊娠合并心脏病，而无阴道分娩条件者。

有前次剖宫产史或手术瘢痕史者，手术时间不足两年；或手术后有并发感染或伤口裂开史，此次宝宝较大等，不利于阴道分娩者。

大龄孕妈妈（35岁以上）。

🌸 剖宫产的的妈妈和宝宝更需要细心照顾

对于妈妈来说

剖宫手术对母体精神上和肉体上都是个创伤；手术时可能会发生大出血及副损伤，损伤腹内其他器官，术后也可能发生泌尿、心血管、呼吸等系统的合并症；手术中即使平安无事，但术后有可能发生子宫切口愈合不良、晚期产后流血，切口长期不愈合；术后子宫及全身的恢复都比自然分娩慢。

对于宝宝来说

由于分娩时剖宫产的新生儿没有经过产道的挤压，肺内多量的液体残留会导致湿肺，并易患肺部感染。现有大量的资料表明，剖宫产儿易出现统合失调及易患多动症。

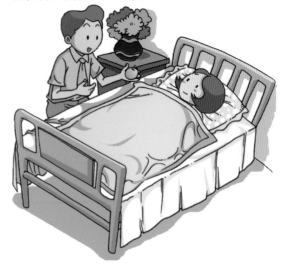

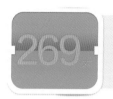

269 孕妈妈将要经历分娩的三个阶段

自己回头想想，你是一个多么勇敢的妈妈。之前的 10 个月、280 天，都勇敢而快乐地走过来了，现在万里长征只剩下最后一步了，鼓足勇气，去迎接最关键的一天到来吧。

🌸 自然分娩分三个阶段

自然分娩经历三个阶段，称为三个产程。孕妈妈只有充分了解分娩中各个产程的特点，并在分娩前开始积极做好心理准备，分娩时才能充满信心，积极与医护人员配合。

🌸 痛苦而又漫长的第一产程

第一产程为宫口扩张期，是指从产妇出现规律性的子宫收缩开始，到宫口开大 10 厘米为止。这一阶段时间很长，一般初产妇需 8 ～ 12 小时，经产妇需 6 ～ 8 小时。

这是最痛的一个阶段，这时候最好的方法是转移注意力，如和身边的家人聊天，听音乐、看书等。

🌸 胜利在望的第二产程

第二产程为胎宝宝娩出期，是指从宫口开全到胎宝宝娩出为止。这一阶段初产妇需 1 ～ 2 小时，经产妇 1 小时以内。此时，产妇会感觉宫缩痛减轻，但在宫缩时会有不由自主的排便感，这是胎头压迫直肠引起的。

这时候需要用力将宝宝娩出，之前学习的呼吸助产法可以起到作用了，一边按照医生的指示呼吸，一边用力。正确的呼吸方法能缩短产程，而且能减轻疼痛。

🌸 让人欣喜的第三产程

第三产程为胎盘娩出期，是指从胎宝宝娩出到胎盘娩出的过程，一般在 10 ～ 20 分钟。胎宝宝娩出后不久，随着轻微的疼痛胎盘剥离排出。胎盘排出后，要检查产道有无裂伤并缝合伤口。

这个阶段是疼痛最轻的一个阶段，但是产后的一些无力、冰冷等不适开始出现。你可以一边深呼吸一边闭上眼睛，做一个短暂的休息，马上就能看到宝宝了，把疼痛赶出脑外吧。

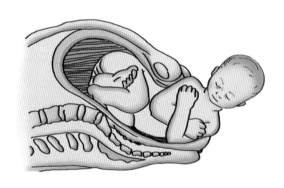

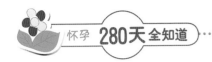
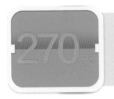

270天
复习一下
分娩时的呼吸法

分娩时掌握正确的呼吸方法非常重要，目前普遍采用拉梅兹分娩呼吸法。

也许在前几个月你可能在参加的培训课程中已经学习了，也可能你还没接触到，趁最后一两周的时间，赶快复习或练习一下吧。

 第一产程第一阶段

子宫收缩时，闭口吸气，用鼻以最大幅度深吸一口气。吸气的时候腹部鼓起，然后用嘴巴缓慢吐气，腹部渐渐自然收缩。该呼吸法每分钟做6～9次。

第一产程第二阶段

此时还是使用腹部深呼吸法，但是要随着宫缩的力度和节奏使用不同的呼吸频率。而且要注意每次吸入和呼出的量要一致，具体呼吸的节奏要根据宫缩的情况自行调节。

> **贴心小小贴士**
>
> 生宝宝的时候忘了呼吸法怎么办？
>
> 呼吸法需要平时经常练习，但是到了真正分娩的时候，孕妈妈很少能独立完成呼吸法，都是在护士的指导下进行。这时候你平时学习的效果就会形成条件反射，自然就会了。

第一产程第三阶段

先用腹部深呼吸法吸气、呼气3次，第四次吸气时，屏住呼吸，用4～5分力气像解大便一样往下用力，3～4秒钟后吐气。两次宫缩间仍要做进行式放松。

第二产程第一阶段

宫口全开后，助产士会指导孕妈妈用力：两手抓紧产床旁边的扶手像举哑铃一样，两脚掌蹬在产床的脚蹬上使劲儿往下蹬，同时大口吸气。然后屏住呼吸用全力像解大便一样往下推，直到屏不住时才换气，换气时要快，以免肌肉完全放松，胎头回缩太多。然后再屏气，用力，换气……

第二产程第二阶段

胎头出来后，为了防止宝宝身体娩出过快导致孕妈妈会阴的剧烈撕裂，助产士要求孕妈妈"不要用力"或"缓慢／减轻用力"。此时孕妈妈就可根据指示做哈气运动（如同喘息方式的急速呼吸），或是用4～5分力轻轻往下推。

> **贴心小小贴士**
>
> 吃些高蛋白、低热量的食物，这样分娩时才有更多的力气。

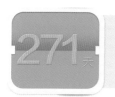

271天 有助顺产的产前运动

生宝宝是个标准的体力活，是否有充足的体力是能不能顺产的重要条件。所以在最后一个月，即使身体已经很臃肿，移动起来比较困难，还是要做一些有助于生产的运动的。手轻扶稳固的椅背，右腿固定，左腿做360°的转动（画圈），做毕后还原，换腿继续作，早、晚各做5～6次。可以加强骨盆附近肌肉之坚韧性及会阴部肌肉弹性。

坐下，两小腿一前一后平放，不要交叠，两膝远远分开。平常看电视、聊天、看书时就可采取这种姿势。强化腹股沟肌肉及关节张力，伸展会阴部肌肉，可预防子宫压迫所产生的抽筋。

吸气紧缩阴道周围及肛门口肌肉（提肛动作），就像憋住大便、憋尿一样，闭气，持续3～5秒再慢慢放松，吐气。休息、坐、躺、走路时，随时可做。可以增强会阴与阴道的肌肉弹性及张力，可减少产道撕裂伤，避免生产时大、小便失禁及产后尿失禁。

贴心小贴士

适度运动对顺产的帮助

促进血液循环、刺激肠蠕动，可预防便秘；增强背部肌肉张力，可减轻腰酸背痛；增强腹部及骨盆肌肉，以支撑胀大的子宫；减少阵痛时的疼痛；减少生产时情绪及全身肌肉的紧张；增加产道肌肉的强韧性、弹性，以使生产顺利；帮助缩短产程。

❀ 产前运动注意事项及原则

运动前去趟厕所，排空膀胱。

避免于饭前或饭后一小时内运动。

运动后出汗，记得补充水分。

运动的次数由少渐多，时间由短渐长，以不疲累为原则。

方法要正确，要注意安全，如有不适，应马上停止。

运动结束时至少休息10分钟，可增进四肢血液回流，增加胎盘血流灌注。

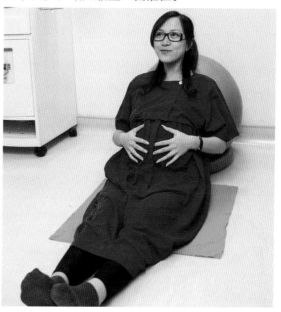

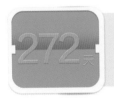
272 天

临产六忌

等待了 10 个月，历经了太多的艰辛，当腹中的宝宝即将来到眼前时，孕妈妈们的心情自然是无言的激动与兴奋。但是由于很多孕妈妈都是初次生产，对于生产没有经验，如何做好生产前的准备就万分重要了。孕妈妈们在生产之前一定要有六忌。

一忌精神过度紧张

紧张会使人变得异常敏感，对疼痛等分娩不适的感觉会加重。这样就会陷入越紧张越痛，越痛越紧张的恶性循环。

二忌急躁心理

预产期是有一定活动期限的，提前或延迟十多天都是正常的。但如超过预产期 10 天以上还不分娩，应请医生查明原因。

三忌不重视，准备不充分

少数产妇和家庭粗心大意，到了最后一个月各种准备仍不充分，临产时手脚忙乱，容易发生各种意外。

四忌太忙太累

储存好充分的体力是顺利生产的重要条件。临产前如果精神或身体处于疲惫状态，必将影响顺利生产。所以，孕妈妈分娩前十多天，生活一定要有规律，吃好休息好，养精蓄锐，静候分娩。

五忌忧愁苦闷

有些孕妈妈临产前心情不好，处于悲伤忧愁状态，这种消极情绪也会妨碍顺利生产，应努力避免与消除。亲人应给予孕妈妈足够的关心和爱心，不要施加各种压力，以免影响顺利生产。

六忌忽视孕期饮食调理

胎宝宝的娩出主要靠子宫收缩及腹压的作用，将他从子宫"逼"出来，这要消耗大量的精力。临产前一定要注意营养，少食多餐；注意补充足够的水分，吃好睡好，使体内能量充足、精力充沛，才能完成产时艰巨的任务。

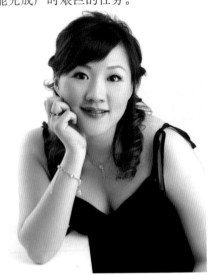

273天

瓜熟蒂落，
让宝宝在自然的日子到来

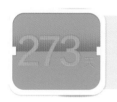

每个孕妈妈和准爸爸都希望宝宝在一个最喜庆、吉祥的日子出生，如 2008 年奥运会，很多孕妈妈希望医生可以把宝宝的出生日期调整为奥运开幕的那一天，做一个"奥运宝宝"。还有很多理由，比如刚好在接近爸爸生日的那天分娩、迷信的家庭避开"不吉利"的数字等各种稀奇古怪的理由。

❀ 瓜熟蒂落，宝宝自然出生的日子就是最好的日子

分娩是一个很自然的生理过程，正常妊娠为 280 天左右（即 40 周），到了预产期前后就会"瓜熟蒂落"自然分娩。不管这一天是哪一天，对于一家人来说都是最好的一天、独一无二的一天，宝宝自然出生的日子就是最好的日子。

❀ 催产、择日剖宫产对大人、宝宝都不利

催产素本身对妈妈和宝宝都有较大的伤害，一般是在迫不得已的情况下才会使用的，一般情况下，医生都不会同意使用催产剂。

择日剖宫产的危害也很大，因为剖宫产虽然较安全，但是其风险系数还是比顺产要高，本来可以顺产，却选择提前剖宫产，遇到麻醉意外、脏器损伤、产后出血等，术后发生血栓、切口愈合不良等危险就增加了。

特别是对新生儿，提前剖宫产会使其发生硬

肿症、呼吸窘迫综合征及缺氧缺血性脑病等早产并发症。在宝宝今后的成长过程中，还会形成多动症和精神不集中等不良习惯。每一次剖宫产手术前，医生都会与孕妈妈及其家属谈话，详细告知手术的利与弊。单纯为了选择宝宝的生日而做的剖宫产，弊大于利。

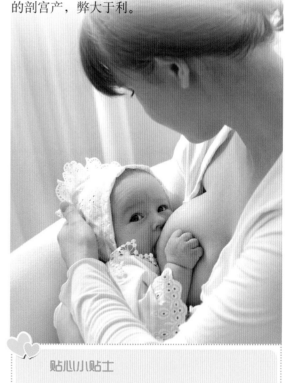

贴心小贴士

听听音乐，彻底放松自己。

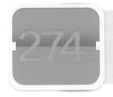

274天

分娩前
容易忽略的几件事

在此之前，相信你也从老人、同事、朋友那里打听了不少要做的准备工作了吧？因为准备得越充分，越周密，就越有利于分娩。请看看下面的准备工作你做足了没？分娩前的征兆你都注意到了吗？你真的做好准备了吗？

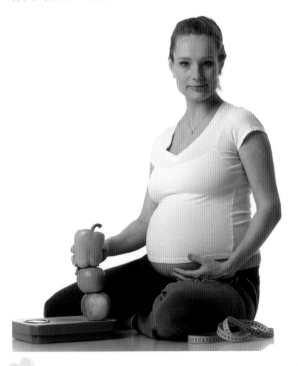

应该什么时候给医生打电话

医生和护士下班后如何能找到他们

是先给医生打电话还是直接去医院

家离医院有多远

乘什么交通工具去医院

是否有人时刻守护在孕妈妈身边

在上、下班时间交通拥挤时，从家大约需多长时间到达医院

最好预先演练一下去医院的路程和时间

寻找一条备用的路，以便当第一条路堵塞时能有另外一条路供选择，尽快到达医院

是否将家里的事情安排好，请人帮助照顾孩子、宠物和料理家务

工作的事情是否安排好了，应该让上司和同事知道你的预产期

贴心小贴士

拉拉妈妈：建议大家现在每天都数一下胎动，每天3次，早、中、晚饭后一个小时，每小时胎动4～5次算比较正常吧；然后就是每天睡觉左侧卧位；还有就是多吃一些富含蛋白质、有营养的食物。最好在产前准备一些强生的湿纸巾啊，还有婴儿用的奶瓶啊，还有纸尿裤等，因为这些到时候都用得着。

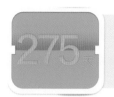

275 安排好住院期间和出院后的看护工作

住院看护和伺候月子都需要提前做好准备，是准爸爸一个人忙碌，还是让老人帮忙，还是请个月嫂？无论是顺产还是剖宫产，妈妈的身体一般都比较虚弱。在住院期间，妈妈需要有人特别照顾，这里的照顾包括陪护、三餐营养等。如果所有的担子都由丈夫来承担，那也不太现实，全家人最好分工合作，共同来度过这一段"非常时期"。

不妨考虑一下医院的月子看护

老人们有经验，但是身体不好，不适合一直待在医院里；丈夫精力旺盛，但没有经验，而且可能有工作家庭上的事，不一定忙得过来。这时候不妨考虑一下住院期间请医院里的月子看护。

现在各大医院及社会组织也针对产妇推出月子看护等服务，这些护工受过专业培训并有一定的产妇、新生儿护理经验，对于第一次迎接小宝宝到来的新妈妈、新爸爸来说，她们的帮助也是十分有用的。

开个家庭会议决定怎样照看孩子

可爱的宝宝的降生会给全家带来欢笑，但是烦琐的照顾、夜间的哭闹、完全被打乱的生活也会引发许多家庭矛盾。所以，在孩子出生前就开个家庭会议，把孩子出生后照顾的工作分一下，让所有家庭成员都明确自己的分工与责任，尽力为新生宝宝创造一个和谐的家庭环境。

首先，月子在哪里坐，自己家？公婆家？还是父母家？宝宝晚上跟谁睡？月子中的三餐谁来做？宝宝的尿布谁来洗？无数细小的问题，都要想一想去解决，这一切千万不要等问题出现了以后再去解决！

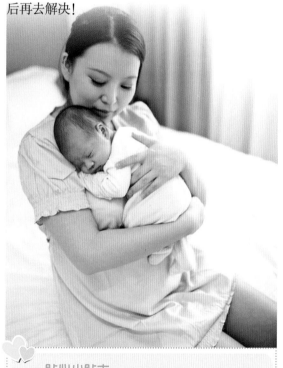

贴心小贴士

可能一两个月前就预订月嫂了，今天该叫她到位了。

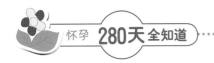

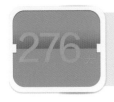
276

临产前
准爸爸的爱妻行动大升级

可爱的宝宝就要出生了，准爸爸更必须精神抖擞地进入状态，配合妻子科学健康地度过孕期，呵护胎宝宝得到很好的成长和发育，让她每一天都在充实的爱心行动中度过。

✿ **准爸爸24小时爱心行动**

7:00	床头的小闹钟准时奏起了音乐，准爸爸睁开朦胧的睡眼，轻轻地推醒沉睡中的孕妈妈，新的一天开始了
7:15	快速洗漱后，给孕妈妈和自己做一顿丰盛的早餐：一杯鲜牛奶，两片全麦面包，一个煎蛋，一个新鲜的苹果
7:45	准时去上班
10:00	干活干累了，可以把别人发来的搞笑短信发给孕妈妈，顺便提醒她该补充点儿营养了，全麦饼干、酸奶和水果都可以
12:00	到吃午饭的时间了。先给孕妈妈打个电话，问问她感觉怎么样，建议她吃完午餐后可以小憩一会儿，休息的时候把腿架高一点儿
15:00	再发个短信提醒孕妈妈下午茶一定不能省略，对了，还得吃钙片
18:00	为自己和孕妈妈做一顿丰盛的晚餐：一道棒骨汤，紫甘蓝、黄瓜、小番茄、绿色果椒等新鲜蔬菜做的大拌菜，油焖大虾（少放油），菠菜炒鸡蛋，听起来都直流口水
20:00	看完电视新闻，和孕妈妈到外面的林荫路上散散步，一天中最惬意的时光来了
21:00	散步回来，给孕妈妈做放松按摩，和胎宝宝说说话
22:00	督促孕妈妈先用温热水舒舒服服地泡个脚，再鼓励她喝上一杯牛奶，看着她甜甜地进入梦乡。万岁！自己的私人时间到了，急忙把自己喜欢的书拿出来继续过瘾。当然，趁这个时候加加班也是常有的事，有了宝宝工作更得努力了
23:00	冲个舒舒服服的热水澡，睡在温暖的大床上。好惬意的一天

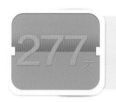

临产前
有什么信号

准妈妈在临产时主要有以下几大信号：

🌸 下腹坠胀

准妈妈由于胎宝宝先露部下降压迫盆腔膀胱、直肠等组织，常感下腹坠胀，小便频、腰酸等。

🌸 腹部轻松感

准妈妈在临产前 1 ～ 2 周，由于胎宝宝先露部下降进入骨盆，子宫底部降低，常感上腹部较前舒适，呼吸较轻快，食量增多。但由于先露部下降压迫盆腔膀胱、直肠等组织，常感下腹坠胀、小便频、腰酸等。

🌸 假阵缩

准妈妈在分娩前 1 ～ 2 周，常有不规律的子宫收缩，与临产后的宫缩相比有如下特点：持续时间短、间歇时间长，且不规律，宫缩强度不增加，宫缩只引起轻微胀痛且局限于下腹部，宫颈口不随其扩张，小量镇静剂即能抑制这种"假阵缩"。

🌸 羊水流出

在分娩前几个小时会有羊水从阴道内流出，这是临产的一个征兆，这时应及时去医院。

🌸 见红

在分娩前 24 ～ 48 小时，阴道会流出一些混有血的黏液，即见红。是由于子宫下段与子宫颈发生扩张，附近的胎膜与子宫壁发生分离，毛细血管破裂出血，与子宫颈里的黏液混合而形成带血的黏液性分泌物，为临产前的一个比较可靠的征象。若阴道出血量较多，超过月经量，不应认为是分娩先兆，而要想到有无妊娠晚期出血性疾病，如前置胎盘、胎盘早剥等疾病。

🌸 破水

临产后，宫缩频次加强，羊膜囊破了，阴道有清亮的淡黄色水流出，带点儿腥味，不能控制，这就是破水。如在临产前，胎膜先破，羊水外流，则应立即平卧并送医院待产。因为羊水流出时脐带有可能随之脱出，脐带绕颈会导致胎宝宝死亡。羊水正常的颜色是淡黄色，血样、绿色混浊的都要引起注意。如果流出的羊水不多，不要以为是白带增多。孕晚期出现这种情况应该及时去医院检查一下是否已破水，千万不要大意。

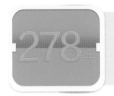

一旦发生急产怎么办

一般分娩都会有明显的预兆，并且留给你足够的时间去医院，但是也有特殊情况，就是急产。急产是指突然发生的分娩，而且产程非常快，全程可能只有两三个小时。

❀ 在家中发生急产怎么办

新妈妈一旦在家中发生急产，要立即拨打急救电话，简要介绍自己的情况，请医生迅速赶来救助，尽量保持镇静，明确地告知自己的姓名、住址。

让新妈妈躺在床上，臀下垫上被子，上面铺干净塑胶布，用肥皂水清洗外阴及肛门区。当胎头露出阴道口时，鼓励新妈妈大口喘气，轻轻按压胎头，帮助娩出，千万不要用力牵拉胎头。

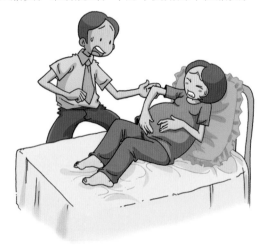

当胎头娩出后，轻轻下压胎头，帮助前肩娩出；再轻轻上抬胎头，帮助后肩娩出，后肩娩出后，胎体随之娩出。用干毛巾把新生宝宝擦拭干净，然后用浴巾或毯子包起来，并用干净柔软的布擦净新生儿口腔内的黏液。这时不要牵拉脐带，等胎盘自然娩出后，用干净的布或纸包起来，千万不要切断脐带，将胎盘放在高于新生宝宝的地方。

用毯子或被子给新妈妈保暖，静静等待急救中心人员的到来。

去医院途中发生急产怎么办

首先应马上停车，打开车灯，将新妈妈放在后座上，臀下垫上被子和毯子，新生儿出生后的处理方法同在家中急产一样。

为避免新生儿窒息，让其朝向侧面，裹上毛巾或毯子后放在新妈妈肚子上，保持不动地赶往医院。

贴心小贴士

急产有危险吗

在短时间内分娩本身很少对宝宝产生影响。在少数情况下，由于子宫收缩过强可造成宝宝子宫内缺氧，发生新生儿窒息甚至死亡；或因缺乏有效消毒造成孕妈妈和新生儿感染。

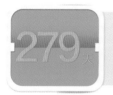

279 如果宝宝
迟迟没有动静

在接近预产期的日子里如果对自己的身体很了解，孕妈妈一定能感觉到你的身体在为分娩做准备。但是，还要做好心理准备，因为这个产前的阶段可能会持续 2 ～ 3 个星期甚至更长。因此，如果你的宝宝迟迟没有动静，请不要着急。

过期妊娠

正常情况下，胎宝宝在孕妈妈腹中的时间是 40 周，如果妊娠达到或超过 42 周，就被称作"过期妊娠"。这部分胎宝宝由于孕妈妈胎盘的功能可能已减退，导致血供不好，所以患病、死亡的可能性都较正常孕周的多。因此，医生大多会在怀孕 42 周内帮助孕妈妈结束妊娠。

再次确认预产期

对于临近 40 周仍无产兆的孕妈妈，要到医院确认预产期是否正确。

确认最后一次月经的日期，重新推算预产期。

找出怀孕最初 3 个月内所做的超声波检查的 CRL 值，依据胎头和臂长的数值，推算预产期。

运动+催产

目前，过期妊娠的原因还不明确，只推测可能和孕妈妈本身的体质及怀孕后期是否做了适度的运动有关。

在家做运动

第一，每天散步 30 分钟以上。

第二，每天缓步上台阶数次。这个运动方法适合不会喘得太厉害、不会造成异常宫缩的孕妈妈。

第三，脚掌对碰，盘腿而坐，目的是要训练骨盆腔肌肉，有助于自然生产。

到医院催产

催产是孕妈妈期盼自然产的最后关键。现在过了 40 周就要进行催产，因为原来 42 周催产的时候，胎盘可能已经老化，功能也变差了，羊水也变少了，催产的效果并不好，所以现在过了 40 周就要进行催产。

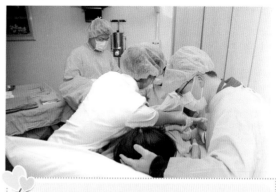

贴心小贴士

没有特殊情况，没超过42周的宝宝不必使用催产的方法。

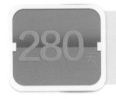

280天　世界在今天改变

经过整整 10 个月的等待与辛苦，宝宝终于要降生了，世界将在今天改变。预产期并非 100% 是宝宝出生的日期，实际上，只有 5% 左右的宝宝会准确地在预产期这一天出生，其余的宝宝都"迟到"或"早到"了，在超过预产期 2 周内出生都是正常的。所以，如果宝宝没有按时"赴约"，也不要太担心，只要耐心等待就好了。

❀ 孕妈妈要做的事

告诉自己，我是最棒的

在这之前的10个月，我一直都做得很好

宝宝在我的保护下，已经做好了出生的准备，我也准备好了

我不怕痛，身边有丈夫、有家人，我什么都不怕

我学习了很多孕产知识，不是个菜鸟新手妈妈

我的呼吸法已经学得很好了

最后记住最重要的一点，今天什么都要听医生的

❀ 准爸爸要做的事

不要像电影电视里一样，做个焦虑的爸爸在产房门口走来走去

争取能进产房陪产，我的妻子需要我

即使很着急，今天也绝对不能抽烟

除了静静地鼓励妻子，生产过程中不要做多余的事，不要开玩笑

替她擦擦汗，间隙休息的时候，给她喂点儿补充体力的吃的

如果时间太长，你又太紧张的话，可以出去走走，深呼吸几下

虽然希望自己能一刻也不离开刚出生的宝宝，护士还是会把宝宝抱开

一会儿，需要做一些简单的检查和清洗

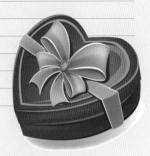